Lena Schwind

# AYURVEDA FÜR DEN DARM

Lena Schwind

# Ayurveda
## FÜR DEN DARM

südwest

# Inhalt

# Liebe Leserin, lieber Leser,

es ist schön, dass du diese Zeilen liest, es bedeutet, dass du dich bereits auf deinem Weg in ein gesundes, beschwerdefreies Leben befindest. Gerade das faszinierende Organ in der Mitte unseres Körpers, der Darm, hat in den letzten Jahren auch in der westlichen Welt erfreulicherweise viel öffentliche Aufmerksamkeit bekommen – im Ayurveda steht er seit jeher im Zentrum des Wissens um Gesundheit und Wohlbefinden. Genau wie du bin ich auf meinem Weg und bemühe mich, ein gesundes Leben zu führen. Meine Leidenschaft für einen gesunden Lebensstil, insbesondere die Ernährung, erwachte schon in meiner Jugend. Am Anfang standen die Faszination für den menschlichen Körper sowie mein (damals noch nicht bewusster) Wunsch, durch nützliches Wissen mich selbst zu heilen. Als Kind litt ich häufig unter Bauchbeschwerden und ich kann mich noch genau an den gelben Eimer mit einem Comic-Aufkleber erinnern, der bei vielen Magen-Darm-Infekten an meinem Bett stand. Die vielen Infektionen haben die heutige Sensibilität meines Darmes sicherlich zum großen Teil herbeigeführt. Hinzu kommt, dass ich von Natur aus sehr sensibel und feinfühlig bin. Vielleicht gibt es auch in deiner Vergangenheit Faktoren, die deinen Darm negativ beeinflusst haben. Im Hier und Jetzt sollst du nicht mehr länger darunter leiden.

Bei jeglichen Erkrankungen und insbesondere bei funktionellen Darmstörungen sollten wir sowohl die physiologische Ebene als auch die weiteren Ebenen unseres Seins (im Yoga Körperhüllen genannt) betrachten – für eine ganzheitliche Gesundheit. Auf all diese Ebenen gehe ich im weiteren Verlauf des Buches ein. Heute sehe ich meine Sensibilität und die Signale, mithilfe derer mein Körper mit mir kommuniziert, als Geschenk. Wenn akute Beschwerden dein Leben bestimmen, ist es schwierig, diese Signale als Geschenk anzunehmen,. Aber sobald du deine Symptome und Beschwerden umarmst und die Botschaft darin erkennst, begibst du dich auf die Reise zu dir selbst und dein Körper wird viel weniger Beschwerden bereiten.

In der Schulmedizin werden funktionelle Darmstörungen nach dem ICD10-Katalog unter »sonstige Erkrankungen des Darms« eingeordnet. Der ICD-Schlüssel (international classification of diseases) ist eine medizinische Klassifikation zur Systematisierung von Diagnosen. Doch mit einer solchen Diagnose (in meinem Fall Reizdarm) fühlte ich mich allein gelassen – so erging es mir zumindest vor einigen Jahren. Es hätte mir damals weitergeholfen zu wissen, dass es einen ganzheitlichen, multimodalen Behandlungsansatz benötigt, um meine Verdauungsbeschwerden zu lindern. Deshalb erfährst du auf den folgenden Seiten mehr über die ganzheitliche Betrachtungsweise deiner (Darm-)Gesundheit und wirst mehr Klarheit gewinnen, welche Ursache hinter deinen Verdauungsbeschwerden stecken könnte. Zudem erläutere ich, wie die indische Weisheitslehre Ayurveda helfen kann, deine Beschwerden nachhaltig zu bessern. Der Ayurveda lehrt, dass jeder Mensch die

Fähigkeit besitzt, sich selbst zu heilen. Das hört sich spiritueller an, als es ist. Es bedeutet nicht, bewährte Behandlungsmethoden oder Ernährungsempfehlungen auszuschließen, aber ich zeige dir, wie du sie mit Ayurveda für dich anpassen kannst. Denn diese ganzheitliche Wissenschaft erweckt deine eigene innere Weisheit und schenkt dir die Möglichkeit, deine Selbstheilungskräfte zu aktivieren, indem du deinen Körper und deine Bedürfnisse kennenlernst. Anhand dieses Buches kannst du dir das Basiswissen über Ayurveda aneignen, lernst du durch konkrete Übungen deine mentale Gesundheit zu stärken und wieder eine Verbindung zu deiner Intuition herzustellen, um so immer mehr in Balance zu kommen. Letztlich macht dir deine Körpermitte keine Probleme mehr und du lebst unbeschwert aus vollem Herzen.

In meiner ernährungstherapeutischen Praxis durfte ich schon viele wundervolle Patient*innen darin unterstützen, ihre Ängste und Sorgen um die Gesundheit loszulassen und wieder Energie, Freude und Leichtigkeit in ihr Leben einzuladen. Mir ist es wichtig, dir zu vermitteln, dass der Schlüssel dafür in dir liegt. Du besitzt bereits alle Fähigkeiten und Ressourcen für ein beschwerdefreies Leben und auch dein Körper wird dir durch seine Selbstheilungskräfte helfen. Es braucht für diesen Weg viel Vertrauen in dich selbst sowie Eigenverantwortung. Alles, was du durch dieses Buch lernst, darfst du für dich überprüfen und hinterfragen. Es ist essenziell, dass du dir und deinem Gefühl Vertrauen schenkst. Dieser Fokus steht konventionellen Ansätzen nicht entgegen, sondern ergänzt sie lediglich. Du musst den Weg auch nicht alleine bestreiten, sondern du kannst dir fachliche Unterstützung holen. Jedoch wissen letztlich du und dein Körper ganz genau, was gut für dich ist und was du in deinem Leben für eine tiefgehende Gesundheit verändern darfst.

Durch dieses Buch lassen wir deine innere Stimme wieder lauter werden, lindern deine Beschwerden und schaffen dir ein gutes Bauchgefühl. Ich freue mich sehr, dich auf deinem Weg in Richtung nachhaltige Gesundheit zu unterstützen.

Als Geschenk für dich warten ein begleitendes Audioprogramm sowie weitere Unterlagen zum Download auf dich unter: www.lenatura.de/bonusmaterial

Deine Lena

»Da gibt es eine Stimme,
die keine Worte benutzt – höre ihr zu!«
(Rumi)

# Zwei Tools,

## DIE DICH DURCH DAS BUCH BEGLEITEN

In meiner Zeit als motivierende Trainerin und begeisterte Studentin der Ernährungstherapie haben viele Menschen mein Gesundheitsverhalten als vorbildlich eingestuft. Damals war mein Verständnis von Gesundheit jedoch sehr körperbezogen und nicht tiefgreifend genug. Ich habe mich unglaublich angestrengt, alle möglichen Gesundheitsempfehlungen umzusetzen, und versucht, so eine gewisse Sicherheit zu schaffen. Die Sicherheit, lange und gesund zu leben. Mit dieser Aussicht auf ein langes, gesundes Leben sollte ich glücklich und zufrieden sein. Trotz der ganzen Bemühungen blieb die Zufriedenheit aus, eine gewisse Rastlosigkeit war mein täglicher Begleiter. Diese innere Getriebenheit, die nach außen deutlich zu spüren war, bereitete mir Druck und Stress. Mein Kalender war über die Maßen voll. Ich war immer auf dem Sprung, überall und gedanklich doch nirgendwo. Kennst du das Gefühl, nie fertig zu werden? Ich wollte einfach nur ankommen und mein Leben genießen. Mein Körper hat mir mit diffusen Verdauungsbeschwerden immer wieder signalisiert, die Überlastung zu beenden, jedoch habe ich nicht hingehört. Bis er, an dem Tag, als ich in Marrakesch zusammengebrochen bin, richtig laut wurde. Seitdem hat sich mein Verständnis von einem langen, gesunden Leben grundlegend verändert.

Eines der wichtigsten modernen Modelle zur Erklärung von Gesundheit wurde von dem Gesundheitswissenschaftler Aaron Antonovsky eingeführt: das Modell der Salutogenese. Es soll die Frage beantworten, wie Gesundheit entsteht, wie Menschen trotz Risiken gesund bleiben und wie sie ihre Gesundheit fördern können. Es basiert auf dem Verständnis von Gesundheit und Krankheit als Kontinuum. »Continuus« ist Latein und bedeutet Gesundheit ist also kein einzelner, fester Zustand, sondern ist in Bewegung und beeinflussbar. Als Faktoren für Gesundheit werden Stressoren, die Art ihrer Bewältigung und verfügbare Widerstandsressourcen herangezogen. Ein Kernelement ist das Kohärenzgefühl, das sich im Laufe des Lebens auf der Basis von Ressourcen entwickelt und etwas darüber aussagt, ob das eigene Leben als verstehbar, bewältigbar und sinnhaft erlebt wird. Diese drei Dimensionen (Verstehbarkeit, Handhabbarkeit, Sinnhaftigkeit) sind schon in den Ayurveda-Schriften vor vielen hunderten Jahren zu finden. Ayurveda hilft uns, wichtige Zusammenhänge des Lebens zu verstehen, führt uns zurück zu unserer wahren Natur, unserer Schöpferkraft und lässt uns den tieferen Sinn des Lebens (Sanskrit: Dharma) erforschen. Meiner Erfahrung nach kommt dieser ganz von selbst in dein Leben und du spürst sofort, ob es sich stimmig anfühlt. So ist es eigentlich mit allem im Leben. Oft vertrauen wir leider diesem bestimmten Gefühl nicht mehr. Auch hierin bestärkt dich die indische Lehre und hoffentlich dieses Buch. Du wirst merken, dass du dir die Ayurvedalehre ohne ein Studium der Indologie oder der Ayurvedamedizin zunutze machen kannst, alleine durch ein Plädoyer an deine Intuition.

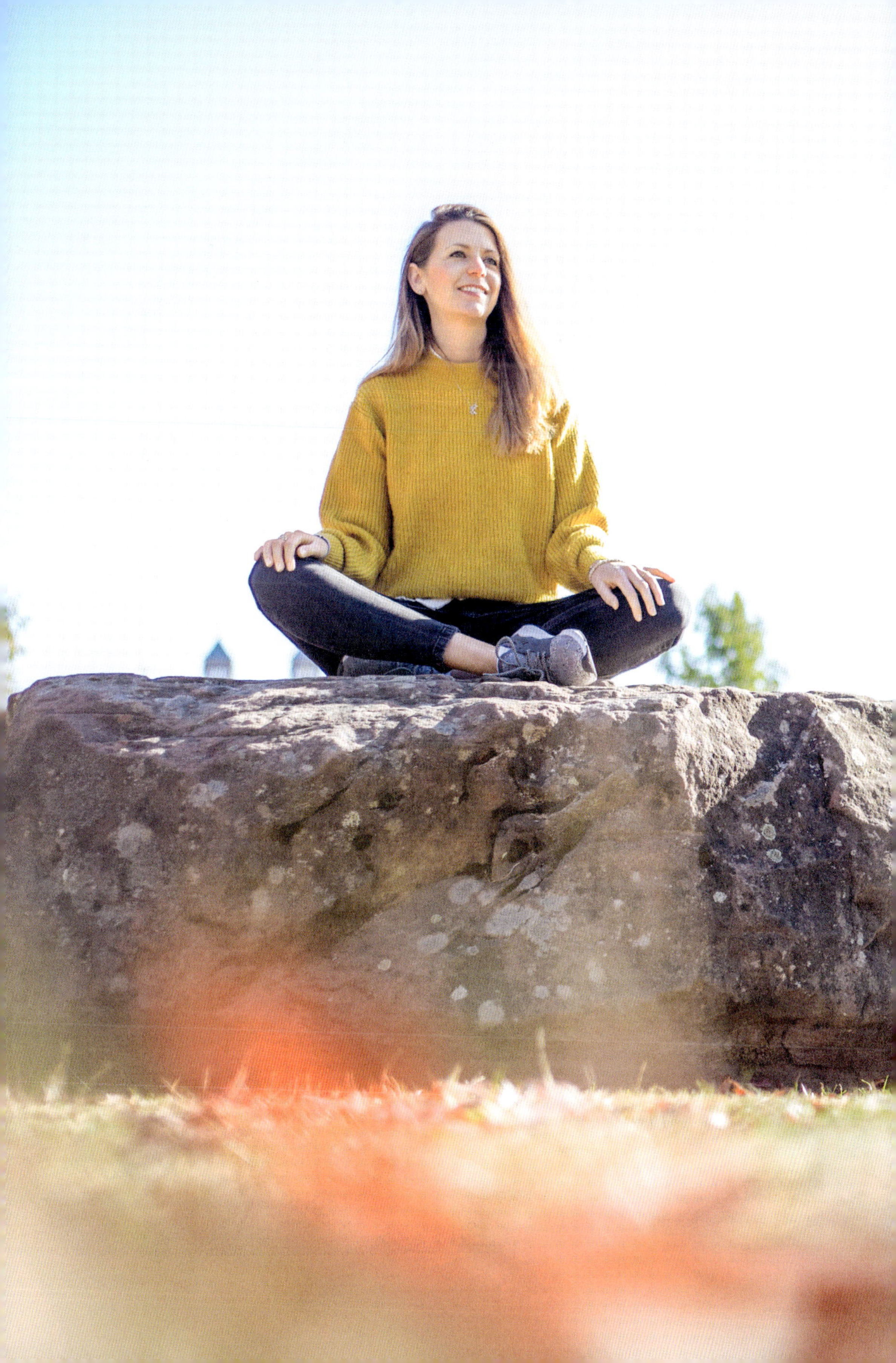

Gesundheit im ayurvedischen Sinne wurde von dem Arzt Sushruta (ca. 750 v. Chr.) beschrieben als:

»Gesund ist man, wenn sich die Körperfunktionen, Gewebe, Stoffwechsel, Verdauung und Ausscheidung im Gleichgewicht und Seele, Sinne und Geist im dauerhaften Zustand inneren Glücks befinden.«

Dies findet sich so auch in der Gesundheits-Definition der WHO (Weltgesundheitsorganisation) wieder, die Gesundheit als einen Zustand völligen psychischen, physischen und sozialen Wohlbefindens definiert und nicht nur als Freisein von Krankheit und Gebrechen. Die WHO proklamiert es als ein Grundrecht jedes Menschen, sich des bestmöglichen Gesundheitszustandes zu erfreuen.

Du siehst also, Ayurveda ist kein esoterisches Wissen oder nicht nur eine bestimmte Ernährungsform. Er ist die älteste Medizinlehre der Welt und steht unserer heutigen Medizinlehre keinesfalls entgegen. Im Gegenteil. Er erklärt die Dinge in meinen Augen einfacher und ganzheitlicher, sodass wir das wertvolle, wissenschaftlich fundierte Wissen, das wir heute beispielsweise in der Ernährungsmedizin haben, nicht nur mit dem Verstand begreifen, sondern mit der Ergänzung durch den Ayurveda auch tiefgreifend fühlen dürfen. Ayurveda hat mich gelehrt, wie ich mich in meinem Körper wohlfühlen kann. Das hat der theoretische Stoff innerhalb meines Studiums, den ich jahrelang

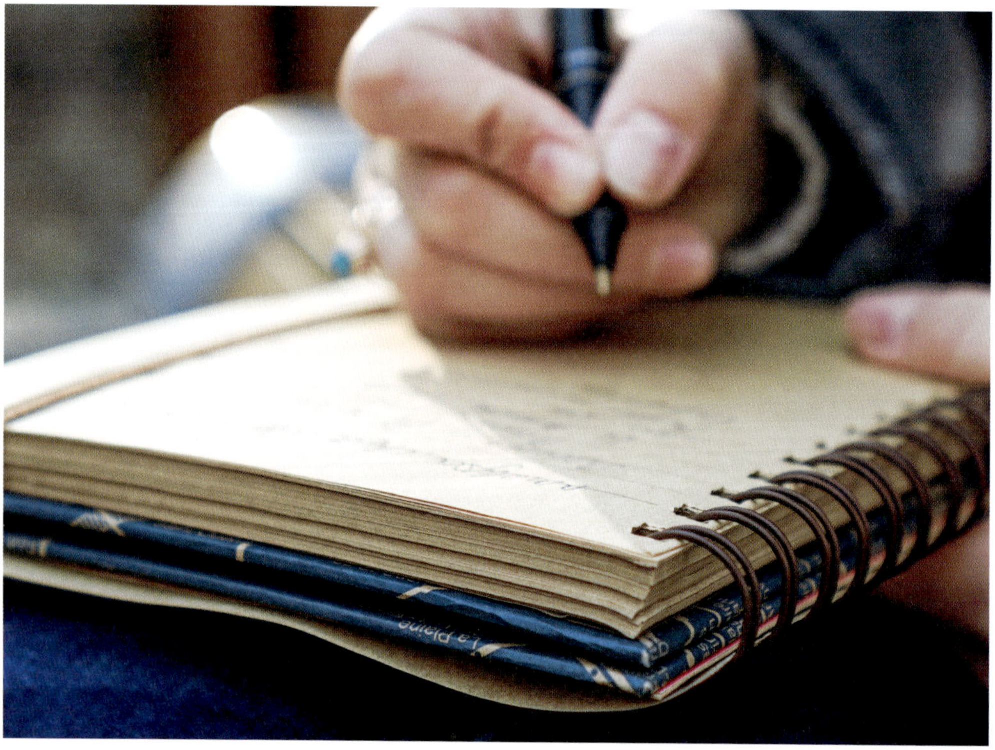

gelernt habe, nie in der Form geschafft. Für mich bildet heute beides, das Ayurveda-Wissen und das wissenschaftliche Studium, die Grundlage meiner Arbeit. Mit diesem Buch möchte ich dir vermitteln, wie du mithilfe des Ayurveda jegliche Gesundheitsempfehlungen individuell auf dich anpassen kannst. Du bleibst dir dadurch treu und findest künftig Lösungen in deinem Inneren, anstatt abhängig zu sein von Empfehlungen von außen. Das wird dir so viel Handlungsfähigkeit verleihen, dass einige Beschwerden ganz automatisch nachlassen.

## Schreiben als Selbsttherapie nutzen

Journaling oder Aufschreiben ist gerade sehr beliebt. Zu Recht, finde ich! Das Schreiben unterstützt deine Gesundheit. Dabei ist es egal, ob sich deine Beschwerden eher auf emotionaler, psychischer oder körperlicher Ebene zeigen. James Pennebaker hat die positiven Effekte wissenschaftlich untersucht und beschreibt in seinen Büchern unter anderem, wie du durch Schreibtherapie deine Gesundheit verbesserst, deine Emotionen veränderst, optimistischer wirst und dadurch aktiv dein Leben in die Hand nehmen kannst. Journaling wird schon jahrelang in der konventionellen Ernährungstherapie eingesetzt: Als Patient*in führst du zu Beginn der Therapie ein Ernährungstagebuch. Dort notierst du alle Lebensmittel, die du am Tag zu dir nimmst und beobachtest, wie es dir damit geht. Zudem werden weitere Informationen über den Stuhlgang, Aktivitäten und die Stimmung festgehalten. Zum einen dient das Ernährungstagebuch dazu, den Ernährungstherapeut*innen einen besseren Einblick in das Leben und die Ernährung der Patient*innen zu geben. So können sie Rückschlüsse ziehen, welche für eine erfolgreiche Therapie unabdingbar sind. Zum anderen wird den Patient*innen ihre Ernährung, der Stuhlgang und die tägliche Gefühlslage bewusster.

### Meine persönlichen Erfahrungen mit dem Journaling

Für mich stellen Hände und Arme die Verlängerung meines Herzens dar. Wenn ich jemanden umarme oder an die Hand nehme, fließt durch meine Arme und Hände eine bedingungslose Herzensenergie. Genau diese Energie kommt auch im Schreibprozess ins Fließen und du kannst dich so mit deiner Herzensstimme verbinden. Für mich hat sich das zu Beginn meines Weges leichter angefühlt als beispielsweise das Meditieren.

Ich habe mit dem Journaling begonnen, als ich mich in einer beruflichen und privaten Umbruchphase befand. Damals ist mein Kopf fast explodiert und das Gedankenkarussell raste in hoher Geschwindigkeit. Ich wusste, dass ich etwas verändern muss. Zum Glück gab mir eine gute Freundin den Rat, alle Gedanken, die sich in meinem Kopf befanden, zu Papier zu bringen und damit meinen Kopf zu leeren. Es fühlt sich sehr entlastend an, alles aufzuschreiben, was dich gerade beschäftigt. Du brauchst danach auch nicht weiter Lösungen zu suchen, sondern wirst spüren, dass du Abstand nehmen kannst von diesen Gedanken. Eine schöne Visualisierung dieses Prozesses ist das Bild einer Pusteblume. Stell dir einfach vor, wie aus deinem Scheitel eine wunderschöne Pusteblume wächst. Jeder Samen steht für einen deiner Gedanken. Atme einmal tief ein und aus und bei der nächsten Wiederholung pustest du alle Samen und damit deine Gedanken weg. Der Freiraum, der jetzt in deinem Kopf entsteht, wird dir zu Klarheit in deiner Situation verhelfen.

Mir wurde damals zum Beispiel bewusst, dass ich viel zu oft »Ja« sagte, wenn ich »Nein« meinte. Meine Gewohnheiten lagen ständig über meinem Leistungsniveau. Die Anzahl der Aufgaben fühlte sich normal an, allerdings waren sie für meinen Körper zu viel. Ich musste also lernen und mir eingestehen, dass ich mehr Ruhephasen und Pausen brauche, als ich bisher dachte. Im Prozess, Neues zu lernen und Altes zu verlernen, half mir das Schreiben enorm weiter. Das war der Beginn von vielen gefüllten Notizbüchern. Niemand kann dir sagen, was du genau in einzelnen Momenten deines Lebens benötigst, damit es dir besser geht. Im Außen finden wir lediglich wertvolle Inspirationen und Richtungsweiser. Mithilfe des Schreibens kannst du herausfinden, was wirklich wichtig ist für dich. Die Journaling-Fragen, die dich auch hier im Buch immer wieder erwarten, helfen dir dabei. Um das Journaling zu deinem täglichen Begleiter zu machen, findest du im Downloadbereich zu diesem Buch eine Vorlage für dein Notizbuch.

## Fünf Vorteile des Journaling

### 1. Freiheit im Kopf

Durch das Schreiben schaffst du Platz in deinem Kopf und erlangst wieder mehr freie »Kapazität«. Du gewinnst mehr Klarheit und Freiraum und kannst automatisch bessere Entscheidungen in Bezug auf Ernährung, Gesundheit, Liebe oder Beruf treffen.

### 2. Verbesserung der Ausdrucks- und Kommunikationsfähigkeit

Du trainierst beim Schreiben deine Fähigkeit, dich auszudrücken und zu kommunizieren, und davon profitierst nicht nur du, sondern auch dein ganzes Umfeld. Du wirst effizienter darin, deinem Gegenüber dein Anliegen zu vermitteln und ihm komplexe Dinge verständlich zu erklären.

### 3. Mehr Selbstvertrauen

Indem du deine Ängste und Sorgen zu Papier bringst, wirst du dir dieser Ängste bewusster und hast sie schon auf eine gewisse Art und Weise mit der Welt geteilt. Durch dieses neu erlangte Bewusstsein lernst du dich besser kennen und verspürst mehr Selbstvertrauen. Es wird dir leichter fallen, dich verletzlich zu zeigen, was zu mehr Verbundenheit mit anderen führen kann.

### 4. Förderung der Gesundheit

Deine Beschwerden haben im Grunde eine schützende Funktion. Durch das Schreiben wirst du dir dieser Beschwerden bewusster. Das hat zur Folge, dass du in Zukunft in der Lage bist, schneller die Warnsignale zu erkennen, und somit besteht eine größere Möglichkeit, starke und dauerhafte Beschwerden zu verhindern.

### 5. Innere Weisheit entdecken

Das Schreiben ist eine wundervolle Möglichkeit, um dich mit deiner inneren Weisheit zu verbinden. Normalerweise suchen wir nur innerhalb des Gewohnten nach einer Lösung für unsere Beschwerden. Das Schreiben hilft dir dabei, deine Schattenseiten anzuschauen und Lösungen zu erkennen, die bisher außerhalb deines bewussten Verstandes lagen.

## Deine Intention

Jeder Veränderung geht eine Intention voraus. Wenn mich jemand fragt, wie ich es geschafft habe, aus einem Zustand des Zusammenbruchs zu einem Leben aus vollem Herzen zu finden, dann waren es nicht die einzelnen Tools wie Meditation oder die ayurvedische Ernährung, die entscheidend waren, sondern es war die Intention, die alles veränderte.

Nach jahrelangen Frühwarnzeichen in Form von Verdauungsbeschwerden hat es mir an einem Sommertag in Marrakesch so richtig den Boden unter den Füßen weggezogen: Atemnot, Herzrasen, Durchfall, völlige Schwäche, Angst und Panik. Es waren keine schönen Wochen, die auf diesen Zusammenbruch folgten. Nachdem die medizinische Diagnostik abgeschlossen war, blieb die Diagnose chronisches Müdigkeitssyndrom (Chronic Fatigue Syndrome) nach einer Infektion mit dem Epstein-Barr-Virus (Pfeiffersches Drüsenfieber) übrig. Mein damaliger Hausarzt sagte mir, dass ich mit dieser Diagnose im Rollstuhl landen könnte. Das war der Moment, als ich meine ganze Wut, Angst und Verzweiflung für eine kraftvolle Intention nutzte. Tief in meinem Inneren wusste ich, dass ich das Blatt wenden kann. Im Sanskrit finden wir eine aussagekräftige Erklärung für das Wort Intention: Sankalpa. Sankalpa beschreibt die Absicht oder die Grundmotivation, die von Herz und Verstand gebildet wird.

### So findest du dein Sankalpa

- Wie fühlst du dich gerade? Welche Beschwerden beschäftigen dich aktuell?

- Stell dir vor, du kannst daran nichts verändern. Was macht das mit dir?

Nutze diese Energie, die in dir aufsteigt, und formuliere daraus kraftvoll deinen größten Wunsch in Bezug auf deine Gesundheit. Es können auch viele kleine Wünsche sein, aber dahinter steht eine tiefe Absicht, die mit deiner Bestimmung zusammenhängt. Dein Sankalpa hilft dir, deine eigene Wahrheit zu leben. Finde heraus, worum es in diesem Leben für dich geht. Wofür brennst du? Im Alltag können wir uns immer wieder neue kleine Intentionen setzen, alle führen aber letztlich zu deinem Dharma – deinem Lebensziel. Du erkennst es an dem Entwicklungspotenzial, das ihm innewohnt. Deine Intention wird dich immer weiterbringen und auf dem Weg unterstützen.

- Wer planst du zu sein?

- Was darf sich mit dem Lesen dieses Buches verändern?

Schließe für einen Moment die Augen und visualisiere, wie du all das Wissen aus diesem Buch in deinem Leben integriert hast. Welche Veränderung wünschst du dir von Herzen? Wohin möchtest du bewusst deine Aufmerksamkeit fließen lassen? Was konkret darf in deinem Alltag anders sein? Sei in deinen Ausführungen so klar und detailliert wie möglich. Setze dir eine Intention, die dich täglich auf deinem Weg bestärkt. Du liest dieses Buch für dich und was auch immer dein Ziel ist, es ist genau das richtige. Mit einer klaren Formulierung deiner Absicht machst du schon den ersten Schritt auf deinem Weg zu einer unbeschwerten Ernährung und zu einem Leben mit Leichtigkeit. Im Downloadbereich zu diesem Buch findest du zur Verstärkung deiner Intention eine entsprechende Audiodatei.

KAPITEL 1

# Ayurveda BASICS

In diesem Kapitel erfährst du mehr über die indische Weisheitslehre Ayurveda und wie du sie undogmatisch für dich und deinen unbeschwerten Weg nutzen kannst. Wir betrachten die Wirkweise der Elemente und den Einfluss, den sie auf deinen Körper haben. Zwei Konzepte sind dafür wichtig – die Koshas und die Doshas.

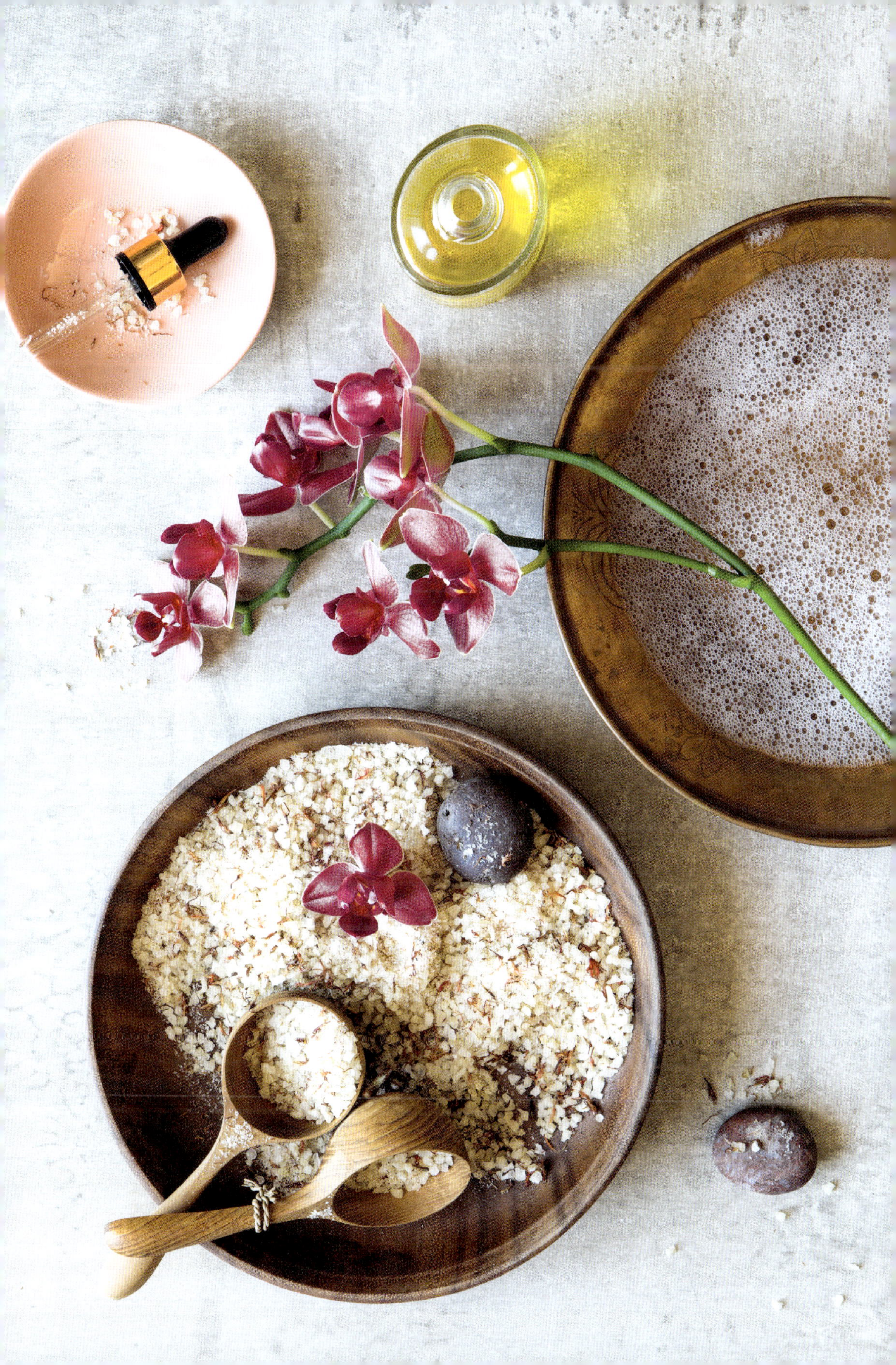

# Was ist Ayurveda?

Auf deinem Weg zu einer umfassenden Darmgesundheit kann dich die Ayurvedalehre unterstützen und dir ein tiefes Verständnis für deine persönliche Konstitution ermöglichen. Vielleicht bist du schon einmal in den Genuss einer ayurvedischen Massage gekommen oder hattest schon ein ayurvedisches Kochbuch in der Hand. Vielleicht bist du auch bereits ein Ayurveda-Profi. In allen Fällen möchte ich dir die Quintessenz dieser alten Weisheitslehre näherbringen und dir zeigen, wie du sie intuitiv und undogmatisch auf deinem Gesundheitsweg anwendest.

Meine ersten Berührungspunkte mit dem Ayurveda hatte ich in der Zeit nach dem Zusammenbruch, in der es mir sehr schlecht ging und ich in einem völligen Leistungstief feststeckte. Übermannt von Ängsten und Sorgen um meine Gesundheit und etlichen diffusen Beschwerden, habe ich versucht, mich an etwas zu klammern, was meiner Expertise entsprach. Als alle diagnostischen Verfahren nichts ergaben und mir niemand wirklich weiterhelfen konnte, ging mir der Satz »Ernährung ist die beste Medizin« durch den Kopf. Bestärkt durch das Zitat von Hippokrates: »Eure Nahrungsmittel sollen eure Heilmittel sein und eure Heilmittel sollen eure Nahrungsmittel sein« und meinen damaligen Studiengang der Ernährungstherapie war ich überzeugt, in der Ernährung den Schlüssel zur Gesundung zu finden. Doch zugleich spürte ich, dass die Ernährung auf rein physiologischer Ebene nicht ausreichen würde, um wieder zu Kräften zu kommen. Schließlich hatte ich mich zuvor jahrelang dem allgemeinen Verständnis nach gesund ernährt und viel Sport getrieben. Jetzt stand die Aufgabe an, alle Ebenen meines Seins zu nähren. Als diese Erkenntnis tief in meinem Herzen ankam, fiel mir ein Buch in die Hände: *Die Ayurveda-Ernährung* von Kerstin Rosenberg, erschienen im Südwest Verlag. Was für eine Ehre, dass ich genau heute in diesem Verlag mein eigenes Buch veröffentlichen darf. Ayurveda hat mir nicht nur ermöglicht, meine Energie zurückzugewinnen, sondern er hat mich auf meinen Herzensweg geführt und mir echtes Bewusstsein für mein Leben geschenkt.

Es war die dem Ayurveda eigene ganzheitliche Betrachtung des Lebens und der Gesundheit jedes einzelnen Menschen, die mich von Beginn an angezogen hat. Ayurveda vermittelt keine einheitliche Lebens- und Ernährungsweise, die für uns alle gleichermaßen gilt, vielmehr bestärkt er uns in unserer inneren Weisheit und unserer Einzigartigkeit. Wenn dir der Ayurveda bisher nur in Form von Ernährungsempfehlungen begegnet ist, dann lass uns gemeinsam tiefer oder besser gesagt weiter blicken. Im Ayurveda wissen wir, dass wir uns mit allen Sinnen nähren, nicht nur mit Lebensmitteln, die wir durch die Nahrung zu uns nehmen. Nachdem ich den Fokus jahrelang auf gesunde Ernährung und Sport gelegt und mich trotzdem in meinem Körper nie richtig wohlgefühlt hatte, war die ayurvedische Philosophie mein Retter in der Not. In Indien wird der Ayurveda als Medizinlehre für akute Krankheitsfälle genutzt, man denke nur an die vielen Kräuterpräparate, die Ayurveda-Arzt oder -Ärztin verschreiben können. Wir können uns hierzulande vor allem die Ernährungsempfehlungen bei chronischen Krankheiten zunutze machen sowie das spirituelle Wissen für unser persönliches Wachstum als Bereicherung wahrnehmen.

»Körper, Geist und Seele sind wie ein Dreifuß. Die Welt wird durch ihr Zusammenspiel erhalten. Sie stellen das Substrat für alles Existierende. Vereint bringen sie das fühlende Wesen hervor, für das Ayurveda ins Licht gerufen wurde.«

Sutra Sthana, Kap. 1, Vers 46

## Die Geschichte des Ayurveda

Der Sanskrit-Begriff »Ayurveda« besteht aus den Wörtern »âyur«, das bedeutet Leben, und »veda«, das heißt Wissen. Ayurveda ist also die Wissenschaft, die das Leben in seiner Gesamtheit betrachtet. Sie beschäftigt sich mit allen Einflüssen, die auf unser Leben einwirken. Die Weisheitslehre Ayurveda möchte jedem Menschen ein langes, erfülltes und gesundes Leben ermöglichen, wobei sie in unserer westlichen Welt nur präventiv genutzt wird. Das exakte Alter des Ayurveda ist unbekannt, er ist allerdings die älteste überlieferte Gesundheitslehre und findet seinen Ursprung in der vedischen Hochkultur Altindiens. Die Tradition des Ayurveda entstand wahrscheinlich vor mehr als 3000 Jahren v. Chr. und wurde in den Schriftsammlungen, den hinduistischen Veden, zwischen 1500 und 800 v. Chr. aufgezeichnet. Die bekanntesten Schriftensammlungen wurden von den Gelehrten Charaka, Sushruta und Vagbhata verfasst. Ihnen zufolge soll Brahman, der Schöpfer des Weltalls in der indischen Mythologie, das Wissen über die ayurvedische Heilkunst in die Welt gebracht haben. Charaka Samhita (Sanskrit: Die Sammlung des Charaka) ist eine umfangreiche Abhandlung über den Ayurveda, in der wir umfassendes Wissen über die Erhaltung und Wiederherstellung unserer Gesundheit finden.

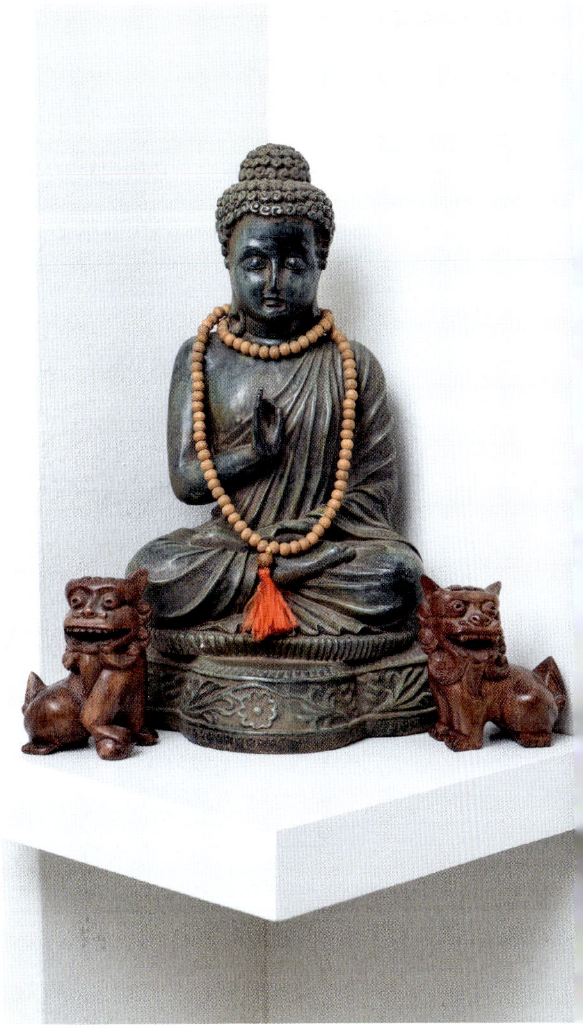

»Ayurveda ist ewig, ohne Anfang und Ende, denn die Gesetze des Lebens sind von universeller Natur und ihre Eigenschaften sind zeitlos.«

Charaka Samhita, Sutra 30-27

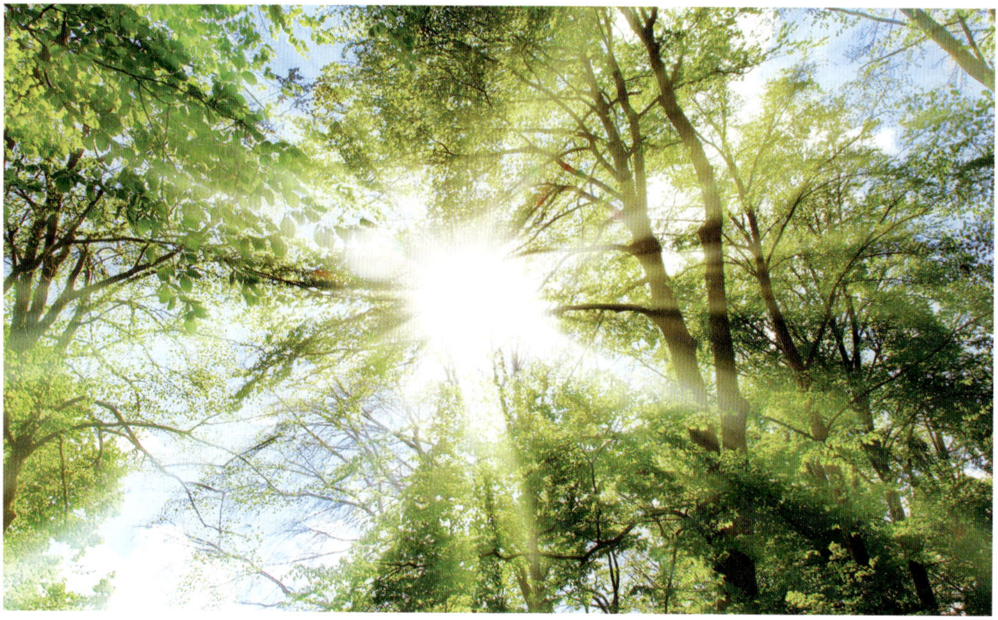

## Die Lehre des Ayurveda

Jegliches Leben richtet sich nach den fünf Elementen - Erde, Wasser, Feuer, Luft, Raum -, die alles im Universum bestimmen. Wir finden die Elemente nicht nur in der Natur oder in unseren Lebensmitteln, sondern auch in unserem Körper wieder. Das Element Raum findet sich beispielsweise in Mund, Nase, Verdauungstrakt, Brustkorb und in jeder Zelle wieder. Die Luft ist das Element der Bewegung und sorgt für deinen Pulsschlag, die Expansion und Kontraktion deiner Lungen, die Bewegungen jedes einzelnen Muskels, auch die deines Darms. Dein Stoffwechsel wird durch das Feuerelement gesteuert, Dieses Element aktiviert die Enzymsysteme in deinem Verdauungstrakt, die der Aufspaltung deiner Nahrung dienen, oder aktiviert deine Netzhaut, damit du Licht wahrnehmen kannst. Es regelt die Körpertemperatur und die gedanklichen Prozesse in uns. Wasser findest du unter anderem in deinen Verdauungssäften sowie deinem Speichelfluss, deinen Schleimhäuten, im Plasma und Cytoplasma. Es ist ein lebenswichtiges Element und wird deshalb oft als Quelle des Lebens bezeichnet. Das letzte Element Erde hat die wichtige Funktion zu stabilisieren und gibt dem Körper eine feste Struktur. Knochen, Muskeln, Haut, Haare und Nägel werden daraus gebildet.

Die Elemente sind dafür verantwortlich, wie wir unsere Umwelt wahrnehmen. Außerdem stehen sie in Zusammenhang mit unseren Sinnesorganen:

- Raum: Hören
- Luft: Fühlen
- Feuer: Sehen
- Wasser: Schmecken
- Erde: Riechen

Die Elemente bestimmen des Weiteren die Jahreszeiten, unseren Tageszyklus, den Mondzyklus sowie den weiblichen Hormonzyklus. Einer der ersten Sätze, den ich im Ayurveda gelernt habe, ist: YAT PINDE TAT BRAHMANDE. Das bedeutet: Alles was im Universum passiert, hat einen Einfluss auf mich, und alles was ich mache, hat einen Einfluss auf das Universum. Mein Ziel ist es, dir diese Wechselwirkung bewusst zu machen, damit du spürst, welche Chance sich für deine Gesundheit darin verbirgt.

# Die Doshas

## – DIE DREI BIOENERGIEN

Der Ayurveda geht davon aus, dass im menschlichen Organismus drei Bioenergien, Doshas genannt, wirken: Vata, Pitta und Kapha. Jeder Mensch bringt mit seiner Geburt eine für ihn typische Konstitution dieser drei Doshas mit (Prakriti).

### Das Konzept der Dreifaltigkeit

Im Yoga und im Ayurveda gibt es drei grundlegende Wünsche, die laut den alten Schriften erfüllt werden müssen, um Zufriedenheit zu spüren: der Wunsch nach Leben (Praneshana), der Wunsch nach Wohlstand oder Lebensunterhalt (Dhaneshana) und der Wunsch nach der anderen Welt oder dem Leben nach dem Tod (Paralokeshana).

Das Konzept der Triade oder Dreifaltigkeit ist auf der ganzen Welt in allen Dimensionen des Lebens zu finden und wird seit jeher in Zivilisationen und Kulturen verwendet. Es kann als Schlüssel zur Integrität und gegenseitigen Abhängigkeit aller Existenzen verstanden werden.

Die Idee von Dreierkonzepten findet sich in der Philosophie, Mathematik und Physik sowohl in der Antike als auch in der Neuzeit.

#### Beispiele der Dreifaltigkeit:

- Doshas (Vata, Pitta, Kapha)
- Gunas (Sattva/Reinheit, Rajas/Aktivität, Tamas/Dunkelheit)
- Natur von Atman (Seele): Sat (Wahrheit), Chit (Bewusstsein), Ananda (Glückseligkeit)
- Stufen des Atems: Puraka (Einatmen), Kumbhaka (Retention) und Rechaka (Ausatmen)
- Zeitabschnitte: Vergangenheit, Gegenwart und Zukunft
- Tageszeiten: Morgen, Mittag und Abend
- Lebensphasen: Kindheit, Erwachsenenalter, Alter

## Die Körperhüllen

Bevor wir uns die Doshas genauer anschauen, lohnt sich der ganzheitliche Blick auf dein Sein mithilfe der Erklärung der verschiedenen Körperhüllen, die dich ausmachen – die Koshas. Sie ergeben sich aus den bereits beschriebenen fünf Elementen (Mahabhutas): Raum (Akasha), Luft (Vayu), Feuer (Tejas/Agni), Wasser (Jala) und Erde (Prthivi). Die Elemente bilden, vom Feinstofflichen hin zum Grobstofflichen, die Polarität der Eigenschaften der Materie ab. Dein Körper ist etwas, das du anfassen und sehen kannst. Hier sprechen wir im Ayurveda von der ersten Körperhülle (Annamaya Kosha). Sie ist dem Element Erde zugeordnet und wird als Nahrungshülle bezeichnet. Dein Verstand kann die Zusammenhänge auf dieser Ebene sinnlich greifen, deshalb konzentrieren wir uns meist auf diese Hülle mit all den Konzepten über eine gesunde Ernährung, Bewegung oder mit Medikamenten.

Die nächste Körperhülle nennt sich Pranamaya Kosha und wird als Energiehülle bezeichnet. Sie ist dem Element Wasser zugeordnet. Wasser können wir ebenfalls sehen, auf der Haut spüren und im gefrorenen Zustand sogar greifen. Es ist also für unsere Sinne noch greifbar. Auf dieser Ebene laufen die energetischen Prozesse ab. Diese Hülle ist zuständig für deine Atmung und dein Hormonsystem.

Das Element Feuer steht für Transformation und bildet die dritte Körperhülle (Manomaya Kosha). Mithilfe der Umwandlungskraft des Feuers werden Lebensmittel verzehrbar gemacht, wird Holz in Asche verwandelt. Von dieser Ebene bin ich begeistert, denn hier finden sich deine Gedanken wieder und deine mentale Gesundheit. Wenn wir uns bewusstmachen, wie kraftvoll Feuer ist, steigern wir auch die Aufmerksamkeit für unsere mentale Gesundheit. Du wirst im weiteren Verlauf des Buches erfahren, welch eine große Rolle

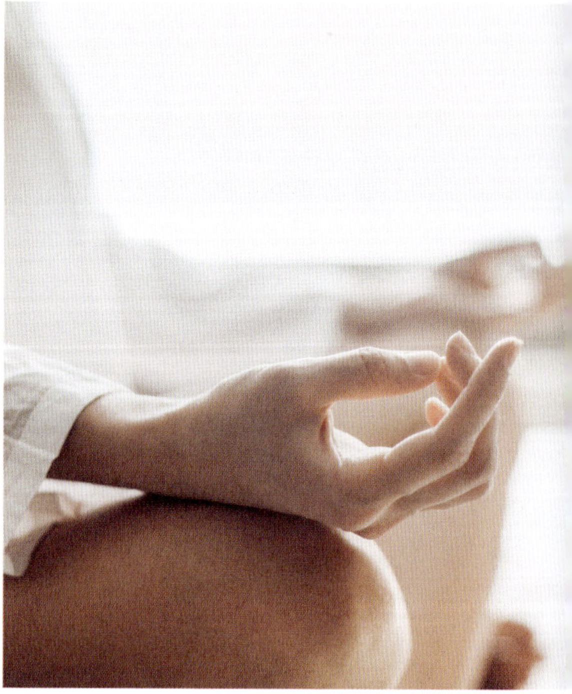

deine Gedanken für ein erfülltes, gesundes Leben spielen. Natürlich lernst du auch, wie du sie positiv nutzen kannst für deinen unbeschwerten Weg.

Die beiden letzten Körperhüllen Vijnanamaya Kosha und Anandamaya Kosha sind, genau wie die Elemente Luft und Raum, für unsere Sinne schwer zu greifen. Das Element Luft spiegelt deine Intuition wider. Es gibt Situationen, da umschleicht uns ein Gefühl wie ein warmer Windhauch, aber da unser Verstand es nicht fassen kann, hören wir meist nicht darauf. An dieser Stelle will ich dir schon eine meiner größten Erkenntnisse auf meinem Weg verraten: Wie erkennst du dein Bauchgefühl? Es liefert niemals Argumente! Sobald dein Verstand dich in Überlegungen und Argumente verstrickt, wird dein Bauchgefühl leise. Erinnere dich also bei deiner nächsten Entscheidung an dieses schöne unvermittelte Gefühl, das in dir aufstieg, als sich eine neue Chance, ein neuer Weg zum ersten Mal auftat.

Betrachten wir das letzte Element Raum, rebelliert unser Verstand und wir brauchen tiefes Vertrauen, um zu erkennen, dass alles in diesem Raum existiert, was wir benötigen, um glücklich und zufrieden zu sein. Diese Körperhülle wird auch als Glückskörper bezeichnet. Dem ayurvedischen Verständnis nach liegt das Glück in uns und steht in Wechselwirkung mit all dem, was uns umgibt. In dir steckt eine unglaubliche Weisheit, auf die du dich in deinem Leben verlassen kannst. Das Buch soll dir helfen, Kontakt zu dieser Weisheit aufzunehmen, und ich werde dir Tools an die Hand geben, die dir in deinem Alltag helfen, darauf zu vertrauen. Sei es bei großen Lebensentscheidungen oder den tagtäglichen Entscheidungen, was du essen wirst. Das Modell der Koshas verdeutlicht uns, wie komplex wir sind und dass es nicht ausreicht, nur auf eine gesunde Ernährung zu achten, wenn wir unbeschwert durchs Leben gehen wollen. Es zeigt uns, dass wir neben den physiologischen Prozessen unsere mentale Gesundheit betrachten und unseren inneren Raum öffnen sollten. Denn jede einzelne Schicht wird durch die andere beeinflusst.

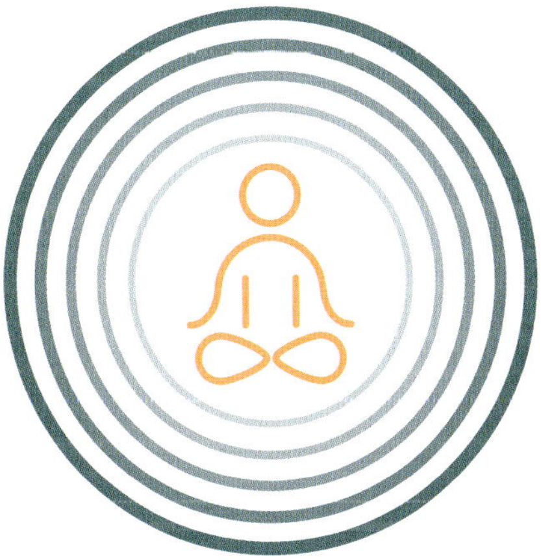

Verwechseln sollten wir die fünf Koshas nicht mit den drei Doshas. Vielleicht ist jetzt der Punkt gekommen, an dem du denkst: »Ayurveda ist doch total kompliziert.« Lass es einfach wirken und spüre in dich hinein. Vielleicht magst du deinen Kopf zu deinem Herzen senken, sodass dein Verstand ganz leise werden kann und dein Herz die Führung übernimmt. Hat es sich stimmig angefühlt, was du gelesen hast?

Dann lass uns jetzt gemeinsam die Bioenergien (Doshas) anschauen. Sie entstehen aus den fünf Elementen. So bilden die Elemente Erde und Wasser die Bioenergie Kapha. Aus Wasser und Feuer entsteht die Bioenergie Pitta und aus Luft und Raum die Bioenergie Vata.

Kapha

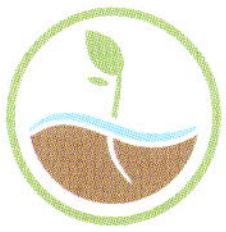

Pitta

Vata

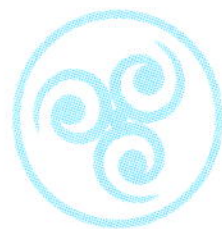

## Die Doshas prägen uns

Der bekannte Ayurveda-Mediziner Dr. Vasant Lad beschreibt die Doshas als wichtige Steuerungselemente, die in jeder Zelle, in jedem Gewebe und in jedem Organ zugegen sind und wirken. Sie prägen uns auf körperlicher, geistiger und emotionaler Ebene und ergeben unser ganz individuelles, typisches Erscheinungsbild.

Stell dir die Kombination der Elemente einmal bildlich vor. Wie fühlt es sich an, wenn du Erde mit Wasser verbindest? Die Erde wird feucht, kühl und schwer. Genau das sind Eigenschaften, die diese Energie mit sich bringt. Kapha steht für Stabilität und Struktur. Pitta bringt die Elemente Feuer und Wasser zusammen und steht für Umwandlung und Transformation. Seine Eigenschaften sind heiß, scharf, flüssig, sich gut verteilend und plötzlich auftretend. Vata ist das Bewegungsprinzip und kombiniert die Elemente Luft und Raum. Seine Eigenschaften sind rau, kühl und trocken. Die drei kombinierten Elemente bestimmen alle biologischen, psychologischen, physiopathologischen Funktionen von Körper, Verstand und Bewusstsein. So haben manche Menschen eine kühle, trockene Haut und frieren leicht, was ein Zeichen einer Vata-dominierten Konstitution sein kann. Andere haben eine warme, ölige Haut und bevorzugen eine kühle Umgebung. Das kann ein Hinweis auf eine Pitta-dominierte Konstitution sein. Viele Menschen weisen eine Mischkonstitution aus zwei dominierenden Doshas auf. Dabei haben wir alle drei Doshas in uns vereint, jedoch in verschieden großen Anteilen ausgeprägt. Die Bestimmung der individuellen Konstitution ist oft das Erste, was Menschen wissen möchten, wenn sie beginnen, sich mit dem Ayurveda zu beschäftigen. Wir erhoffen uns, mit der Kenntnis des persönlichen Dosha-Typs Lösungen und Vorgaben zu erhalten, an denen wir uns orientieren können, um unsere Beschwerden zu verbessern oder allgemeines Wohlbefinden zu fördern. Ich lade dich ein, das Erforschen deines Dosha-Typs ganz intuitiv und neugierig anzugehen. Es ist im ersten Schritt gar nicht so wichtig, zu wissen, wie deine individuelle Konstitution (Prakriti) zusammengesetzt ist, um durch den Ayurveda Hilfe zu erfahren.

Deine Prakriti entstand, als bei der Befruchtung die Eizelle und das Sperma deiner Eltern zusammengetroffen sind. Sie ist demnach durch alles beeinflusst, was zu diesem Zeitpunkt präsent war. Die Konstitution deiner Eltern, das Wetter, Ort, Uhrzeit, Stimmungen und so weiter. Je mehr du dich mit dem Ayurveda beschäftigst und mit den Eigenschaften der Elemente arbeitest, desto mehr wirst du spüren, welches Dosha gerade in dir vorherrscht und Beachtung braucht. Die Doshas bilden sich jeden Tag neu aus. Sie unterliegen äußeren Einflüssen, die sie stärken oder schwächen. Du beeinflusst sie mit deiner Ernährung und deinem Lebensstil. Ebenso wie sie durch verschiedene Faktoren aus ihrem Gleichgewicht geraten können. Dauert ein solches Ungleichgewicht der Doshas an, entwickeln sich Krankheiten. Ein Ungleichgewicht in unserer Konstitution nennen wir im Ayurveda Vikriti.

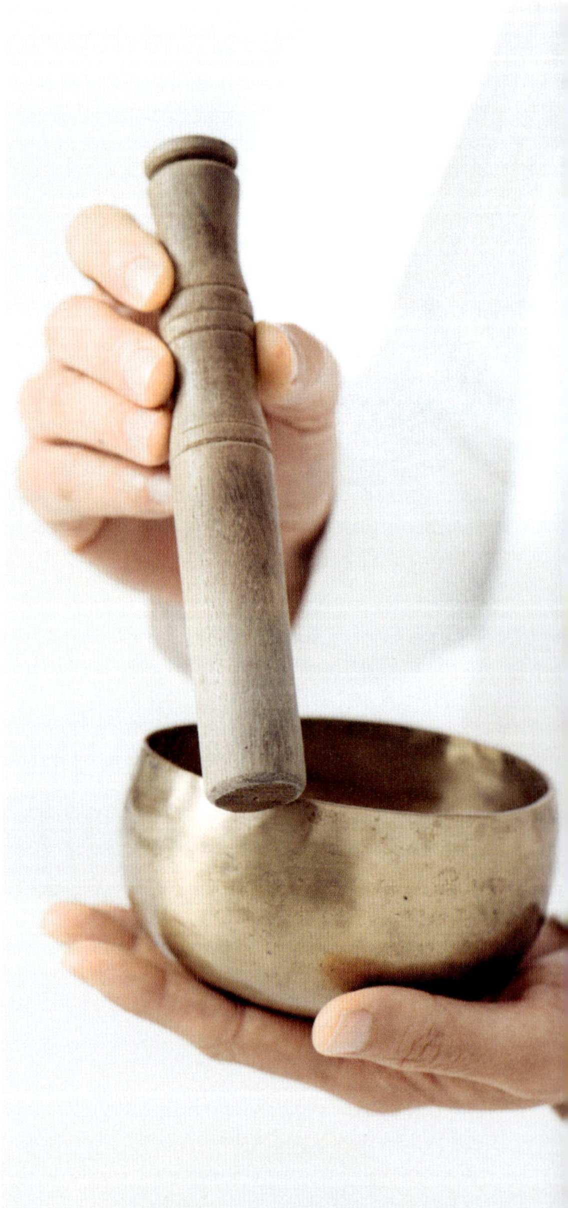

## Die Eigenschaften der Doshas

Es gibt zwanzig verschiedene Eigenschaften, die einen Einfluss auf die Doshas haben. Erfahrungsgemäß reicht es oft aus, sich erst mal auf die wichtigsten zu konzentrieren.

**Vata:** trocken, kalt, unregelmäßig
**Pitta:** heiß, ölig, scharf/sauer
**Kapha:** schwer, kalt/feucht, süß

Das Gespür für die Doshas in deinem Körper ist sehr hilfreich im Umgang mit Beschwerden. Dabei ist dein Körpergefühl viel entscheidender als das Wissen deines Verstandes. Das Kennen der eigenen Konstitution und das Wissen um die damit verknüpften Eigenschaften ist eine tolle Unterstützung auf der Reise zu dir selbst. Es ist allerdings nicht der erste Schritt, wenn du deine Beschwerden lindern möchtest. Keine Sorge, auf den nächsten Seiten folgen einige Inspirationen, die dich zu einer Lösung führen, die dir entspricht. Ich werde nur immer wieder deine innere Weisheit kitzeln und dein Herz erwecken, anstatt nur dem Verstand Futter zu liefern.

### Konstitution Vata

Luft/Äther = Bewegungsprinzip

- eng mit dem Nervensystem verbunden
- Hauptsitz im Körper unterhalb des Nabels im Bereich des Dickdarms
- Attribute: leicht, beweglich, kalt, trocken, rau, schnell, veränderlich, fein
- Menschen, bei denen Vata vorherrscht, bewegen sich schnell, reden schnell, sind oft unruhig und nervös, ungeduldig, aber auch sehr wach und aktiv.
- geringes Gewicht, zarter Körperbau
- neigt zu trockener, dünner Haut
- unregelmäßiger Appetit und Verdauung, neigt zu Verstopfung
- begeisterungsfähig, kreativ, handelt schnell
- kann neue Informationen schnell verarbeiten
- neigt zu Kummer und Sorgen

### Konstitution Pitta

Feuer/Wasser = Umwandlungsprinzip

- mit Drüsen- und Enzymsystem verbunden → Stoffwechselprinzip
- Hauptsitz im Körper zwischen Herz und Nabel
- Attribute: heiß, scharf, flüssig, sauer, bitter, leicht, sich gut verteilend, plötzlich auftretend, eindringlich
- mittelschwerer Körperbau
- unternehmenslustiger, die Herausforderung liebender Charakter
- wacher Intellekt, redegewandt
- Stoffwechselprofi, schnelle Verdauung
- schnell Hunger, bei Hunger schnell gereizt
- gelbliche bis kupferfarbene Haut, neigt zu Entzündungen
- Pitta-Typen sind hitzig und frieren selbst im Winter kaum, sie bewegen sich gerne und viel, sind intelligent, haben ein gutes Gedächtnis und sind oft dominant in Gesprächen.

### Konstitution Kapha

Wasser/Erde = Stabilitätsprinzip

- trägt Funktion des Lymph- und Immunsystems und ist über das Skelett und die Zellstruktur an der Formbildung des Körpers beteiligt
- Hauptsitz im Körper oberhalb des Herzens
- Attribute: süß, schwer, beständig, dicht, kalt, ölig, träge, trüb, schleimig, weiß, langsam
- Menschen mit hohem Kapha-Anteil sind geduldig, schön, stark, vergebend, aufrichtig, konstant in Beziehungen, manchmal schwerfällig und langsam.
- ausgeglichene und ruhige Persönlichkeitsstruktur
- neigt zu Übergewicht
- schläft tief und lange
- verdaut träge, gemäßigter Appetit
- kühle, oft bläuliche Haut

## Sind meine Doshas im Gleichgewicht?

Durch meine Ausbildungen war ich schon bei mehreren Ayurveda-Medizinern und habe einige Konstitutionsbestimmungen durch Ayurveda-Kolleg*innen erfahren dürfen. Das war wertvolles Wissen für mich, allerdings ist das Wertvollste für mich meine eigene tägliche Einschätzung. Je besser du dich selbst kennenlernst, desto mehr spürst du die Elemente in dir. Dreht sich das Gedankenkarussell und fühlst du dich unruhig, sind die Elemente Luft und Raum erhöht. Bist du rastlos und vielleicht gereizt, wenn du hungrig bist, solltest du dir die Elemente Feuer und Wasser anschauen, und kommst du nicht vom Sofa hoch und blickst nur in die Vergangenheit, heißt es der Erde und dem Wasser begegnen. Du fragst dich jetzt vielleicht, wie es funktionieren soll, sich selbst einzuschätzen. Wenn du die Eigenschaften der Elemente und der Doshas kennst und weißt, wie sie sich in deinem Körper zeigen, wird das Leben in Einklang mit den Doshas ganz intuitiv erfolgen. Gleiches verstärkt Gleiches und Gegensätze gleichen sich aus. Intuitiv ziehst du dir einen Pullover an, wenn es dir kalt ist. Du verwendest mehr Butter, wenn das Brötchen trocken ist, und du isst eventuell gerne eine Scheibe Brot zu deiner Suppe. Wenn wir wieder lernen, auf unsere Intuition zu vertrauen, und über den Verstand das reichhaltige Ernährungswissen beisteuern, erreichen wir einen großen Mehrwert für unsere Gesundheit. Du findest mit der Zeit wieder besseren Zugang zu deiner wahren Natur (Prakriti) und spürst immer deutlicher, was du brauchst, damit es dir gut geht. Entsprechend lautet einer meiner Lieblingssprüche: »Finde zurück in deine Mitte und deine Körpermitte wird dir weniger Probleme bereiten.«

Bevor wir in die Elementenlehre eintauchen, verbinde dich mit deiner Intuition. Nimm dir einen Moment in Stille, schließe deine Augen und atme tief ein und aus. Mache einen kleinen Scan durch deinen Körper und spüre, in welchem Bereich besonders viel Energie herrscht. Vielleicht kannst du ein Kribbeln oder einen Druck wahrnehmen. Fühlst du dich sehr verkopft oder fließt deine Energie ganz gleichmäßig durch deinen Körper? Atme jetzt ganz bewusst von deinen Füßen hoch bis zur Scheitelspitze und von dort wieder hinunter bis zu deinen Füßen. Wiederhole die Atmung für weitere zwei Runden und komme dann mit deiner Aufmerksamkeit zu deinem Herzen. Atme durch dein Herz ein und aus. Stell dir vor, wie du dein organisches Herz mit Sauerstoff versorgst. Spüre nach. Sehr gut! Du bist jetzt mit deiner ganzen Aufmerksamkeit bei dir. Aufmerksamkeit oder auch Achtsamkeit ist die Grundvoraussetzung, dass du gute Entscheidungen für deine Gesundheit treffen kannst. Mit unserer Ernährung treffen wir täglich mehrmals Entscheidungen für unsere Gesundheit. Falls du dich jetzt erwischst bei dem Gedanken: »Mist, der letzte Schokoriegel war mal wieder das Gegenteil von einer guten Ernährungsentscheidung«, darfst du dich entspannen. Versuche immer in der Fülle zu bleiben und richte deine Aufmerksamkeit auf das Positive. Hochwertige Zartbitterschokolade enthält auch Nährstoffe und ein wenig Zucker schadet deinem Körper nicht. Auf die verschiedenen Lebensmittelgruppen blicken wir aus der Vogelperspektive.

Zu viel Zucker wirkt sich negativ auf unseren Körper aus, aber genauso viele Ängste oder restriktive Gedanken zu diesem Thema. Stärken wir doch lieber deine Intuition bei der Lebensmittelauswahl, indem du dich vor jeder Mahlzeit und mit einem leichten Hungergefühl fragst:

**Was möchte ich gerade wirklich essen?**

- Soll es herzhaft oder süß sein?
- Soll es warm oder kalt sein?
- Soll es saftig oder trocken sein?

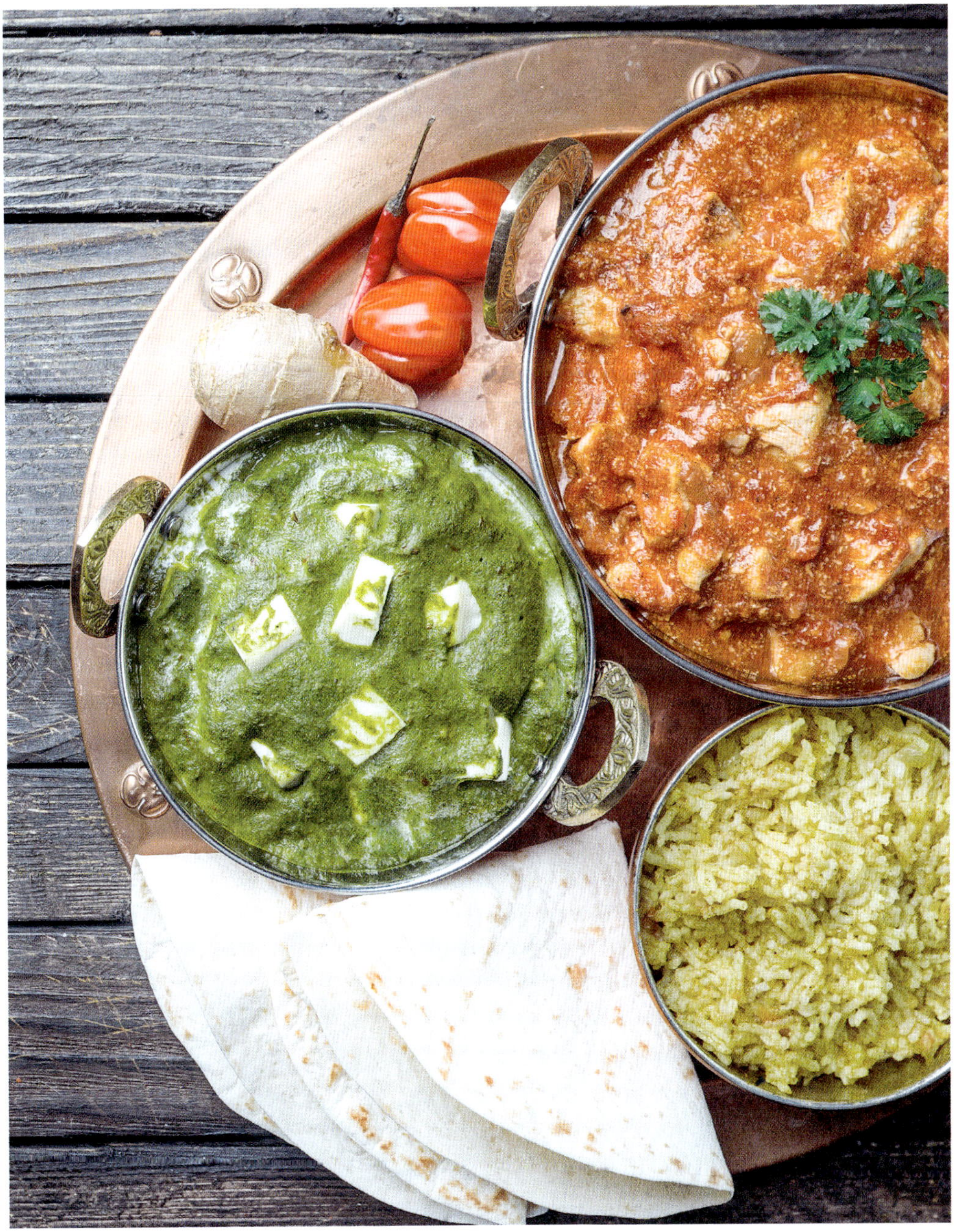

Mit diesen Fragen überprüfst du, welches Element auf natürliche Weise ausgeglichen werden möchte. Ich empfehle all meinen Patient*innen diese Vorgehensweise über mehrere Tage einzuüben, bevor wir gemeinsam tiefer in das ayurvedische Wissen einsteigen. Bis heute sind das die Fragen, die mich bei jeder Mahlzeit begleiten und nach denen ich meine Ernährung so gestalte, dass sie mir ein gutes Bauchgefühl bereitet.

# Wie ist deine aktuelle Konstitution?

Beginnen wir mit einer kleinen Fragerunde zur Einschätzung deiner aktuellen Konstitution (Vikriti).

## A

Hast du einen leichten Körperbau?

Sind deine Haare sehr dünn oder fein?

Hast du vermehrt Luft im Bauch?

Ist deine Haut sehr trocken?

Sehnst du dich oft nach Wärme?

Empfindest du deinen Geist als sehr bewegt (Gedankenkarussell)?

Neigst du zu unregelmäßigem Stuhlgang?

Ist dein Stuhlgang eher trocken?

Wirst du schnell unruhig oder geht dir vieles oft zu langsam?

Machst du dir viele Sorgen und bist ängstlich?

Fällt es dir schwer, dich zu konzentrieren?

Lässt du dich leicht von Medien beeinflussen?

Ist dein Schlaf sehr wechselhaft?

## B

Würdest du dich als athletisch bezeichnen?

Neigst du zu Entzündungen?

Liebst du Ordnung oder Perfektionismus?

Verdaust du gut und kannst so ziemlich alles essen?

Hast du eher weichen Stuhlgang und öfter Durchfall?

Plagt dich Übelkeit oder Sodbrennen?

Isst du gerne herzhaft oder salzig?

Hast du allergische Reaktionen?

Magst du kalte Getränke oder Eis?

Wirst du ärgerlich, wenn du zu lange hungrig bist?

Hast du das Gefühl, du bist immer sehr schnell unterwegs?

Neigst du dazu, andere überreden zu wollen?

Bist du sehr kritisch?

## C

Würdest du deinen Körperbau als fest und korpulent bezeichnen?

Hast du Übergewicht?

Vermeidest du Bewegung eher, als dass du sie suchst?

Liebst du Ruhe, Beschaulichkeit und Gemütlichkeit?

Fühlst du dich oft lustlos oder antriebslos?

Wünschst du dir oft die »guten alten Zeiten« zurück?

Brauchst du viel Struktur und deine Zeit, Dinge zu tun?

Kann man sich immer auf dich verlassen?

Du magst es nicht, zu Entscheidungen gedrängt zu werden?

Ist deine Verdauung sehr träge?

Neigst du zu Bronchitis, Sinusitis oder Verschleimung?

Kommst du nur langsam aus dem Bett?

Sind deine Haare sehr dick und gewellt?

Hast du die meisten Fragen in Block A mit Ja beantwortet, bist du gerade sehr durch die Elemente Luft und Raum beeinflusst. Womöglich ist dein Vata-Dosha aus dem Gleichgewicht geraten. Du darfst die Eigenschaften kalt und trocken ausgleichen. Regelmäßige, warme und saftige Speisen stabilisieren dich.

Hast du die meisten Fragen aus Block B mit Ja beantwortet, ist dein Pitta-Dosha erhöht. Du darfst die Elemente Feuer und Wasser berücksichtigen und die Eigenschaften scharf, ölig und flüssig ausgleichen. Kühlende Lebensmittel wie Gurke, Minze oder Kokosmilch wirken dagegen beruhigend.

Hast du die meisten Fragen aus Block C mit Ja beantwortet, wünscht sich dein Kapha-Dosha Aufmerksamkeit. Das Element Erde und Wasser ist sehr präsent und du darfst die Eigenschaften kalt, schwer und süß ausgleichen. Leichte, anregende Speisen mit ausreichend Würze wie beispielsweise Ingwer, Cayennepfeffer oder Chili aktivieren dich.

KAPITEL 2

# DEN DARMBESCHWERDEN *auf der Spur*

Den Ursachen von Darmbeschwerden auf den Grund zu gehen kann sehr mühsam sein. Viele Untersuchungen, Ratschläge und eigene Optimierungsversuche führen am Ende zu keinem klaren Ergebnis. Dieses Kapitel bringt Licht ins Dunkle und hilft dir, mögliche Ursachen zu erkennen und ganzheitlich zu betrachten.

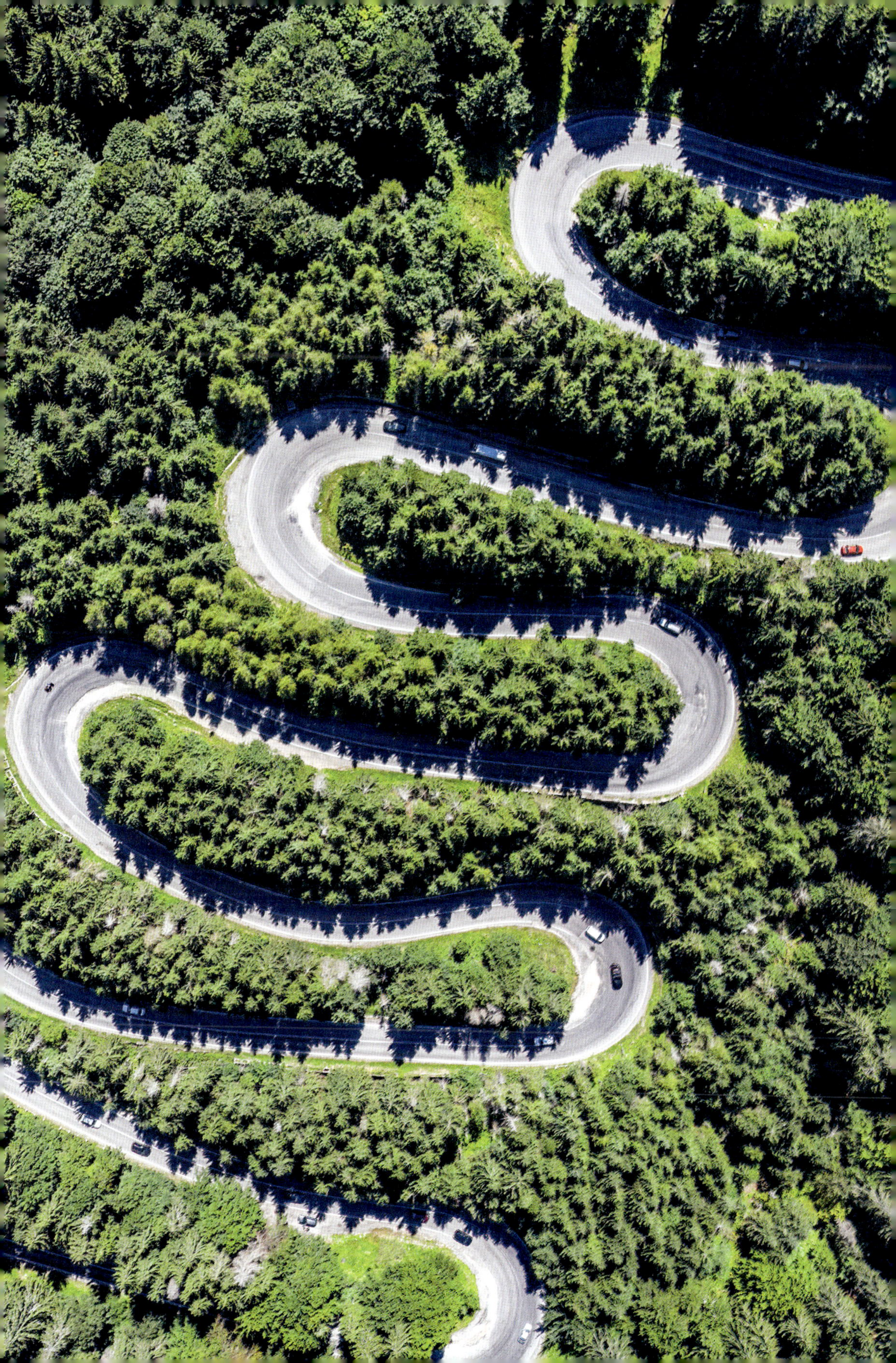

# Schulmedizinische DIAGNOSTIK

Bevor du ganzheitlich an deinen Verdauungsbeschwerden arbeitest, solltest du unbedingt die schulmedizinische Diagnostik durchlaufen und dir ärztlichen Rat bei einem Schulmediziner geholt haben. Dieses Buch ersetzt keinerlei medizinische Behandlungen und ist von einer Therapie abzugrenzen. Es kann jedoch eine sehr gute Unterstützung parallel zu konventionellen Maßnahmen sein. Ferner bietet es Hilfestellungen bei Diagnosen ohne konkreten Behandlungsansatz.

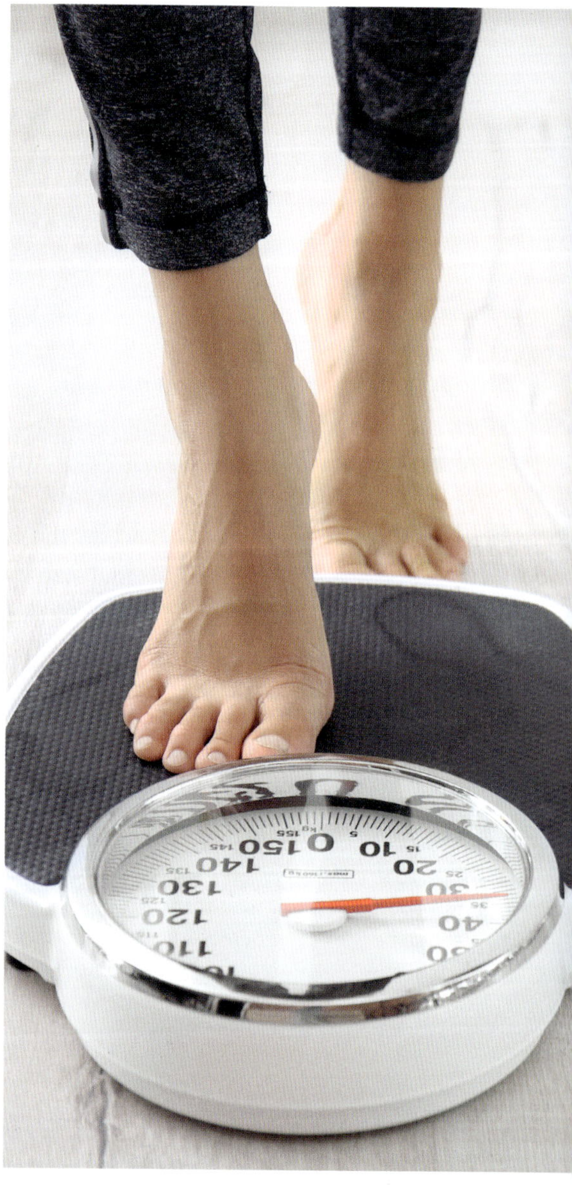

**Bei diesen Alarmsignalen solltest du einen Arzt aufsuchen:**

- Blut im Stuhl
- unerklärlicher Gewichtsverlust (mehr als 5% deines Körpergewichts in sechs Monaten)
- Fieber
- Vorerkrankungen in der Familie (Darmkrebs, entzündliche Darmerkrankungen oder Zöliakie)
- neu aufgetretene Symptome ab dem 50. Lebensjahr

Hast du eine Essstörung durchlebt, suche dir bitte zusätzlich professionelle Hilfe beim Durcharbeiten des Buches, da der Fokus auf gewisse Aspekte in deinem Ernährungsverhalten alte Verhaltensweisen hervorrufen kann.

# Funktionelle
## DARMBESCHWERDEN

Warst du mit deinen Beschwerden bereits bei mehreren Ärzt*innen und alle Untersuchungen waren ohne Ergebnis? Wünschst du dir vielleicht sogar eine Diagnose, damit du endlich weißt, was du gegen deine Darmbeschwerden tun kannst? Vielleicht hast du auch eine Diagnose erhalten, jedoch keinen Therapievorschlag?

Unter funktionellen Beschwerden oder Störungen werden in der westlichen Medizin vorübergehende körperliche Beschwerden verstanden, welchen – im Gegensatz zu organischen Erkrankungen – keine kranke Gewebestruktur zugrunde liegt, die die Symptome ausreichend erklärt. Lediglich die Arbeitsweise (Funktion) eines oder verschiedener Organe weicht von einer Norm ab, beziehungsweise ist beeinträchtigt. Meist erklären in diesen Fällen weder Ultraschall, Röntgen und Laborbefunde sowie Funktionsuntersuchungen (etwa EKG oder EEG) den damit verbundenen subjektiven Leidensdruck. In der internationalen Klassifikation von Krankheiten (ICD) werden ausgeprägte Formen solcher funktioneller Beschwerden und psychogene Funktionsstörungen unter F 45 als somatoforme Störungen bezeichnet. Mediziner verstehen darunter eine Störung, die körperliche Beschwerden verursacht, obwohl häufig keine klare organische Ursache gefunden werden kann. Selbst wenn eine organische Erkrankung festgestellt werden kann, deckt diese oft nicht das Ausmaß der subjektiven Beschwerden. Viele Betroffene hören die Aussage, dass sie »nichts Körperliches haben«, können diese Feststellung aber nicht akzeptieren. Sie fühlen sich unverstanden und gehen von einem Arzt zum nächsten. In der Folge entstehen Verzweiflung und Hoffnungslosigkeit, oft auch Ängste und Depressionen.

Mit der Einordnung in diese Diagnosegruppe fühlt man sich oft alleine gelassen. Die Psychosomatik wird in meinen Augen immer noch viel zu sehr stigmatisiert. Unter Psychosomatik wird eine Richtung in der Medizin verstanden, die den Menschen als eine einzigartige geistig-seelisch-sozial-körperliche Einheit versteht. Bei körperlichen Störungen berücksichtigt sie auch geistig-seelische und soziale Faktoren, um die Krankheitsentwicklung tiefer zu verstehen und entsprechende Heilungsansätze anzubieten. Krankheit und Gesundheit werden nicht als zwei unterschiedliche Zustände angesehen, sondern stehen in Wechselwirkung zueinander. Die Anschauung ist dem Ayurveda sehr ähnlich. Die Psychosomatik misst psychischen Prozessen und psychosozialen Einflüssen bei der Entstehung körperlicher Leiden eine wesentliche Bedeutung zu, berücksichtigt aber genauso den Einfluss körperlicher Faktoren auf die Psyche. Wir finden heute viele spirituell-esoterische Nachschlagewerke, in denen körperliche Symptome mit dahinterliegenden psychischen Konflikten in Verbindung gesetzt werden. Dieser Ansatz ist in der modernen Psychosomatik eher in der Kritik, da keine Trennung zwischen Körper und Psyche vorgenommen werden sollte. Die Unterscheidung zwischen psychosomatischen, rein psychischen oder somatischen

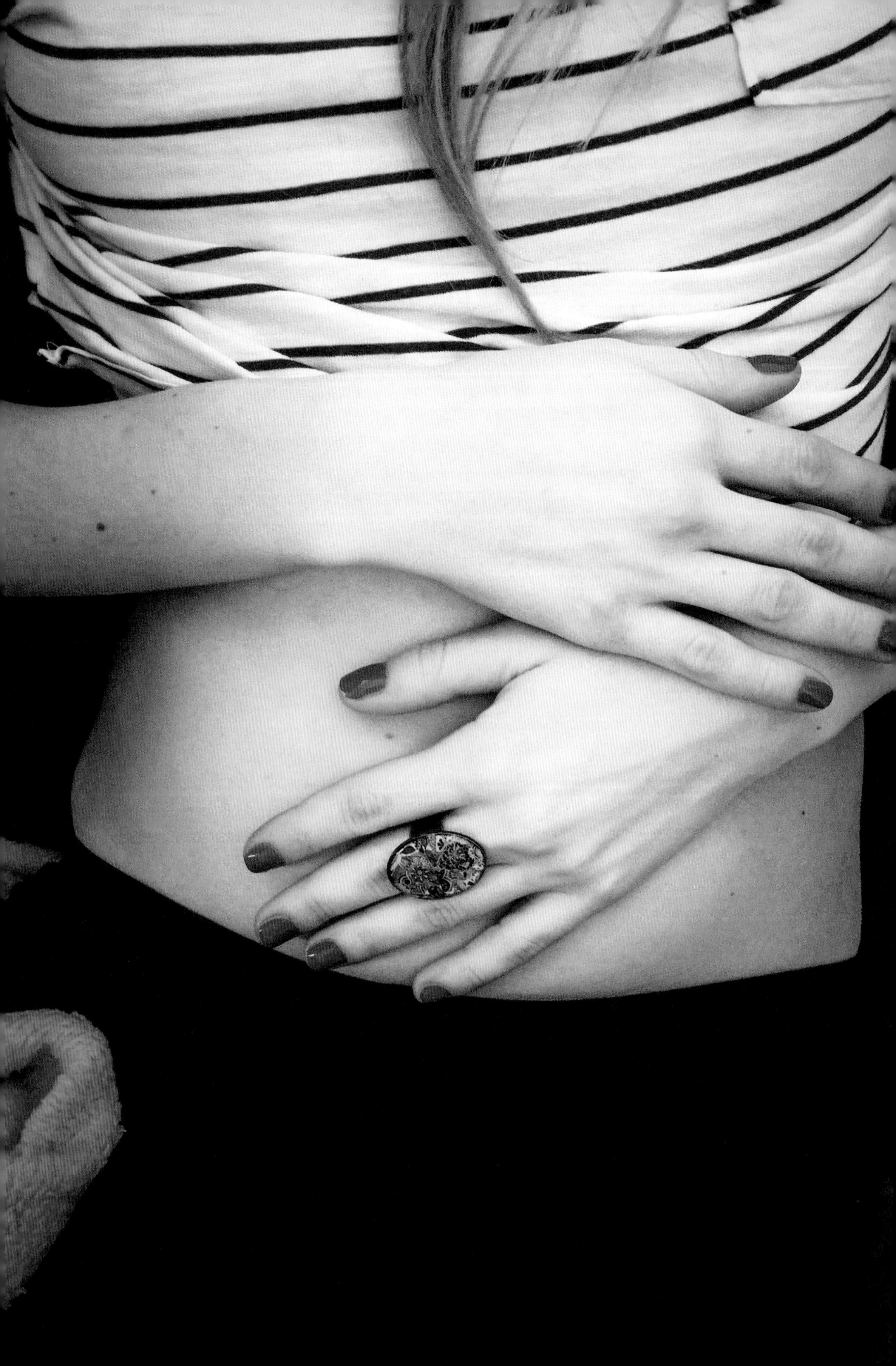

(körperlichen) Erkrankungen ist nicht mehr haltbar. Was bedeutet das für uns? Wir sollten uns immer als Einheit sehen, können die spirituellen Nachschlagewerke als Inspiration nutzen und dennoch auf der körperlichen Ebene an unseren Beschwerden arbeiten. Wenn ich einen Schnupfen habe, kümmere ich mich um mein Immunsystem im gleichen Maße, wie ich mich mit der Frage beschäftige, von was ich aktuell die Nase voll haben könnte oder wobei mir mein Körper helfen möchte. Manchmal braucht die körperliche Ebene mehr Beachtung, manchmal meine Gefühlswelt. Es hilft bei Verdauungsstörungen also nur bedingt, wenn wir nach all den körperlichen Untersuchungen ohne Ergebnis die Psyche in den Vordergrund stellen. Wir dürfen spätestens an diesem Punkt beginnen, unsere Ganzheitlichkeit und die Zusammenhänge zu verstehen, und sollten unsere Gesundheit immer auf allen Ebenen fördern. Egal ob deine Beschwerden nach der ICD-Klassifikation unter organischen oder psychosomatischen Erkrankungen eingestuft werden.

Mein ganzes Leben lang begleiteten mich Bauchschmerzen und Verdauungsbeschwerden. Das ist sicherlich einer der Antreiber für mein großes Interesse an Gesundheitsthemen. Aufgrund dieses Interesses begann ich nach der Schule auch eine Ausbildung als Sozialversicherungsangestellte bei einer Krankenkasse mit dem Ziel, im Anschluss ein Studium zur Gesundheitsökonomin zu absolvieren. Das Wort Gesundheit wurde oft genannt, aber mit meiner Berufung hatte die Ausbildung leider wenig zu tun. Vielleicht war ich zu naiv, vielleicht haben mich limitierende Glaubenssätze und Ängste davon abgehalten, meinem Gefühl zu folgen. Ganze zehn Jahre habe ich auf dieser Seite des Gesundheitssystems verbracht und mein Herz in den Aktenschrank gestellt. Bitte nicht falsch verstehen, meine Erfahrungen sollen kein schlechtes Licht auf das Berufsbild und die wundervollen Menschen werfen, mit denen ich zu der damaligen Zeit zusammengearbeitet habe. Es war für mich ein wichtiger Umweg. Ich habe viel gelernt, aber auch viele Entscheidungen aus Angst und Unsicherheit getroffen. Rückblickend hat mir mein Körper immer wieder Signale gesendet, damit ich endlich auf meine innere Stimme höre. Ich war jedoch bis zu dem Tag meines Zusammenbruchs nicht bereit, mir die tieferliegende Ebene anzuschauen, und zu sehr damit beschäftigt, die Lösung auf der körperlichen Ebene zu suchen.

- Bist du bereit, deine Körpersprache zu deuten und die Signale zu erkennen?
- Welche Signale sendet dir dein Körper aktuell? Kannst du Rückschlüsse zu einem deiner Lebensbereiche erkennen?

Beschwerden sind immer eine Aufforderung, uns mit uns selbst zu beschäftigen. Die Fragen sowie die Übung »Das Rad des Lebens«, welche du im Downloadbereich findest unter www.lenatura.de/bonusmaterial, sollen dich dabei unterstützen. Bei mir waren es zuerst große Lebensveränderungen, die es gebraucht hat, um meine Mitte zu finden. Manchmal reicht es schon, eine negative Gewohnheit abzustellen oder einen liebevolleren Blick auf das eigene Sein zuzulassen, um eine große positive Veränderung zu spüren. Es kann eine Veränderung im Außen sein, die dein Innenleben auf den Kopf stellt, und es kann eine innere, tiefe Entscheidung sein, die dein äußeres Leben einmal komplett umkrempelt. Es geht immer darum, dass Körper, Geist und Seele in Einklang sind.

**»Nicht außerhalb, nur in sich selbst soll man den Frieden suchen. Wer die innere Stille gefunden hat, der greift nach nichts, und er verwirft auch nichts.«**

Buddha

KAPITEL 3

# Deine Verdauung VERSTEHEN UND OPTIMAL UNTERSTÜTZEN

Die Verdauung spielt im Ayurveda, und mittlerweile auch in der westlichen Medizin, eine elementare Rolle. Vielleicht kennst du den Spruch »Du bist, was du isst«. In diesem Kapitel entdeckst du, warum dieser nicht ganz zutreffend ist und welche weiteren Faktoren zu einer optimalen Verdauung beitragen.

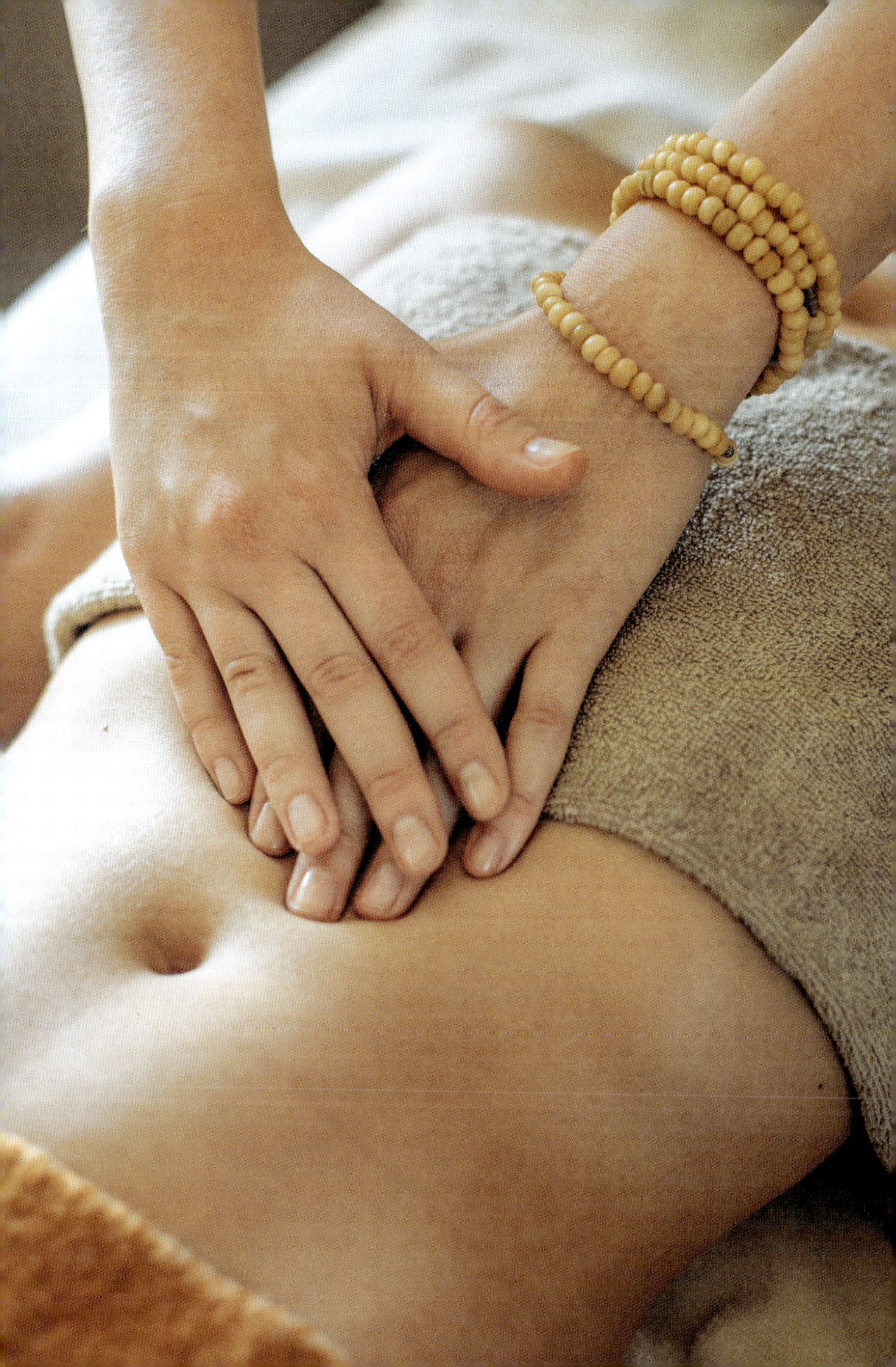

# »Du bist,
# WAS DU VERDAUEN KANNST«

Du hast bereits erfahren, dass die Konstitutionslehre ein, aber nicht der allererste Schritt zur Besserung deiner Beschwerden ist. Du kannst die Kenntnisse der Doshas auf deinem Weg nach und nach vertiefen. In diesem Kapitel legen wir den Fokus auf deinen Stoffwechsel, im Ayurveda heißt er Agni, das Verdauungsfeuer. Es steht für deine Lebensenergie und -kraft und hat seinen Sitz im Magen-Darm-Trakt.

Auch die westliche Medizin hat in den letzten Jahrzehnten die Bedeutung der Verdauung für die Gesundheit entdeckt: Immer mehr wissenschaftliche Studien zur Darmgesundheit bestätigen die Wichtigkeit dieses spannenden Organs für unser Immunsystem, unsere geistig-psychische Verfassung und natürlich alle Stoffwechselprozesse. Mit einer Oberfläche von circa 400 Quadratmeter stellt der Darm eine enorm große Grenzfläche zur Außenwelt dar. Rund 80% aller Immunzellen im menschlichen Körper sitzen im Darm und entscheiden darüber, welche Bestandteile unserer Nahrung aufgenommen werden und welche nicht. Die Immunzellen sind in der Bindegewebsschicht der Darmschleimhaut lokalisiert und stehen in engem Austausch. Sie kommunizieren über verschiedenste Immunbotenstoffe miteinander, bilden Antikörper und sorgen dafür, dass unser Abwehrsystem gut funktioniert. Diese Informationen werden über das Blut- und Lymphsystem auch an andere Abwehrzentren im Körper weitergegeben. Die im Darm erlernten Informationen übertragen unsere Immunzellen dann auf andere Organe, wie zum Beispiel auf die Schleimhäute der Atemwege. So wird verständlich, warum eine erhöhte Infektanfälligkeit oder entzündliche Prozesse in der Haut oder den Gelenken ihre Ursache auch im Darm haben können. Das Darm-assoziierte Immunsystem bildet sich nach der Geburt aus und will lebenslang trainiert werden. Darin liegt das große Potenzial, weil wir täglich unsere Darmgesundheit positiv beeinflussen können.

Wenn wir über Darmgesundheit sprechen, sollten wir als Erstes unserem Stuhlgang Aufmerksamkeit schenken. Es wird uns nicht beigebracht, unseren Stuhlgang zu beobachten, obwohl er doch so ein hervorragender Indikator für das ist, was in uns vorgeht. Jeder von uns hat mal Durchfall oder findet einen Kot von seltsamer Farbe in der Toilette vor; wenn dies aber öfter vorkommt oder sogar ein langanhaltendes Problem ist, sollten unbedingt weitere Untersuchungen durchgeführt werden. Wir können täglich Beobachtungen vornehmen zur Häufigkeit, Tageszeit, Einordnung der Konsistenz nach der Bristol-Stuhlformen-Skala (Bristol Stool Form Scale), der Größe und der Farbe unseres Stuhlgangs. Du findest im Downloadbereich zu diesem Buch unter www.lenatura.de/bonusmaterial einen Fragebogen für deine Einschätzung.

## Beschwerden trotz darmgesunder Ernährung?

Wenn dich schon länger Beschwerden begleiten, hast du dich eventuell mit den Grundprinzipien einer darmfreundlichen Ernährung auseinandergesetzt. Du kannst mithilfe der folgenden sieben Punkte überprüfen, ob dir die natürliche Unterstützung deines Darms im Alltag überwiegend gelingt.

## Empfehlungen für deinen Darm

1. **Dein Darmmikrobiom, die Gesamtheit der Mikroorganismen im Darm, liebt Pflanzeninhaltsstoffe (von Ballaststoffen bis Polyphenole).**
2. **Vielfältigkeit ist gefragt.**
3. **Greife zu vollwertigen und natürlichen Lebensmitteln statt zu verarbeiteten Produkten.**
4. **Verwende verschiedene Kräuter und Gewürze.**
5. **Integriere Hülsenfrüchte.**
6. **Integriere fermentierte Lebensmittel.**
7. **Genieße dein Essen, sei neugierig und probiere Neues aus, denn beim Essen geht es um mehr als nur deine physiologische Gesundheit.**

Jahrelang habe ich diese Regeln befolgt. Mein Darm war aber alles andere als glücklich. Diese Empfehlungen fördern nachweislich unsere Darmgesundheit,dennoch sprachen meine Symptome eine andere Sprache. Durchfälle, ein ständiger Blähbauch und eine gewisse Unzufriedenheit waren an der Tagesordnung. Mit der Diagnose »leichte Reizung der Magenschleimhaut« sowie einem Magenschutzmittel verließ ich die Arztpraxis eines Internisten. Das war der Startschuss für die Suche nach Nahrungsmittelunverträglichkeiten.

Selbst bei medizinisch diagnostizierten Nahrungsmittelunverträglichkeiten ist es wichtig, eine strenge Restriktion der Lebensmittel über einen längeren Zeitraum zu vermeiden oder sie adäquat zu ersetzen, um eine Mangelernährung auszuschließen. In meiner Praxis begegnet es mir häufig, dass Patient*innen auf ihrem jahrelangen Beschwerdeweg immer mehr Lebensmittel wegstreichen und die Angst vor dem Verzehr immer größer wird. Oft wird dann auf Lebensmittel verzichtet, die gar nicht die Ursache für die Beschwerden sind. Diese Restriktion steht dann häufig entgegen den Empfehlungen für einen gesunden Darm. Die ersten Berührungspunkte mit dem Ayurveda verstärken oft das Bedürfnis nach vegetarischer oder veganer Ernährung, wodurch der Körper aufgrund der starken Einschränkungen noch schneller in eine Unterversorgung geraten kann. Seine Sprache, dies deutlich zu machen, können noch mehr körperliche Beschwerden sein, die sich wieder nicht zuordnen lassen. Es werden gegebenenfalls weitere Lebensmittel weggelassen. Ein Teufelskreis. Anders ist das bei Nahrungsallergien oder der Autoimmunkrankheit Zöliakie. Hier bleibt nur der konsequente Verzicht auf die Auslöser. Zum Thema Nahrungsmittelunverträglichkeiten erfährst du mehr in Kapitel 4.

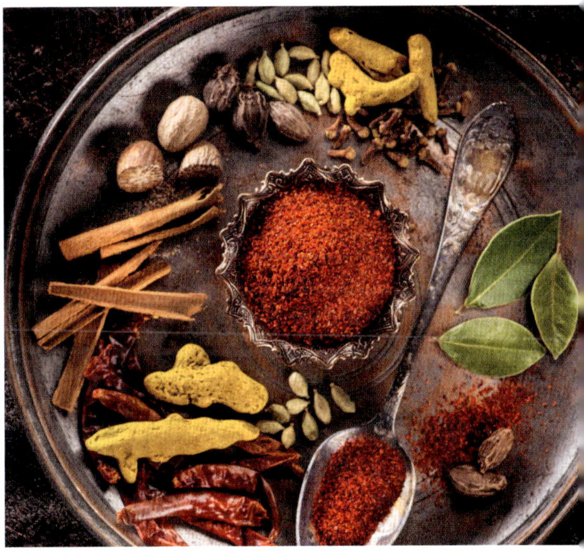

## Diagnosesuche und die Angst vor Krankheit

In meiner Arbeit als Ernährungstherapeutin und als Betroffene habe ich über die Jahre gelernt, dass eine gewisse Diagnostik wichtig ist, aber die verzweifelte Suche nach einer Diagnose die Beschwerden bei funktionellen Darmstörungen häufig verschlimmert. Auch das ständige Meiden von gewissen Lebensmitteln bei verschiedenen Nahrungsmittelunverträglichkeiten (damit meine ich nicht Autoimmunerkrankungen wie Zöliakie oder Nahrungsmittelallergien wie Erdnussallergie) ist, wie bereits beschrieben, selten die Lösung. In den nächsten Jahren werden noch einige wichtige Forschungserkenntnisse in diesem Bereich dazukommen. Die ein oder andere Therapiemethode oder Ernährungsempfehlung wird sicherlich erweitert oder revidiert. Es bleibt auf diesem Gebiet spannend. Doch was bleibt uns? Unsicherheit. Diese Unsicherheit, die mir in meiner Praxis begegnet, hat einen großen Einfluss auf die Beschwerden, weshalb ich äußerst dankbar bin, das jahrtausendalte Ayurvedawissen vermitteln zu können. Die Naturgesetze fühlen sich für uns stimmig an. Sie erden uns und schenken uns Hoffnung.

Fühlst du dich unsicher? Machst du dir Sorgen um deine Gesundheit? Oft hilft es, wenn wir uns die Ängste hinter unseren Beschwerden genauer anschauen. In späteren Kapiteln wirst du noch erfahren, wie eng dein Darm und deine Psyche zusammenhängen und sich gegenseitig beeinflussen. Was im Ayurveda schon lange als Wechselwirkungen zwischen Körper, Geist und Seele beschrieben wird, findet in immer mehr Forschungsergebnissen Einzug in die aktuelle, westliche Medizin. Angst ist per Definition ein Gefühlszustand, der eine bestimmte Bedrohung signalisiert. Sie zu erleben ist ein wichtiger Schutzmechanismus. Physiologisch gesehen führt die Angst in einer Gefahrensituation zu einer Aktivierung verschiedener Körperfunktionen: Das Herz und der Atem gehen schneller, die Muskeln spannen sich an und die Sinnesorgane reagieren mit erhöhter Aufmerksamkeit. Diese Alarmreaktion des Körpers macht es möglich, sehr schnell auf eine Gefahr reagieren zu können. Wenn die Angst allerdings ohne reale Bedrohung entsteht, kann sie zu einer echten Belastung in unserem Alltag werden. Körperliche Symptome wie Herzrasen, Schwindelgefühle, Übelkeit oder Atemnot nehmen wir zunächst stärker wahr als die Angst selbst.

Im Laufe der Zeit hatte ich auf meinem Weg immer tiefere Einblicke. Ich habe meine verdeckten Ängste angeschaut und erkenne in meinem Alltag Situationen, in denen meine Emotionen mein körperliches Wohlbefinden beeinflussen und umgekehrt. Diese Wechselwirkung ist immer da. Wenn du von ausgeprägten Ängsten betroffen bist, solltest du dir therapeutische Begleitung suchen und in jedem Fall selbst entscheiden, ob du eigenverantwortlich die folgenden Fragen beantworten möchtest oder nicht.

Folgende Fragen helfen dir, die Wurzel deiner Ängste zu erkennen:

- Was ist in Bezug auf deine Gesundheit aktuell deine größte Sorge?
- Stell dir vor, dieser Zustand tritt ein? Welche Gedanken kommen auf?
- Was ist deine tiefere Angst hinter deiner Sorge?
- Was kannst du tun, wenn genau das eintritt?

Nimm die angstvollen Gedanken in deinem Kopf wahr und ersetze sie nach und nach durch neutralere Vorstellungen. Sobald du dir deine angstvollen Gedanken bewusst machst, kannst du beginnen, sie zu verändern. Nützlich sind hierbei für viele Menschen positive Affirmationen und wieder das

Journaling. Wenn sich die Angst deutlich in deinem Körper bemerkbar macht, versuche einmal, die körperliche Reaktion genau wahrzunehmen. Dein Körper reagiert in der Regel vor deinem Verstand und nach dieser Reaktion gibt es ein kurzes Zeitfenster, in dem du deine Gedanken lenken kannst, so dass die negative Angstverstärkung erst gar nicht entsteht. Bei mir ist es zum Beispiel ein starkes Herzklopfen, das sich anfühlt, als würde mein Herz stolpern. Nehme ich dieses Gefühl in meinem Körper wahr, bewege ich mich, schüttle alle aufsteigenden Gedanken dazu ab und fokussiere mich auf etwas Positives.

- Was kannst du heute schon tun, um diese Ängste zu reduzieren?

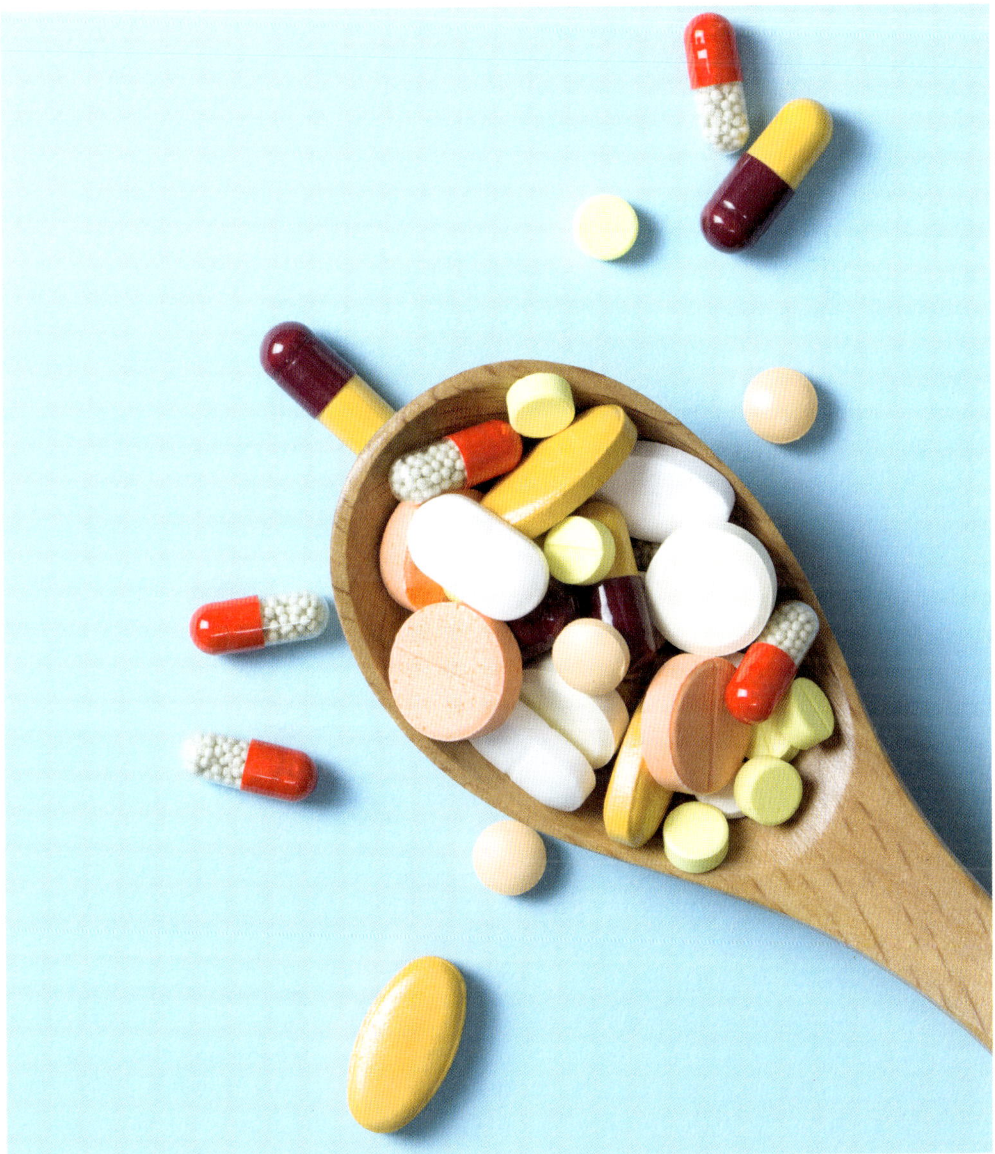

# Nahrung FÜR DEINE SEELE

An dem Tag, als ich in Marrakesch zusammengebrochen war, hätte ich niemals vermutet, dass hinter meinen körperlichen Symptomen eine Hormonschwäche und tiefe Ängste stecken. Früher dachte ich, psychosomatische Beschwerden seien Einbildungen und keine echten Körperreaktionen. Zu unterscheiden, ob meine Beschwerden körperliche oder psychische Auslöser hatten, war mir schlichtweg nicht möglich. Heute weiß ich, dass diese Unterscheidung nicht nötig ist für das eigene Gleichgewicht. Es war die Beschäftigung auf allen Ebenen, die mir Besserung brachte. Unser Verstand sucht immer nach der »einen Lösung« des Problems. Ist es geschafft, taucht ein anderes Problem auf und eine erneute Suche startet. Das ist die Aufgabe unseres Verstandes und das ist in Ordnung. Wir bestehen glücklicherweise nicht nur aus unserem Verstand. Körper, Geist und Seele wollen in Einklang miteinander sein.

Finde in einer Meditation heraus, welche Ebene gerade deine Beachtung braucht. Es steht dir auch hier wieder im Downloadbereich eine Audiodatei zur Unterstützung bereit. Setze dich bequem hin, atme tief ein und aus und entspanne dich. Spüre in deinen Körper hinein und sinke immer tiefer in die Fläche ein, auf der du sitzt. Du kannst dir einen Raum visualisieren. Einen Raum, in dem dein Körper, deine Seele und dein Geist wieder in Einklang kommen. Vielleicht kannst du vor deinem inneren Auge sehen, wo diese Anteile sich im Raum befinden. Sind sie weit voneinander entfernt oder nah beieinander? Frage deinen Körper, was er für sein Gleichgewicht braucht. Frage deinen Geist, was er für sein Gleichgewicht braucht. Frage deine Seele, was du beachten darfst, um sie zu ehren. Lass dir die Antworten zeigen. Nimm wahr, ohne zu bewerten. Wenn du so weit bist, vertiefe deine Atmung. Mit jedem Atemzug verbinden sich Körper, Geist und Seele. Du kannst dir vorstellen, wie sie mit jedem Atemzug näher zusammenrücken. Spüre, wie sich alles in dir zentriert. Komme nun mit deiner Aufmerksamkeit zu deinem Herzen. Vielleicht kannst du die Dankbarkeit in deinem Herzen fühlen, für alles, was du gerade wahrnehmen und in dir verändern konntest. Ganz langsam kommst du mit diesem schönen Gefühl wieder zurück in den gegenwärtigen Moment.

**Reflexion**

- Was braucht dein Körper für sein Gleichgewicht?
- Was braucht dein Geist für sein Gleichgewicht?
- Was darfst du beachten, um deine Seele zu ehren?

Solche Übungen sind anfangs vielleicht etwas befremdlich und für unseren Verstand nicht greifbar. Sie nähren jedoch Anteile in dir, die sich genauso viel Aufmerksamkeit wünschen wie deine greifbare Körperhülle.

## Ist meine Seele krank?

An einem Sommertag im Juni 2017 saß ich in einer neurologischen Klinik – den Kopf voller Fragen und die Seele voller Hoffnung, Erklärungen für meinen schlechten Gesundheitszustand zu bekommen. Als ich nach dem Zusammenbruch in Marrakesch von dem behandelnden Arzt dort stabilisiert worden war, bin ich mit einigen Ängsten mehr im Gepäck wieder nach Hause geflogen. Ganz naiv (denn ich war früher schließlich nie krank gewesen) habe ich das Übernachtungsangebot meiner Eltern abgelehnt und mich in meine Wohnung geschleppt. Einer meiner Glaubenssätze damals war: »Ich bin hart im Nehmen.« Es folgte eine Nacht nicht endender Panikattacken. Atemnot, Herzrasen, Taubheitsgefühle und ein Anruf am frühen Morgen bei meinem Hausarzt. Der Anrufbeantworter sagte den Urlaub an und verwies auf die Vertretungsärzte. Durch meine damalige Tätigkeit bei der Krankenkasse war ich bei einigen Arztpraxen als Vertriebsmitarbeiterin bekannt und wurde schnell und freundlich aufgenommen. Nachdem der Arzt einen auffällig niedrigen Blutdruck festgestellt und besorgt meine letzten Auslandsaufenthalte in Asien und Afrika notierte hatte, sollte mich ein Krankenwagen in die nächste Klinik bringen. Obwohl ich mich schrecklich krank fühlte, werte ich ab und versprach, dass ich mich abholen und hinbringen lassen würde. Die Ambulanz des örtlichen Krankenhauses sah nach den ersten Standarduntersuchungen kein Risiko und schickte mich wieder zum Arzt für weitere Bluttests. In dieser Art ging die Ursachensuche weiter. Ich war trotz meiner medizinischen Kenntnisse richtig hilflos, weil sich mein Körper so schlimm anfühlte. Jede Nacht kämpfte ich mit der Angst vor dem Tod. Ich kann mich noch erinnern, wie meine Oma herzlich lachte, als ich ihr von meiner Angst vor dem Sterben erzählte. Ich wäre doch so jung und fit. Witzig fand ich meinen Zustand damals natürlich nicht, aber ihre Reaktion hat mir für einen kleinen Moment Leichtigkeit beschert. Mich mit dem Tod auseinanderzusetzen und der Frage, warum ich auf keinen Fall jetzt sterben will, half mir allmählich, immer weniger Ängste zu entwickeln. Mein Leben hatte sich bis dahin nicht erfüllt und ausreichend sinnvoll angefühlt, und daran etwas zu verändern war elementar für meinen Heilungsweg. Zudem schenkte mir dieser Prozess eine unglaubliche Demut gegenüber dem Leben, die mich heute noch an den kleinsten Dingen Freude haben lässt. Jeder, der schon einmal eine Panikattacke mit Atemnöten durchlebt hat, weiß, wie sie sich körperlich anfühlt und wie real Todesangst plötzlich werden kann. Hätte mir damals jemand mit Gewissheit sagen können, dass es nur eine Panikattacke ist, wäre ich vielleicht anders damit umgegangen. Zu dem damaligen Zeitpunkt wurde ich jedoch noch von Arzt zu Arzt geschickt und schwere neurologische Erkrankungen standen in Verdacht. Heute bin ich froh, diese Ungewissheit und Ängste durchlebt zu haben, denn sie haben so viel in mir geweckt und mich bestärkt, meinen Bedürfnissen Ausdruck zu verleihen.

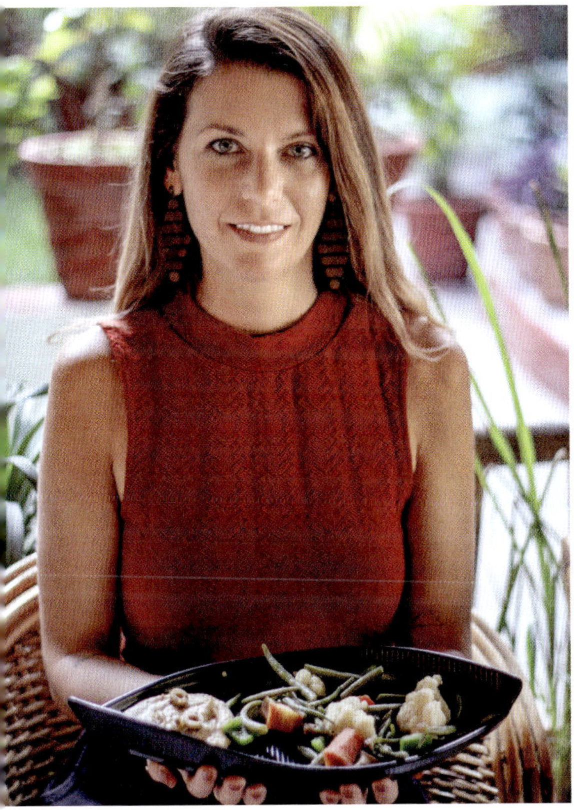

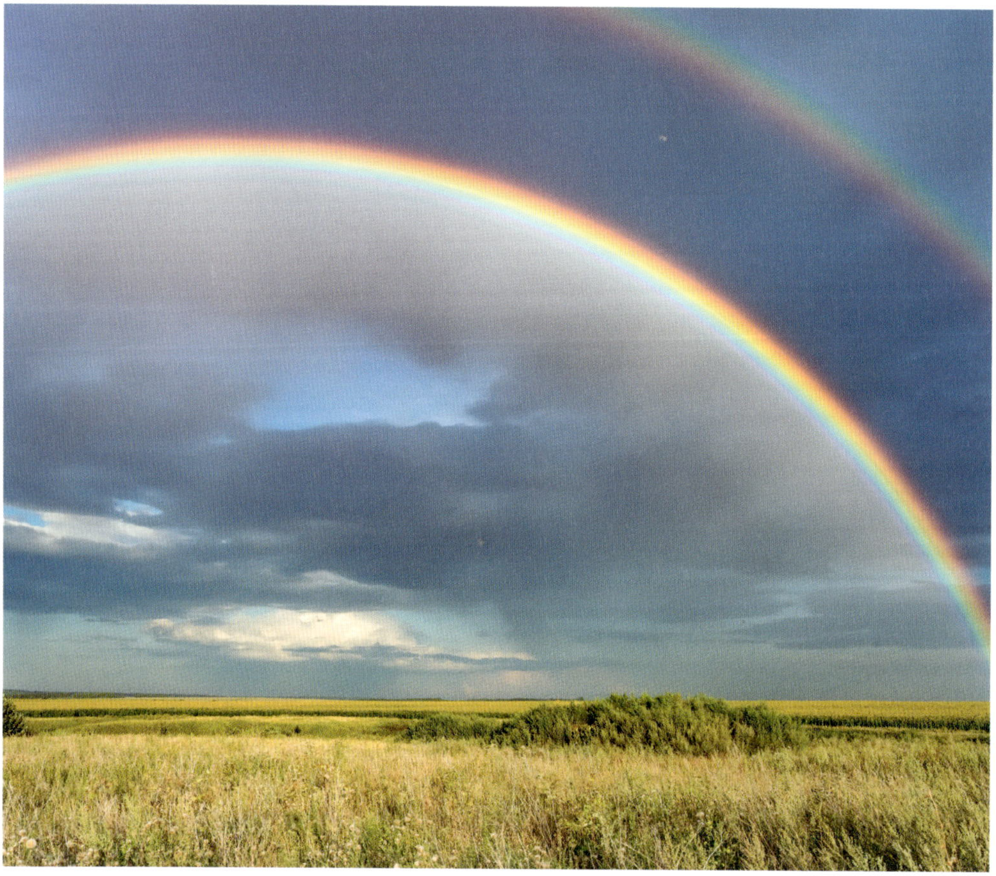

Im weiteren Verlauf saß ich irgendwann in einem Krankenhausbett der neurologischen Abteilung vor einer Ärztin, die zu mir sagte: »Wir müssen noch einige Tests machen, bevor ich Ihnen mehr sagen kann, aber ich glaube bei Ihnen ist auch die Seele krank.« Sofort schoss ein Impuls in mir hoch, der mich nach Psychotherapeuten in meiner Nähe googeln ließ. Wenn meine Seele krank ist, muss ich eben meiner Seele helfen, dachte ich. Zugleich machte mich diese Aussage sehr traurig. Erneute Ängste kamen auf, da ich nicht begreifen konnte, wie körperlich und »echt« sich seelische Schmerzen anfühlten. Mir fehlte das ganzheitliche Verständnis meines Seins, dabei war ich durchaus schon naturheilkundlich belesen und bei meinen Freunden als Gesundheitsapostel bekannt. Die Theorie allein hat mir in diesen Momenten jedoch keine Sicherheit gegeben. Ich musste es durchleben, um mein Bewusstsein zu erweitern und echtes Vertrauen zu erlangen.

Die Ärztin der Klinik hat wahrscheinlich eine somatoforme autonome Funktionsstörung bei mir vermutet. Die Formulierung »der Körper ist der Spiegel der Seele« verweist darauf, wie eng beide verknüpft sind, nur können wir, sind wir an der Seele krank. diesen Bereich oft nicht fassen. Das macht diese Störungen für den menschlichen Verstand schwer nachvollziehbar und ist für viele beängstigend. Das Vorgehen, unseren Körper mit Medikamenten zu behandeln, ist so viel leichter und kontrollierbarer, als auf seelischer Ebene an tieferliegenden Themen zu arbeiten. In meinen Augen ist es unerlässlich, auf beiden Ebenen aktiv zu werden für ein gesundes, glückliches und erfülltes Leben. Hätte ich mich auf körperlicher Ebene nicht um meinen Energiehaushalt, Nährstoffmangel und Hormonhaushalt gekümmert, wäre ich die angstvollen Gedanken nicht losgeworden, und hätte ich mich nicht mit den tieferliegenden, seelischen Themen auseinandergesetzt, hätten die Veränderungen auf der körperlichen Ebene nicht ankommen können.

»Meine Seele ist krank« – dieser Gedanke hat mich damals zusätzlich verunsichert und geschwächt. Dennoch spürte ich trotz Schmerzen und schlaflosen Nächten, dass es etwas in mir gab, das im Vertrauen war. Erst durch Guruji Vishnu, den Leiter des Ashrams in Rishikesh, in dem ich meine Ausbildung gemacht habe, habe ich verinnerlicht, dass meine Seele immer gesund und frisch ist. Sie drückt sich nur über Symptome aus. Ein kleiner, aber feiner Unterschied, der für mich viel verändert hat. Es war eine dieser tiefgreifenden Erkenntnisse, die bis in mein Inneres sanken und dort andockten. Gurujis Worte haben sich wie eine große Befreiung angefühlt, Befreiung von den Gedanken in meinem Kopf, die mir erzählten, ich sei krank und etwas stimme nicht mit mir. Meine Handlungsfähigkeit war zurück.

## Heilung liegt im Selbst

In der Yogaphilosophie wie auch im Ayurveda sprechen wir von Atman – dem wahren Selbst. Es ist das reine Bewusstsein, unveränderlich, allumfassend und unberührt. Atman ist nicht individuell wie deine Seele, aber deine Seele ist von Atman durchdrungen, denn es ist der Wesenskern eines Menschen, der ihn mit dem Universum oder dem Göttlichen verbindet. Ein passendes Mantra dazu ist SatChidAnanda. Mit dem Begriff Seele ist das Innerste von uns Menschen gemeint. Erinnerst du dich an die Koshas? Du kannst dir vorstellen, dass deine Seele von all diesen Körperhüllen umgeben ist. Wenn du all deine Hüllen nährst, wird auch deine Seele genährt. Deine Seele will wachsen und geht durch einen Reifungsprozess. Sie möchte durch die Erweiterung des Bewusstseins verschiedene Stufen erreichen. Du kannst dich zurücklehnen, wenn du weißt, dass deine Seele einen bestimmten Weg gehen möchte. Dieser ist einzigartig, so einzigartig wie du. Wir können aufhören, uns zu vergleichen. Wir können aufhören, alles kontrollieren zu wollen. Die notwendige Kontrolle, die du eventuell gerade noch über deine Ernährung ausübst, wird dadurch auch weniger werden. Heute weiß ich, dass mein Körper lahmgelegt wurde, damit ich mich nicht mehr ablenken konnte und es mir endlich gelingt, die Verbindung zu meiner Seele bewusst herzustellen. Seither weiß ich, dass mein Körper mir nichts Böses will, wenn er mal Beschwerden macht. Beschwerden machen mich auf etwas aufmerksam. Wieso manche Menschen über gesundheitliche Beschwerden lernen und ihre Lebensaufgaben bewältigen dürfen und andere nicht, sollten wir nicht hinterfragen. Jeder Mensch hat seine Lebensthemen. Es kommt darauf an, was wir in diesem Leben daraus machen.

> »Deine Seele nährt sich vom Sinn der Dinge, nicht von den Dingen selbst.«
>
> Antoine de Saint-Exupéry

# Agni – der Schlüssel
## ZU DEINER UNBESCHWERTEN ERNÄHRUNG

Der Ayurveda lehrt: Dein innerer Organismus reagiert ständig auf die äußere Umwelt. Er passt sich an die Umwelt an. Die Gesundheit hängt somit sehr stark von täglichen Lebensgewohnheiten, Ernährungsweisen und der Erfüllung der körperlichen sowie emotionalen Bedürfnisse ab. Ist dein Essen zu trocken, trinkst du etwas zu deiner Mahlzeit. Ist jemand, der dir nahesteht, traurig, versuchst du ihn aufzumuntern. Damit wir diesen Ausgleich auf natürliche Weise bewältigen können, braucht es einen stabilen Organismus. Laut der Weisheitslehre kann dein Organismus nur stabil sein, wenn deine Verdauung ausgeglichen ist. Im Ayurveda sprechen wir von Agni – dem Verdauungsfeuer. Nach der ayurvedischen Lehre entsteht eine Krankheit immer im Verdauungstrakt, auch wenn sich die Beschwerden in einem anderen Organ manifestieren.

Der Ayurveda stellt das komplexe Thema Darmgesundheit in das Zentrum der Gesundheit und gibt ihm eine Bedeutung, der auch die aktuelle Wissenschaft zustimmt.

Dein Agni ist das Feuer, das deinen Stoffwechsel bestimmt. Es ist in seiner Funktion der Pitta-Energie sehr ähnlich und ein integraler Bestandteil davon. Man könnte sagen Pitta und Agni sind das Gleiche mit dem feinen Unterschied, dass, metaphorisch gesehen, Pitta die Kerze sowie das Feuerzeug bereitstellt und Agni die Flamme ist. Auf subtiler Ebene steht Agni auch mit Vata in Verbindung, denn die Luft in deinem Körper entzündet das Feuer. Agni ist in jeder Zell- und Gewebestruktur präsent und versorgt dein Körpergewebe mit Energie. Es ist verantwortlich für die Verdauung deiner Nahrung und für die Erhaltung deiner Körperwärme.

### Agni bestimmt:

- **deine Lebenslänge**
- **deine Lebensenergie**
- **die Farbe deiner Haut**
- **die Funktion deiner Enzymsysteme**
- **deine Wahrnehmung und deine Intelligenz**

Agni entscheidet darüber, ob dich die gesunde Ernährung, die du zu dir nimmst, wirklich nährt. Du spürst dein Agni ganz einfach als körperlichen Hunger. Dein Hunger ist die Intelligenz deines Körpers, die dich gesund hält. Wenn du nicht im Einklang mit deinem Hungergefühl isst, wird dein Verdauungsfeuer schnell gestört. Ein gestörtes Agni kann deine Nahrung nicht optimal verdauen und die Nährstoffe kommen in deinem Körper nicht dort an, wo sie gebraucht werden. Es lagern sich Abfallstoffe (Ama) in deinem Körper ab und gesundheitliche Beschwerden sind die Folge. Einem Ungleichgewicht im Körper (Dosha-Ungleichgewicht) geht demnach immer ein gestörtes Agni voraus. Es wird vorrangig nicht durch einzelne

Nahrungsbestandteile gestört, sondern in erster Linie durch zu viel, zu schnelles und unregelmäßiges Essen. Essen wir in einem langsamen Tempo und kauen gründlich, haben unsere Verdauungsenzyme ausreichend Zeit, um die Nahrung, die wir zu uns nehmen, wirklich zu verdauen. Wie viel Nahrung wir mit einer Mahlzeit zu uns nehmen, spielt auch eine große Rolle. Der Ayurveda empfiehlt bei einer Mahlzeit den Magen zu einem Drittel mit Essen zu füllen. Ein weiteres Drittel sollte für Flüssigkeit vorgesehen sein und das letzte Drittel sollte mit Luft gefüllt sein. Dabei ist es sehr wichtig, eine Sättigung zu spüren und dem Körper mit guten Nahrungsbestandteilen das Gefühl zu geben, dass wir uns um ihn kümmern. Übermäßiges Trinken nach einer Mahlzeit sollte vermieden werden.

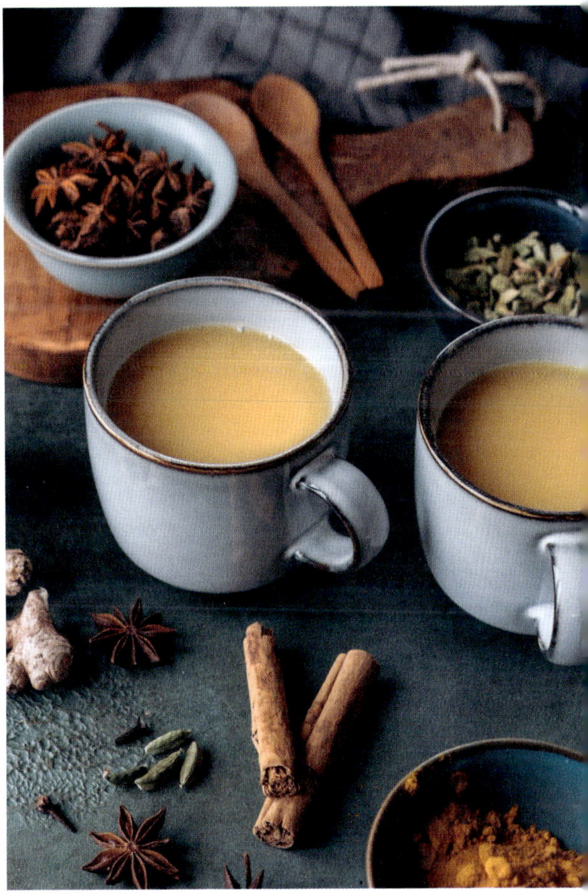

## Wenn das Agni aus dem Gleichgewicht gerät

Dein Verdauungsfeuer kann in drei Richtungen ins Ungleichgewicht geraten:

- zu heiß
- zu nass (träge)
- zu unregelmäßig (sensibel)

Die Pitta-Energie verstärkt die Intensität des Feuers. Menschen mit einem hohen Anteil an Pitta tendieren zu einem sauren, heißen Agni. Es treten häufig Beschwerden auf wie Sodbrennen, Durchfall oder Übelkeit.

Die Kapha-Energie beeinflusst Agni durch die entsprechenden Eigenschaften und ein hoher Anteil davon lässt langsames, träges Agni entstehen. Es treten häufig Beschwerden auf wie Müdigkeit, Übergewicht oder Appetitlosigkeit sowie Darmentleerungen weniger als dreimal wöchentlich (Obstipation).

Die Vata-Energie lässt das Agni unregelmäßig werden. Dies trägt zu einem unausgewogenen Energiehaushalt, innerer Unruhe, unregelmäßigem Stuhlgang oder Blähungen bei.

Wenn du ein Beschwerdebild bei dir wiederfindest, bedeutet das nicht, dass du dich direkt in dieser Dosha-Gruppe einordnen solltest. Jede Grundkonstitution kann diese Beschwerden aufzeigen. Die Arbeit mit den Elementen wirkt im ersten Schritt der Linderung deiner Beschwerden jedoch sehr entgegen. Stell dir einfach eine Feuerstelle vor und wie diese durch das jeweilige Element, sprich Dosha, beeinflusst wird. Schüttest du Öl (Pitta) ins Feuer, entfacht es. Ein starker Wind (Vata) macht die Flammen unregelmäßig und lässt sie mal höher, mal tiefer lodern. Wenn du nasse Erde (Kapha) auf die Feuerstelle gibst, geht das Feuer aus. Verspürst du demnach Übelkeit oder leidest unter Sodbrennen, solltest du die heiße, ölige und saure Pitta-Energie ausgleichen, indem du Heilerde einsetzt oder erdende Lebensmittel zu dir nimmst. Leidest du unter Blähungen oder Energielosigkeit, solltest du dein Feuer mit regelmäßigen, warmen Mahlzeiten schützen. Fehlt dir der Antrieb oder ist dein Stoffwechsel sehr träge, werden dir anregende Gewürze und leichte, kohlenhydratarme Speisen guttun.

Die folgende Einordnung der Beschwerdetypen entstand überwiegend aus der ernährungstherapeutischen Arbeit mit meinen Patient*innen. In der Ayurveda-Therapie steigt der/die Therapeut*in über die Anamnese zur Einschätzung der Problematik immer in die Konstitutionslehre ein. Denn im Ayurveda werden alle Krankheiten anhand ihrer kausalen und symptomatischen Dosha-Dominanz betrachtet. Wir dürfen nicht vergessen, dass es eine umfangreiche Medizinlehre ist. Da sie für die private Anwendung oft zu komplex ist, hilft es, sich die Elemente bewusst zu machen, die hinter bestimmten Symptomen stehen können. Dafür braucht es weder lange Listen noch ein langes Selbststudium. Deine Intuition wird dir den Weg weisen. Der Ayurveda wird dir mit der Zeit immer mehr Klarheit bringen, was wirklich gut für dich ist, und du wirst allgemeine Ernährungsempfehlungen viel besser auf dich anpassen können. Du erinnerst dich sicher, es geht darum, deine Mitte zu finden, damit dir deine Körpermitte keine Probleme bereitet. Wir finden nur zurück zu uns selbst, wenn wir beginnen, auf unsere Bedürfnisse zu hören, und sie erfüllen. Wieso nicht bei deinem täglichen Ernährungsverhalten anfangen? Denn schließlich gehört Essen zu unseren physiologischen Grundbedürfnissen.

Kommen wir zu den Beschwerdebildern, die dir momentan Lebensqualität rauben.

Übelkeit, Sodbrennen, Magenschmerzen, weicher Stuhl, Durchfall, starkes Durstgefühl, Neigung zu Entzündungen, Allergien

→ **eventuell ausgelöst durch ein Pitta-Ungleichgewicht**

Blähbauch, unregelmäßiger Stuhlgang (mal Verstopfung, mal Durchfall), Reizdarmsyndrom, innere Unruhe, Schlaflosigkeit

→ **eventuell ausgelöst durch ein Vata-Ungleichgewicht**

Appetitlosigkeit, langsame Verdauung bis hin zur Obstipation, langsamer Stoffwechsel, Völlegefühl, schleimiger Stuhlgang

→ **eventuell ausgelöst durch ein Kapha-Ungleichgewicht**

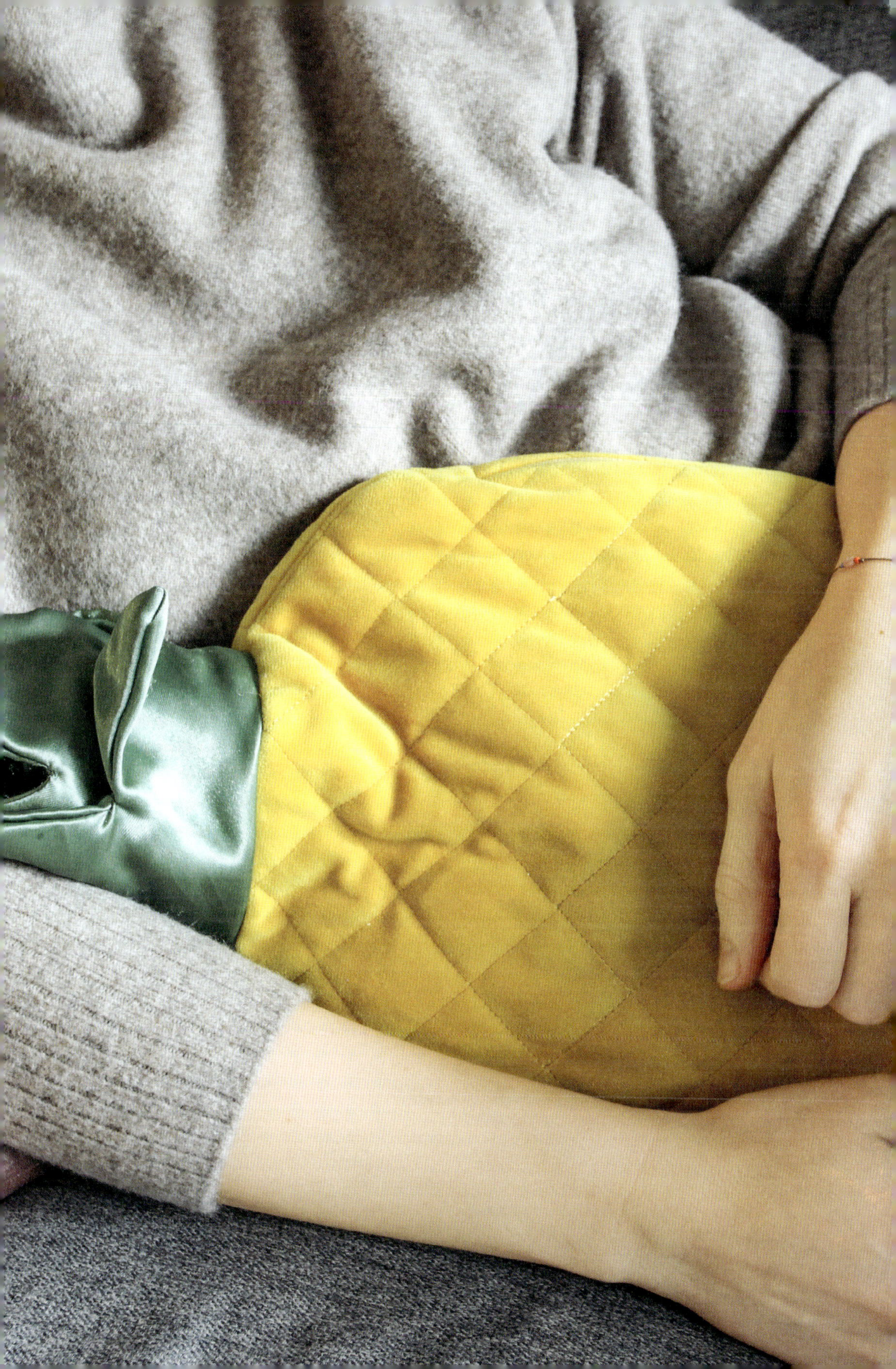

KAPITEL 4

# Häufige Beschwerden – AYURVEDISCHE UND WESTLICHE HILFEN

In diesem Kapitel, einem Mini-Nachschlagewerk, schauen wir uns die häufigsten Beschwerdebilder im Bereich Verdauung an. Du erfährst, welche Ursachen hinter bestimmten Symptomen stecken können und was du aktiv tun kannst, um Linderung zu erfahren.

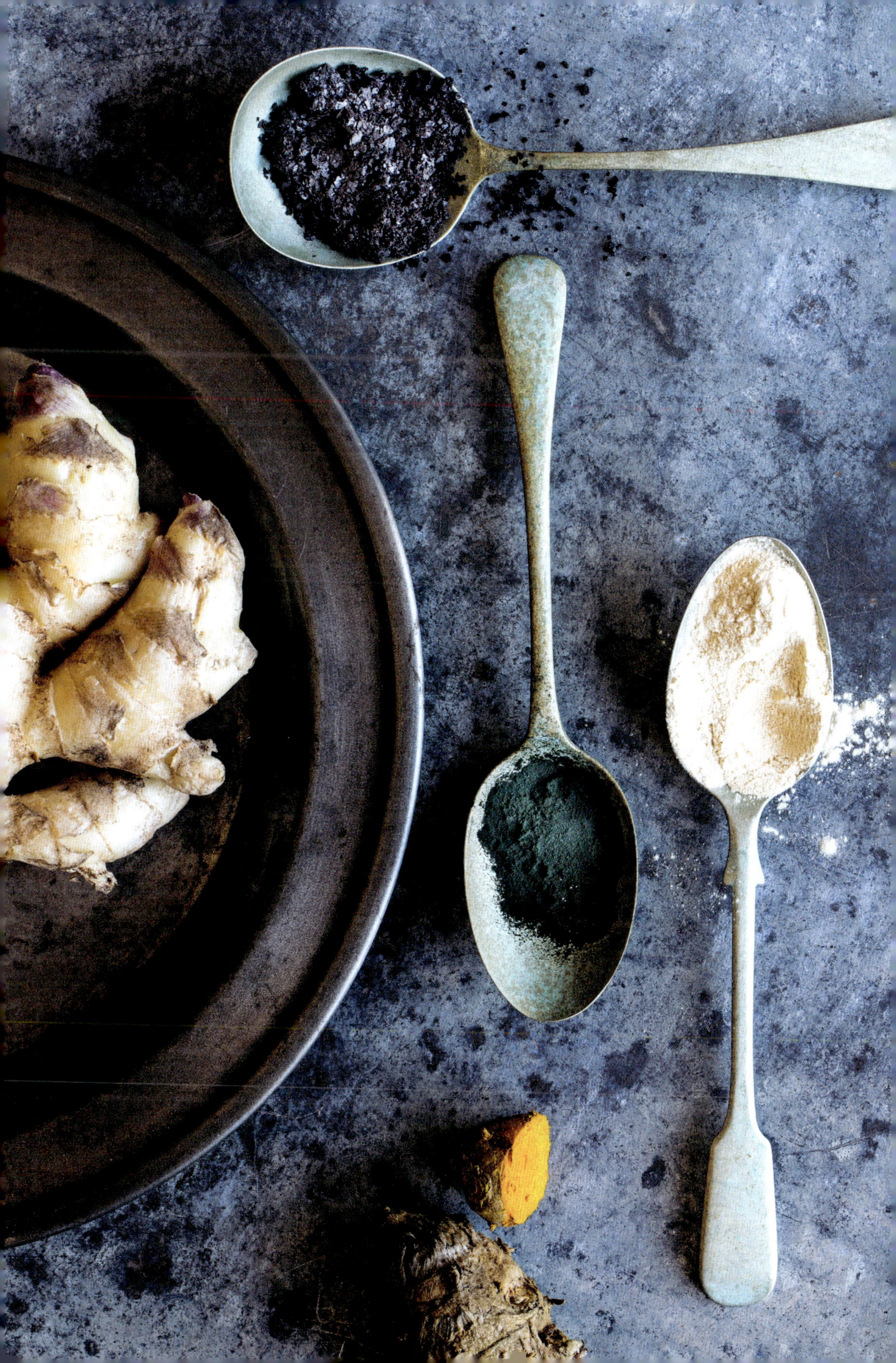

# Meteorismus

## BLÄHBAUCH

Der Blähbauch ist eine der häufigsten Beschwerden, die mir in meiner Praxis begegnen. Tritt er auf, fühlen wir uns direkt unwohl und in unserer Lebensqualität eingeschränkt. Er ist die ganze Zeit präsent und raubt viel Energie. Persönlich kann ich die Frustration gut nachempfinden, wenn man alle möglichen Empfehlungen umsetzt und er dennoch immer wieder auftritt. Teilweise sah ich aus, als wäre ich im 4. Monat schwanger, so stark hatte sich mein Bauch nach vorne gewölbt. Dieser Zustand hielt oft tagelang an und drückte auf meine Stimmung. Was mache ich falsch? Was stimmt nicht mit meinem Körper? Es kann ein großer mentaler Druck entstehen. Treten solche Situationen vermehrt auf, distanzieren wir uns immer weiter von unserem Körper. Den Körper wieder als einen Teil von sich anzunehmen ist bei allen Beschwerdebildern der erste Schritt. Wir dürfen uns in Selbstakzeptanz üben.

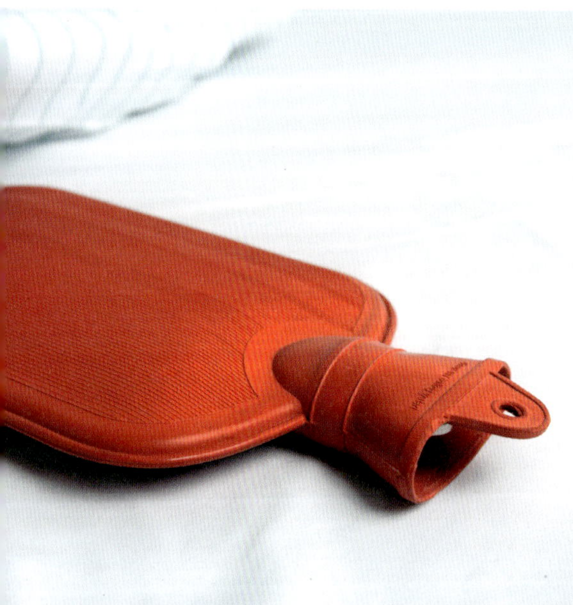

Der Druck beim Blähbauch nimmt auch körperlich zu, da die entstehenden Gase beim Meteorismus nicht abgehen und eine sichtliche Wölbung der Bauchdecke in Verbindung mit Schmerzen die Folge ist. Die Ursachen und Mechanismen hinter diesem Beschwerdebild sind recht komplex. Der ansteigende Druck kann durch die Nahrungsmenge entstehen, die du gegessen hast, oder durch Gase, die deine Darmbakterien produzieren, nachdem du sie mit fermentierbaren Kohlenhydraten (FODMAP) versorgt hast. Fermentierte Kohlenhydrate sind ein Happy Meal für deine Darmbakterien, aber manche Menschen bekommen davon Probleme. Wieso manche Menschen nach einer bestimmten Mahlzeit einen Blähbauch bekommen und andere bei gleichem Essen keinen, hängt wieder von unterschiedlichen Faktoren ab. Einer der häufigsten Unterschiede ist die eigene Wahrnehmung sowie Sensibilität für den Körper und den Verdauungstrakt (viszerale Sensibilität). Jeder Mensch spürt seine Verdauung. Menschen mit einer Hypersensitivität haben jedoch eine erhöhte Schmerzwahrnehmung. Das bedeutet, sie haben reale Empfindungen, spüren diese aber früher als Menschen ohne diese gesteigerte Wahrnehmung. Dies tritt häufig auf Reizdarmbetroffene oder für andere funktionelle Störungen zu. Zusammengefasst bedeutet das für das Beschwerdebild

Blähbauch, dass bei der gleichen Menge an Gasen im Dickdarm manche Menschen unter einem Blähbauch leiden und andere nicht. Eine weitere Ursache können deine Darmbakterien darstellen. Es ist entscheidend, in welcher Menge sie Gase produzieren und wie dein Körper sie aufnehmen kann. Auch eine intestinale Motilitätsstörung, also eine Störung des physiologischen Bewegungsmusters des Darms, kann den unangenehmen Blähbauch auslösen, bei dem sich Betroffene wie im 4. Monat schwanger fühlen. Du kannst es mit der tiefen Bauchatmung vergleichen, bei der du bewusst in den Bauch hineinatmest und deine Bauchdecke sich hebt. Bei einer Motilitätsstörung im Verdauungstrakt ist dasselbe kuppelförmige Muskelblatt betroffen, allerdings geschieht die Wölbung unbewusst. Im Gegensatz zu den oben beschriebenen Ursachen hat diese Ursache des Blähbauchs nichts mit unserer Ernährung zu tun. Sie ist auf eine Störung in der Kommunikation zwischen Darm und Gehirn und deren Verbindung, dem Vagusnerv, zurückzuführen. Dein Darm sendet bei einem Schmerz oder unangenehmen Gefühl einen Reiz an dein Gehirn, welches wiederum den Darmmuskeln die Aufforderung sendet, sich zu entspannen.

## Effektive Maßnahmen: Vata-reduzierende Kost & Lebensstiländerungen

- Voraussetzung: Ausgleich deines Verdauungsfeuers
- Folge den Ernährungsempfehlungen bei einem Vata-Ungleichgewicht (Kapitel 6).
- Vermeide zu große Mahlzeiten.
- Gut gekaut ist halb verdaut.
- Iss mit ausreichend Ruhe.
- Praktiziere die Bauchatmung.
- Vermeide zusätzliche Luft in deinem Verdauungstrakt durch Kaugummikauen oder Kohlensäure.
- Vermeide zugesetzte Polyole in zuckerfreien Fertigprodukten.
- Vermeide zu enge Kleidung.
- regelmäßige Bewegung an der frischen Luft
- Darmmassagen mit Öl
- Pfefferminzöl in magensaftresistenten Kapseln
- äußerliche und innerliche Wärme (Wärmflasche, Tee und warmes Wasser)

Eine wirksame Methode aus dem Ayurveda, die Bauchmuskeln zu entspannen, ist Pranayama (Atemübungen). Täglich fünf Minuten die Bauchatmung zu praktizieren ist schon sehr hilfreich. Auch reines Pfefferminzöl, innerlich eingenommen, schafft Linderung. Hier solltest du unbedingt auf therapeutische Qualität achten sowie die Anwendung mittels magensaftresistenter Kapseln priorisieren. Ein kleiner Blähbauch nach einer ballaststoffreichen Mahlzeit ist völlig normal, einem langanhaltenden schmerzenden Blähbauch sollte man unbedingt mit der Hilfe von Ärzt*in oder Therapeut*in auf den Grund gehen. Trotz der starken Beeinträchtigung, die diese Beschwerde mit sich bringt, wirken simple Änderungen im Lebensstil und in der Ernährung sehr effektiv.

Bringen diese Maßnahmen keine Linderung, lasse eine mögliche Nahrungsmittelunverträglichkeit abklären oder versuche für eine begrenzte Zeit FODMAP-reiche Lebensmittel zu reduzieren, um zu sehen, ob das eine Linderung bringt. Weitere Erklärungen zu dem Thema FODMAP findest du unter dem Beschwerdebild Reizdarmsyndrom sowie im Downloadbereich zu diesem Buch. Die strikte Low-FODMAP-Diät solltest du nur mit einer speziell ausgebildeten Ernährungstherapeut*in durchführen. Trainiere zusätzlich zu den beschriebenen Maßnahmen deine Darm-Hirn-Achse (Kapitel 8) über 12 Wochen. Bringt dies auch keine Linderung, bespreche mit deinem Gastroenterologen weitere Ursachen wie z. B. eine Dünndarmfehlbesiedlung mit Bakterien (SIBO).

# Flatulenz

## BLÄHUNGEN

Bei der Flatulenz gehen im Gegensatz zum Meteorismus vermehrt Gase über den Anus ab, die teilweise sehr unangenehm riechen. Zuerst einmal ist zu sagen, dass diese Winde ein völlig normales, gesundes Phänomen unseres Körpers sind. Eine Person, deren Ernährung einen durchschnittlichen Ballaststoffgehalt hat, kann bis zu 20-mal am Tag pupsen. Das ist sogar ein positives Zeichen der gut versorgten Darmbakterien. Wenn die Winde allerdings sehr stark riechen und zu häufig auftreten, solltest du genauer hinschauen. Übermäßige Blähungen resultieren typischerweise aus Gärungsprozessen durch unsere Darmbakterien. Das geschieht, wenn zu viele Nahrungsbestandteile in den Dickdarm gelangen. Beispielsweise bei einer Milchzuckerunverträglichkeit (Laktosemalabsorption), bei der die Laktose durch einen Mangel an dem Enzym Laktase im Dünndarm nicht richtig aufgespalten werden kann. So gelangt der Milchzucker in den Dickdarm und löst Gärungsprozesse aus. Blähungen können auch auftreten, wenn der Ballaststoffgehalt der Nahrung plötzlich deutlich erhöht wird und der Verdauungstrakt damit überfordert ist. Gelangen die Nahrungsbestandteile zu schnell durch den Dünndarm (z. B. bei Durchfall), ohne genügend Zeit für die Resorption, entstehen ebenfalls Blähungen. Bei Obstipation (Verstopfung) ist die langsame Transitzeit der Nahrung durch den Dickdarm ursächlich für die Blähungen, da die Darmbakterien mehr Zeit haben, den Nahrungsbrei zu fermentieren, anstatt ihn über den Stuhlgang auszuscheiden. Da Vata seinen Sitz im Dickdarm hat, schaffen Vata-reduzierende Maßnahmen Linderung.

### Effektive Maßnahmen: Vata-reduzierende Kost & Lebensstiländerungen

- **Voraussetzung: Ausgleich deines Verdauungsfeuers**
- **Folge den Ernährungsempfehlungen bei einem Vata-Ungleichgewicht (Kapitel 6).**
- **Vermeide zu große Mahlzeiten.**
- **Vermeide Proteinsupplemente und zu große Mengen an tierischem Protein (Fleisch und Eier).**
- **regelmäßige Bewegung an der frischen Luft**
- **Darmmassagen mit Öl**
- **Pfefferminzöl in magensaftresistenten Kapseln**
- **Reduziere schwefelhaltige Gemüsesorten (Brokkoli, Blumenkohl, Rosenkohl).**
- **Reduziere Zwiebeln, Knoblauch sowie Lauch.**
- **Verzicht auf Alkohol für mindestens zwei Wochen**
- **äußerliche und innerliche Wärme (Wärmflasche, Tee und warmes Wasser)**

# Obstipation

## VERSTOPFUNG

Die schulmedizinische Definition der Verstopfung unterscheidet sich deutlich von der Definition im Ayurveda. Nach der ICD10-Klassifikation ist die Obstipation durch eine Stuhlfrequenz von weniger als dreimal pro Woche und eine harte Stuhlkonsistenz, die zu starkem Pressen führt und häufig mit einem Gefühl der inkompletten Entleerung einhergeht, gekennzeichnet. Der Ayurveda spricht bereits von Verstopfung, wenn die Entleerung nicht einmal täglich stattfinden kann. Es lohnt sich sehr für die eigene Gesundheit, den Stuhlgang zu beobachten. Zudem sorgt eine vollständige Darmentleerung am Morgen für ein fröhliches Gemüt. Falls du aktuell nicht regelmäßig zur Toilette gehen kannst, solltest du nicht in Stress verfallen. Denn auch hier gilt wieder: »Dein Körper ist einzigartig." Es kann gut sein, dass du mit einem regelmäßigen Stuhlgang alle zwei Tage genauso gesund bist wie eine Person, die täglich zweimal zur Toilette geht. Falls du dich damit wohlfühlst und keinerlei andere gesundheitliche Probleme hast, ist das absolut in Ordnung. Falls dies nicht der Fall ist, bietet dir dieses Kapitel noch einige Empfehlungen.

**Wir können Verstopfung in drei Kategorien einteilen:**

1. Kologene Obstipation (langsame Transitzeit durch Darmträgheit): Der eingedickte Nahrungsbrei braucht längere Zeit, bis er den Dickdarm verlässt. Es kann mehr Wasser entzogen werden, was zu einem festen, trockenen Stuhlgang führt.

2. Funktionelle Obstipation: Dieser Obstipationstyp geht mit einem Reizdarmsyndrom einher. Diese Form wird durch Stress (Fight-or-Flight- statt Rest-and-digest-Modus) oder durch häufig unterdrückten Stuhlgang verursacht.

3. Anorektale Obstipation: Wird hervorgerufen durch Störungen am Enddarm oder After. Dort findet eine Bewegung statt, allerdings nicht ausreichend koordiniert für eine vollständige Darmentleerung.

Eine Verstopfung kann durch viele Faktoren ausgelöst werden: zu wenig Bewegung, Stress, Depressionen, Ängste, Veränderungen in Routinen (z. B. auf Reisen), Schwangerschaft, ballaststoffarme Ernährung oder bestimmte Medikamente. Bis auf den ersten Punkt (zu wenig Bewegung) helfen wieder Vata-reduzierende Maßnahmen. Bei der Verstopfung aufgrund von Darmträgheit (kologene Obstipation) müssen wir das Kapha-Dosha beachten. Ist dein Darm sehr träge, solltest du dich auf Kapha-reduzierende Kost konzentrieren, sowie mehr Bewegung in deinen Alltag einbauen. Längere Pausen für deinen Darm können auch sehr hilfreich sein, um mehr Leichtigkeit zu spüren.

Ich kann mich noch gut erinnern, wie mein Papa mir als Kind immer wieder gesagt hat, ich soll mir Zeit lassen beim Toilettengang. Als hektisches Vata-Kind war ich sehr verträumt und auf der Toilette zu sitzen war mir wohl einfach zu langweilig. In meinem jungen Erwachsenenalter hat sich dann mein

Pitta-Anteil breitgemacht und Durchfälle standen an der Tagesordnung. Wie du an den Maßnahmen zu den Beschwerdebildern erkennen kannst, kannst du jedes Symptom auf ein Dosha-Ungleichgewicht zurückführen. Die Maßnahmen lassen eine erste Richtung erkennen, welches Ungleichgewicht vorherrschend ist. Bist du von multiplen Symptomen betroffen, solltest du noch mal deine Prakriti, deine Grundkonstitution, anschauen und dahingehend den Ausgleich anstreben.

## Effektive Maßnahmen: vata- oder kaphareduzierende Kost & Lebensstiländerungen

- Folge den Ernährungsempfehlungen bei einem Vata- oder Kapha-Ungleichgewicht (Kapitel 6).
- Erhöhe deine Trinkmenge (min. 1,5 bis 2 Liter täglich).
- Langsame Steigerung der Ballaststoffe (30 g pro Tag)
- Iss 1 Kiwi täglich für eine Woche, wenn du sie verträgst, kannst du 2 Kiwi täglich für weitere zwei Wochen verzehren.
- Alternative zur Kiwi: Flohsamenschalen oder Akazienfasern täglich ½ Teelöffel für eine Woche, wenn verträglich ab der zweiten Woche auf 1 Teelöffel erhöhen. Max. 3 Teelöffel am Tag über einen begrenzten Zeitraum von drei Monaten. Solltest du es länger benötigen, lohnt sich gegebenenfalls ein erneuter Besuch bei deinem/deiner Ärzt*in oder Ernährungstherapeut*in.
- Integriere probiotische Lebensmittel in deine Ernährung.
- Bewegung in der Natur
- Darmmassagen bei Vata-Ungleichgewicht mit Öl, bei Kapha-Ungleichgewicht ohne Öl
- Saftige, warme Speisen
- Lasse dir ausreichend Zeit auf der Toilette.
- Versuche jeden Morgen für fünf bis zehn Minuten auf der Toilette zu sitzen und entspanne dich dabei (Meditation, Musik). Hilfreich sind auch speziell auf die Beschwerde abgestimmte Selbsthypnosen.
- Überprüfe deine Sitzposition. Ein kleiner Hocker unter deinen Füßen bringt deine Knie über deine Hüften und erleichtert so das Pressen.
- Halte keinen Impuls/Stuhldrang zurück.
- Ein ayurvedisches Kräuterpräparat wie Triphala hat einen abführenden Effekt und kann nach Rücksprache mit deinem/deiner Therapeut*in für eine gewisse Zeit am Abend eingesetzt werden.

# Diarrhoe

## DURCHFALL

Durchfall ist ein unangenehmes Beschwerdebild, wobei mir viele Patient*innen berichten, dass sie sich mit Durchfall wohler fühlen als mit Verstopfung. So ging es mir selbst jahrelang, deshalb habe ich meinen breiigen Stuhl früher nie so richtig ernst genommen. Da wären wir auch schon bei der Definition dieses Beschwerdebilds. Es ist die vermehrte Entleerung von dünnem bis flüssigem Stuhl und bringt den Flüssigkeits- und Energiehaushalt sehr durcheinander. Es gibt einen großen Unterschied zwischen akutem und chronischem Durchfall. Akuter Durchfall ist meist die Folge einer Infektion (z. B. Reise-Durchfall oder Lebensmittelvergiftung), aber auch akuter Stress oder die Einnahme von Medikamenten (z. B. Antibiotika) können ihn verursachen. Die Dauer liegt bei wenigen Tagen bis Wochen. Da bei akuten Infektionen ein postinfektiöses Reizdarmsyndrom ausgelöst werden kann, sollte ein/e Ärzt*in aufgesucht werden, wenn nach wenigen Tagen der Selbstbehandlung keine Besserung eintritt. Eine durch Antibiotika ausgelöste Diarrhoe wirkt sich sehr negativ auf die Darmflora aus, deshalb sollte ein spezielles Probiotikum parallel zur Antibiotikaeinnahme und eine Woche danach eingenommen werden. Chronischer Durchfall tritt häufig bei chronisch entzündlichen Darmerkrankungen wie Colitis ulcerosa, aber auch bei funktionellen Darmstörungen oder Nahrungsmittelunverträglichkeiten auf. Es ist hier besonders wichtig, der tieferliegenden Ursache auf den Grund zu gehen. Zu der Stuhlfrequenz ist generell zu sagen, dass eine Entleerung bis zu dreimal täglich bedenkenlos ist. Ist sie häufiger als vier- bis fünfmal täglich über einen längeren Zeitraum, sollte mittels zusätzlicher Diagnostik die Ursache abgeklärt werden.

### Effektive Maßnahmen: Pitta-reduzierende Kost & Lebensstiländerungen

- **Folge den Ernährungsempfehlungen bei einem Pitta-Ungleichgewicht (Kapitel 6).**
- **Reduziere saure, scharfe und salzige Speisen.**
- **Erhöhe deine Flüssigkeitszufuhr, achte auf ausreichend Elektrolyte.**
- **Setze Heilerde und Flohsamenschalen ein.**
- **Reduziere ölige, fettige Speisen.**
- **Verzichte mindestens zwei Wochen auf Alkohol und Kaffee (auch koffeinfreie Alternativen) sowie auf Nikotin.**
- **Praktiziere eine kühlende Pranayama-Technik (S.157).**
- **Nutze Reiswasser (Rezept siehe S. 165).**

**Bringen diese Maßnahmen keine Linderung, lasse eine Nahrungsmittelunverträglichkeit abklären oder versuche für eine begrenzte Zeit, FODMAP-reiche Lebensmittel zu reduzieren, um zu sehen, ob das eine Linderung bringt. Weitere Infos zu dem Thema FODMAP findest du im Downloadbereich zu diesem Buch.**

# Malabsorption
## DER GALLENSÄURE

Eine Gallensäure-Malabsorption weist ähnliche Symptome wie der Durchfall-Typ beim Reizdarmsyndrom auf. Hierbei funktioniert die Resorption, also die Wiederaufnahme von der Gallensäure im Dünndarm, nicht und führt dazu, dass diese in den Dickdarm gelangt und dort Durchfälle verursacht. Verschlechtern sich deine Symptome nach einer fettreichen Mahlzeit und verbessern sie sich nach einer fettarmen, solltest du Rücksprache mit deinem/deiner Ärzt*in halten und gemeinsam mit ihm/ihr die Diagnose Gallensäure-Malabsorption in Betracht ziehen. Heilerde kann ein gutes Heilmittel bei dieser Symptomatik sein.

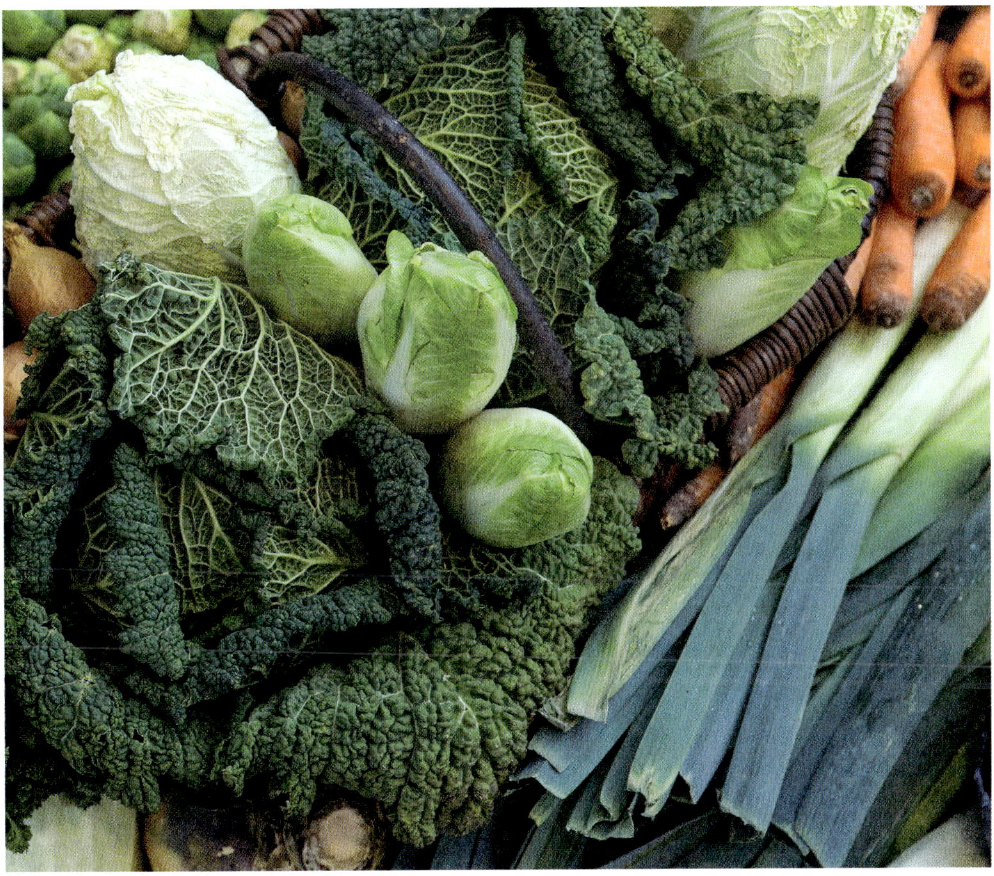

# Sodbrennen

Das Brennen in der Speiseröhre ist ein typisches Symptom bei einem Reflux, bei dem der saure Mageninhalt wieder in die Speiseröhre zurückfließt. Das Brennen oder saure Aufstoßen kann mehrere Ursachen haben:

- eine Verengung der Speiseröhre kurz vor der Magenöffnung
- ein Zwerchfellbruch
- übermäßiger Stress
- der Konsum bestimmter Nahrungsmittel
- bestimmte Körperhaltungen wie Bücken oder Liegen direkt nach dem Essen

Auch nach einer üppigen Mahlzeit kann diese Beschwerde auftreten. Kommt Sodbrennen allerdings mehr als zweimal wöchentlich vor und du kannst es nicht durch Überessen erklären, leidest du eventuell unter einer gastroösophagealen Refluxkrankheit (GERD). In wenigen Fällen könnte auch eine funktionelle Störung ursächlich für das Sodbrennen sein. Dies liegt meistens vor, wenn durch eine medikamentöse Reflux-Behandlung keine Linderung erzielt werden kann. Es lohnt sich sehr, mit ganzheitlichen Maßnahmen an einer Linderung der Beschwerden zu arbeiten, denn Reflux-Medikamente können sich wiederum negativ auf deine Darmflora auswirken. Es sollte jedoch immer eine Behandlung stattfinden, da ein dauerhafter Reflux das Risiko für Speiseröhrenkrebs erhöht.

**Alarmsymptome:**

- Schluckbeschwerden
- Knoten im Halsbereich
- Vorerkrankungen in der Familie (Speiseröhren- oder Magenkrebs)

## Effektive Maßnahmen: Pitta-reduzierende Kost & Lebensstiländerungen

- Folge den Ernährungsempfehlungen bei einem Pitta-Ungleichgewicht (Kapitel 6).
- Achte auf dein Sättigungsgefühl und überesse dich nicht.
- Vermeide scharfe, salzige und saure Speisen.
- Trainiere deine Darm-Hirn-Achse.
- Setze Reiswasser ein (Rezept siehe S. 165).
- Trinke einen Leinsamen-Aufguss über den Tag verteilt (Rezept siehe S. 165).

Übergewicht begünstigt laut Studien einen Reflux. Bist du von Übergewicht betroffen, lohnt es sich, zusätzlich Kapha-reduzierende Maßnahmen zu integrieren. Ebenso begünstigen Verstopfung und Meteorismus die Symptomatik.

# Nahrungsmittel-unverträglichkeiten

Die meisten meiner Patient*innen leiden unter einer Nahrungsmittelunverträglichkeit. Auch wenn sie einige Lebensmittel mit unverträglichen Nahrungsbestandteilen (Laktose, Gluten usw.) aus ihrem Speiseplan gestrichen haben, klagen sie über Beschwerden und vermuten weitere, noch unentdeckte Unverträglichkeiten. Sie wissen nicht mehr, was sie noch essen können, ohne mit Beschwerden bestraft zu werden. In fast allen Fällen finden wir gemeinsam heraus, dass nur wenige Beschwerden wirklich mit der Nahrungsunverträglichkeit in Zusammenhang stehen. Die Unverträglichkeit ist zwar ein Aspekt, allerdings haben sich im Laufe der Zeit viele verschiedene Auslöser angehäuft, die das Fass täglich, in Form von Beschwerden, zum Überlaufen bringen. Es ist ein großer Erfolg in der Therapie zu erkennen, dass verschiedene Auslöser beachtet werden müssen, um eine nachhaltige Linderung der Beschwerden zu erzielen. Die Aufmerksamkeit lediglich auf die Körperhülle zu richten funktioniert in den wenigsten Fällen. Es gibt Menschen, die lassen nach einem positiven H2-Atemtest alle laktosehaltigen Produkte weg und die Beschwerden verschwinden. Doch so einfach ist es selten. Das solltest du wissen, damit du dich in einem Moment der Verzweiflung nicht falsch oder schlecht fühlst. Du bist nicht alleine, wenn dein Gesundheitsweg keine geradlinige Straße für dich ist, sondern eher ein Schotterweg mit vielen Abzweigungen. Erinnere dich daran, dass du auf diesem Weg wachsen wirst und es leichter wird, je mehr du dich annimmst, auch deine unverträglichen Seiten.

Wenn du an einer Nahrungsmittelunverträglichkeit leidest, solltest du dir das Kapitel 7 »Ein Nein zu anderen ist ein Ja zu dir« zu Herzen nehmen. Vermehrt Nein sagen zu müssen zu gewissen Lebensmitteln ist eine Übung, die dich so lange begleiten wird, bis du auch in anderen Lebensbereichen besser Nein sagen kannst. Das kann eine Lebensaufgabe darstellen, was nicht bedeutet, dass du dein Leben lang die unterschiedlichsten Nahrungsmittel meiden musst. Im Gegenteil: Eine strikte Vermeidung gewisser Nahrungsmittel über einen langen Zeitraum macht langfristig meist noch mehr Probleme. Manche Menschen rutschen in einen Vitaminmangel, manche in eine Essstörung oder ins Untergewicht, bekommen Haarausfall, Entzündungen oder nehmen

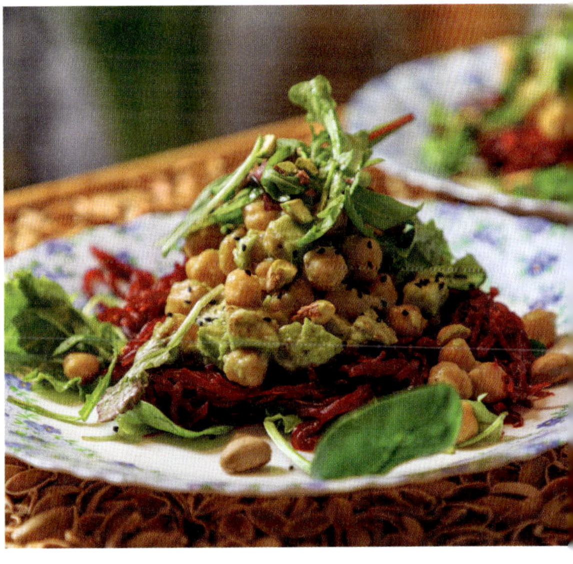

an Gewicht zu. All das sind mögliche Beschwerden, die von einem unglücklichen Darm ausgehen, der nicht genügend Futter bekommt zum Aufrechterhalten der Darmbarriere. Das Unwohlsein steigt weiter, die Lebensqualität sinkt immer mehr. Wenn es dir genauso geht, dann rufe dir immer wieder Situationen ins Gedächtnis, in denen du jene Lebensmittel ohne Beschwerden essen konntest, die aktuell vielleicht auf deiner Roten Liste stehen. Ich weiß, deine körperliche Verfassung ist jetzt vielleicht eine andere als damals, aber bereite deinen Körper mental darauf vor, dass du genau wieder diesen unbeschwerten Zustand erreichen wirst.

## Nicht verwechseln: Nahrungsmittelunverträglichkeit und Nahrungsmittelallergie

Von einer Nahrungsmittelunverträglichkeit müssen wir noch die Nahrungsmittelallergie abgrenzen. Allergien involvieren dein Immunsystem, da der Körper fälschlicherweise gewisse Nahrungsproteine als schädlich einstuft. Als Reaktion auf die schädlichen Stoffe wird dein körpereigenes Abwehrsystem aktiviert. Die darauffolgenden Symptome sind meist weitaus stärker als bei einer Nahrungsmittelunverträglichkeit und beeinträchtigen häufig die Atmung, verursachen Hautausschläge und Herzrasen. Richtige Nahrungsmittelallergien (z. B. auf Kuhmilch, Nüsse, Samen, Hühnereier, Weizen, Soja und Fisch) treten viel seltener auf und werden von einem Allergologen diagnostiziert. Oft tauchen sie bereits im Kindesalter auf. Im Erwachsenenalter sind gewisse Kreuzallergien am häufigsten. Hier tritt neben einer Allergie auf Pollen, Gräser oder Staub zusätzlich eine Nahrungsmittelallergie auf, die meistens lediglich den Mundraum betrifft, sowie in weniger Fällen starke allergische Reaktionen hervorrufen kann. Es kann sein, dass wenn du jährlich unter Heuschnupfen leidest, in dieser Zeit Nüsse, Äpfel, Kiwi, Erdbeeren, Pfirsiche, Pflaumen oder Karotten für dich schlechter verträglich sind. Du kannst auf die Empfehlungen zur Reduktion von Pitta achten. Ansonsten sind Nahrungsmittelallergien immer ärztlich abzuklären und zu besprechen.

Des Weiteren grenzen wir noch die Autoimmunkrankheit Zöliakie ab. Hier greift das Immunsystem den Verdauungstrakt beim Verzehr des Klebereiweißes Gluten an. Eine strikte lebenslange glutenfreie Diät ist nötig, um sich vor Folgeschäden zu bewahren. Diese Erkrankung wird oft auch in Kindertagen diagnostiziert, bei Wachstumsstörungen beispielsweise. Es ist jedoch nicht ausgeschlossen, dass diese Diagnose erst in späteren Lebensjahren gestellt wird. Meine älteste Zöliakie-Patientin war über 70 Jahre, als sie die Diagnose bekam. Trotz der Sonderstellungen von Allergien und Zöliakie im Bereich der Unverträglichkeiten können der Ayurveda und die ganzheitlichen Empfehlungen aus diesem Buch eine gute Unterstützung sein, die Beziehung zum eigenen Körper zu verbessern und die eigene Darmgesundheit zu stärken.

## Den Auslösern auf die Spur kommen

In der Praxis erlebe ich leider allzu oft, dass sich Menschen sehr stark in der Ernährung einschränken. Stärker, als dies nötig wäre. Die Einschränkung gewisser Lebensmittel über einen langen Zeitraum bringt für einige Menschen mehr Probleme mit sich als Vorteile. Sie fühlen sich isoliert, die Lebensfreude schwindet und sogar die Darmflora leidet. Beispielsweise bei einer glutenfreien Diät, bei der vermehrt verarbeitete glutenfreie Lebensmittel zugeführt werden. Zudem finden sich in Getreide wichtige Ballaststoffe für die Artenvielfalt der Darmbakterien. Es ist also jedem Menschen zu wünschen, dass er sich nicht unnötig in seiner Ernährungsweise einschränkt. Die Ursache liegt oft in der fehlenden Aufklärung nach der

Diagnose Nahrungsmittelunverträglichkeit. Ähnliches beobachte ich bei der Diagnose Reizdarm, nach der allmählich immer mehr Lebensmittel vom Speiseplan verbannt werden, mit geringem Erfolg. Beschäftigen dich Unverträglichkeiten, solltest du versuchen den Fokus auf den Vorteilen zu belassen, die deine Ernährung dir bietet. Der Blickwinkel, dass Lebensmittel schaden, bringt dich in ein zu großes Mangeldenken, was langfristig auf anderer Ebene Beschwerden bereitet. In der Therapie sind drei Phasen zu beachten, um herauszufinden, ob eine Nahrungsmittelunverträglichkeit vorliegt. Dabei ist der letzte Schritt sehr wichtig, der ohne professionelle Anleitung oft ausgelassen wird, da die Angst vor Beschwerden beim Verzehr der als schädlich eingestuften Lebensmittel überwiegt.

1. Beobachtungsphase

2. Karenzphase

3. Wiedereinführungsphase

Finden keine medizinischen Tests zur Diagnostik statt, kann auch die Beobachtungsphase anhand eines Ernährungsprotokolls durchgeführt werden. Mithilfe der genauen Dokumentation der einzelnen Nahrungsmittel und möglicher Beschwerden wird herausgefunden, ob ein Zusammenhang besteht. Das kann sich sehr komplex und schwierig gestalten, weshalb es empfehlenswert ist, sich dabei Unterstützung zu suchen. Findest du alleine oder gemeinsam mit einem/einer Expert*tin heraus, welche Lebensmittel Probleme verursachen, folgt die Karenzphase. Konntest du mehrere problematische Lebensmittel ausfindig machen, solltest du auch die Karenzphase mit einem/einer Expert*tin durchführen, um eine Mangelernährung zu vermeiden. Hast du erkannt, dass bei dir Gluten Beschwerden auslöst, suche vor der Karenzphase deine Ärztin/deinen Arzt auf, um eine Zöliakie auszuschließen. Diese kann über Antikörper im Blut nur festgestellt werden, wenn du Gluten verzehrst. Eine gesicherte Diagnose stellt der/die Ärzt*in dann nach einer Dünndarmbiopsie.

## Typische unverträgliche Nahrungsbestandteile

### Laktose

Milchzucker ist ein Kohlenhydrat, das in Milch von Säugetieren (Kuh-, Schaf-, Ziegen-, Büffelmilch) und menschlicher Muttermilch zu finden ist. Laktose ist ein Disaccharid (Zweifachzucker) und besteht aus einem Baustein Glukose (Traubenzucker) und einem Baustein Galaktose. Damit Laktose als Energielieferant ins Blut aufgenommen werden kann, benötigen wir die Aufspaltung des Zweifachzuckers mithilfe des Enzyms Laktase. Produziert der Körper nicht genug Laktase, kann die Laktose im Dünndarm nicht ausreichend gespaltet werden und gelangt in den Dickdarm. Dort verursacht sie Probleme wie breiigen Stuhlgang bis hin zu Durchfall, Blähungen, Flatulenz und Bauchschmerzen. Es kann sein, dass der Laktose-Intoleranz eine Darmerkrankung vorausgeht, welche die Aufnahme (Absorption) von Laktose einschränkt, da beispielsweise der Dünndarm durch eine unentdeckte Zöliakie oder Morbus Crohn beschädigt ist. In den meisten Fällen ist diese Intoleranz reversibel, sobald der Darm sich regeneriert.

### Gluten/Weizen

Das Klebereiweiß Gluten hat mittlerweile absolut keinen guten Ruf mehr. Dabei ist es oft nicht das Gluten an sich, das die Beschwerden im Verdauungstrakt auslöst. Es wird vermutet, dass Nahrungsbestandteile wie Lektine (Weizenkeim-Agglutinin), Amylase-Trypsin-Inhibitoren (ATI) und Fruktane eher die Symptome, die bei Menschen nach dem Verzehr von Gluten auftreten, fördern. Dies bedeutet, dass eine Restriktion von Weizen und der Umstieg auf andere Getreidesorten wie zum Beispiel Dinkel oder Hafer vielleicht schon ausreicht, um sich unbeschwert zu ernähren, anstatt auf alle glutenhaltigen Nahrungsmittel zu verzichten. Bevor du Gluten komplett aus der Nahrung verbannst, ziehe noch weitere Ursachen in Betracht (ausgenommen ist die Diagnose Zöliakie).

### Glutenfrei ist nicht dasselbe wie weizenfrei

**Gluten kann dem Weizen entzogen werden und dennoch finden sich weitere Weizenproteine darin, die Probleme verursachen können. Weizenfrei bedeutet auch nicht gleich glutenfrei, denn das Klebereiweiß findet sich auch in andere Getreidesorten, wie in Roggen, Dinkel, Gerste, Einkorn, Emmer, Kamut, Grünkern und handelsüblichem Hafer.**

### Fruktose

Fruktose ist der Fruchtzucker, der ganz natürlich in Obst und Honig zu finden ist. Er wird ebenso vielen industriellen Fertigprodukten zugesetzt. Fruktose ist ein Einfachzucker, der zwar keine Spaltung braucht wie die Laktose, allerdings sind gewisse Transportproteine (GLUT-5) nötig, um den Fruchtzucker über die Dünndarmwand ins Blut zu transportieren. Du kannst es dir wie Boote vorstellen, die die Fruktose übersiedeln. Befindet sich mehr Fruktose in deinem Verdauungstrakt, als Boote zur Verfügung stehen, wandert der Zucker mit einer zusätzlichen Ladung an Flüssigkeit weiter in den Dickdarm. Dort wird er sehr schnell bakteriell abgebaut. Eine hohe Menge an Obst verursacht bei fast allen Menschen Beschwerden. Das ist auch der Grund, warum wir früher als Kinder nie zu viele Kirschen essen und auf keinen Fall danach Wasser trinken sollten. Bei manchen verursachen kleine Mengen an Fruchtzucker bereits Symptome. Das Gute ist, dass sich dies nach einer Karenzzeit regulieren lässt. Gänzlich auf Obst und Gemüse zu verzichten wird nicht empfohlen, da der Körper sich adaptiert und die Resorption verschlechtert wird. Die Karenzphase sollte fruktosearmes Gemüse (z. B. Spinat, Mangold, Chicorée und Blattsalate) enthalten und nicht länger als zwei Wochen durchgeführt werden. Ein spannender Hinweis ist, dass Glukose die Transportmoleküle GLUT 5 enthält. Da auch die meisten Obstsorten Fruktose und Glukose enthalten, kommt es nur auf das Verhältnis beider an. In einem Punkt stimmen die wissenschaftliche Ernährungstherapie und der Ayurveda nicht überein. Ernährungstherapeutisch wird bei einer Fruktosemalabsorption empfohlen, fruktosehaltige Lebensmittel gemeinsam mit fett-, ballaststoff- und proteinreichen Lebensmitteln zu verzehren, um einen langsameren Übergang der Fruktose in den Dünndarm zu ermöglichen. Der Ayurveda empfiehlt Obst am liebsten nur getrennt zu verzehren. Du kannst mutig sein und einmal beide Varianten austesten, da es bei dem Umgang mit einer Fruktosemalabsorption sehr um die individuelle Toleranz geht. Für Menschen mit einer sensiblen Verdauung ist es außerdem interessant, FODMAP-reiche Lebensmittel im Allgemeinen im Blick zu haben. Hat man die Symptome eines Reizdarms nach einer FODMAP-armen Diät reduziert, vertragen die meisten auch wieder mehr Fruktose als zuvor. Dazu mehr im Kapitel über das Reizdarmsyndrom.

### Sorbit

Sorbit ist ein Zuckeraustauschstoff und wird über den gleichen Transporter wie Fruktose abgebaut. Deshalb kann Sorbit die Aufnahme der Fruktose verschlechtern und die Symptome begünstigen. Der Verzehr von sorbithaltigen Lebensmitteln sollte in einer Karenzphase ebenfalls eingeschränkt werden.

### Histamin

Histamin ist ein biogenes Amin, welches mittels Decarboxylierung aus der Aminosäure Histidin entsteht. Das über die Nahrung aufgenommene Histamin wird in der Dünndarmschleimhaut durch das Enzym Diaminoxidase abgebaut. Bei einer vorliegenden Histaminintoleranz besteht ein Ungleichgewicht zwischen dem anfallenden Histamin und dem Histaminabbau. Eine Histaminintoleranz aufzudecken ist nicht so leicht, da auch unser Körper selbst Histamin produziert und die Ernährung nicht immer für die Symptome verantwortlich ist. Bevor eine Histaminintoleranz festgestellt werden kann, sollten Nahrungsmittelallergien ausgeschlossen werden. Histamin in Lebensmitteln wird vermehrt beim Verderb von Lebensmitteln gebildet, welche reich an Histidin sind (z. B. Fisch). Auch bei der Veredelung von Lebensmitteln durch Gärungs-, Fermentations- und Reifungsprozesse entsteht Histamin. Die Symptome einer Histaminintoleranz können direkt nach dem Verzehr aber auch stark zeitverzögert auftreten (z. B. Magen-Darm-Beschwerden, Durchfall, Übelkeit, Sodbrennen, Blähungen, Kopfschmerzen, Hautausschlag, Hautrötungen, Juckreiz, Husten, Asthma, laufende Nase, Schnupfen, nasale Obstruktion). Die Therapie besteht darin, nur so viel Histamin aufzunehmen, wie es im Rahmen der individuellen Toleranz möglich ist. Verschiedene Faktoren wie ein intaktes Immunsystem, eine gesunde, stabile Darmflora, wenig Stress und ein gesunder Lebensstil wirken sich positiv auf die Symptomatik aus. Das bedeutet, wenn du in der Karenzphase wieder alle Ebenen beachtest, kannst du nach der Testphase wieder viel mehr Lebensmittel tolerieren, als du anfänglich vielleicht vermutet hast. Verschiedene Faktoren wie die Produktionsbedingungen, Hygiene, Lagerungsdauer, Temperatur und Reife der Lebensmittel beeinflussen den Histamingehalt. Deshalb kann der Gehalt des biogenen Amins in den gleichen Lebensmitteln stark schwanken. Frische Lebensmittel enthalten in der Regel wenig Histamin und sind zu bevorzugen. Lange gelagerte und gereifte Lebensmittel sind besonders histaminreich und sollten in der ersten Karenzphase gemieden werden. Bei der Zubereitung ist zu beachten, dass beim Aufwärmen und langen Garen von eiweißreichen Lebensmitteln, zum Beispiel dem Schmoren von Fleisch, der Histamingehalt zunimmt. Zusätzlich fördern sogenannte Histaminliberatoren wie Alkohol die Freisetzung von körpereigenem Histamin aus den Mastzellen. Zusatzstoffe wie Geschmacksverstärker und Konservierungsmittel können ebenfalls Histamin freisetzen. Die Diaminoxidase wird im Körper durch verschiedene Lebensmittel gehemmt, dazu zählen: Alkohol, Kakao und kakaohaltige Produkte, schwarzer und grüner Tee, Matetee und Energy-Drinks. Einige Medikamente haben ebenfalls eine hemmende Wirkung. Aus ayurvedischer Perspektive sollte das Pitta-Dosha ins Gleichgewicht gebracht werden, um eine schnelle Linderung der Beschwerden zu erfahren. Das bedeutet zum einen Pitta-fördernde Lebensmittel wie Nüsse, Tomaten und fermentierte Produkte zu reduzieren und zum anderen den eigenen Perfektionismus herunterzuschrauben und eine To-be-Liste anstelle einer To-do-Liste zu schreiben.

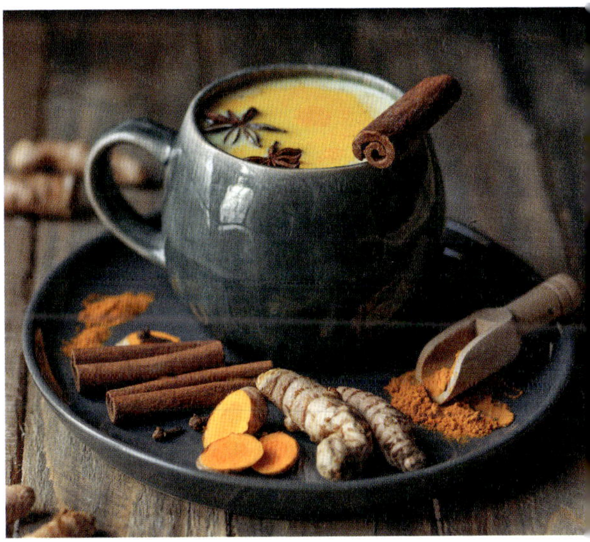

### Koffein

Obwohl Kaffee für die meisten Menschen ein täglicher Genuss ist, reagieren einige sehr sensibel auf das darin enthaltene Koffein. Das kann an den Genen liegen oder daran, wie gut der eigene Körper Koffein abbauen kann. Symptome, die durch Koffein ausgelöst werden, sind Nervosität, Ängste, Schlaflosigkeit und Verdauungsprobleme. Die koffeinfreie Variante reduziert zwar die erstgenannten, allerdings haben die Röststoffe im Kaffee immer eine Auswirkung auf den Magen-Darm-Trakt. Du solltest auch immer bedenken, dass nicht nur Kaffee Koffein enthält, sondern auch grüner und schwarzer Tee, dunkle Schokolade oder Energydrinks. Keine psychoaktive Substanz wird weltweit so häufig konsumiert wie Koffein. Der Wirkstoff bringt auch positive Eigenschaften mit sich und kann zum Beispiel bei Verstopfung die Verdauung anregen, er sollte jedoch sehr bewusst konsumiert werden (Erwachsene max. 400 mg Koffein pro Tag, das sind rund vier Tassen Filterkaffee, Schwangere max. 200 mg).

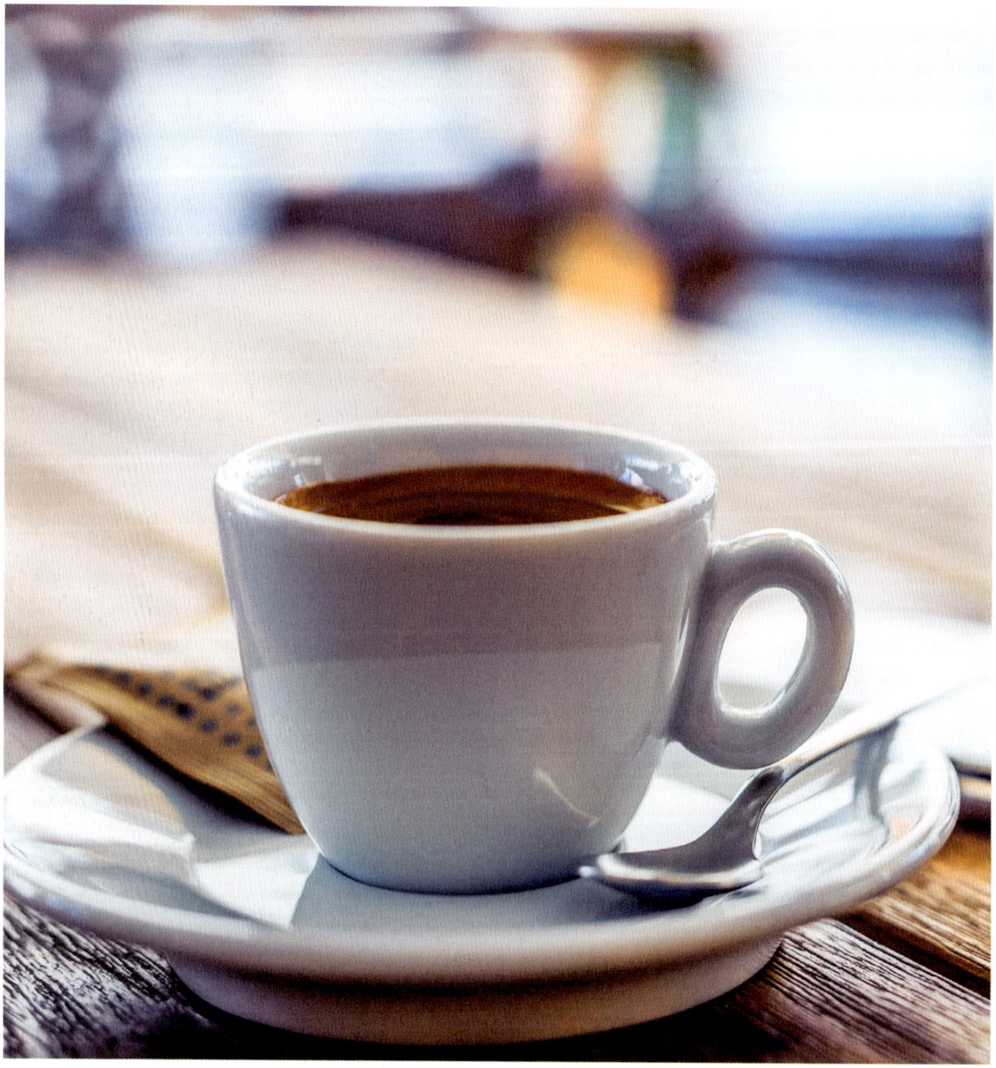

## Regeln für die einzelnen Phasen

Die unverträglichen Lebensmittel werden also in einer Karenzphase strikt gemieden, um zu sehen, ob sich die Beschwerden bessern. Für diese Phase solltest du einen Zeitraum wählen, der deinem Alltag entspricht, aber es sollte nicht die stressigste Zeit für dich sein. Eine Ernährungsumstellung bringt Veränderungen mit sich, die herausfordernd sein können. Um zusätzlichen Stress zu vermeiden, solltest du die Karenzphase deshalb in eine Zeit legen, in der du genügend Kapazitäten frei hast. Es kann auch Freude bereiten, sich Neues anzueignen, das Kochen für sich zu entdecken und dem Körper diese Aufmerksamkeit zu schenken. Führe auch in dieser Zeit weiter dein Ernährungstagebuch, um deine Symptome zu beobachten. Wenn sich deine Beschwerden nach vier Wochen der Elimination leicht verbessert haben, solltest du diese Phase weitere zwei Wochen durchführen, bevor du die Lebensmittel wieder einführst. Ist nach vier Wochen keine Besserung der Beschwerden eingetreten, solltest du wieder zu deiner ursprünglichen Ernährung zurückkehren und andere Ursachen in Erwägung ziehen. Die Frage: »Warum soll ich die Lebensmittel wieder einführen, wenn es mir doch ohne sie besser geht?« höre ich regelmäßig. Gründe hierfür sind:

- Bei einem unnötigen Einschränken der Ernährung riskierst du eine Mangelernährung.
- Die Lebensqualität, der Genuss und soziale Beziehungen leiden.
- Dein Darm wird weniger mit guten Stoffen versorgt.

Eine strenge Restriktion über einen langen Zeitraum fördert die Sensibilität deines Darms, denn er gewöhnt sich an die wenige Arbeit und reagiert immer feinfühliger.

## Was dir meine eigene Geschichte sagen kann

Zum letzten Punkt kann ich meine persönliche Geschichte beisteuern. All das, was du hier lesen kannst, wusste ich zu Beginn meiner Beschwerden leider nicht. Nachdem sich meine jahrelangen Verdauungsbeschwerden zugespitzt hatten und ich jeden Abend mit einem riesigen Blähbauch von der Arbeit nach Hause gependelt war, landete ich, nach einer ausführlichen Diagnostik beim Internisten, in einer Heilpraktiker-Praxis. Ein IgG-Test zur Nahrungsmittelunverträglichkeit bescherte mir dann die Erkenntnis, dass ich neben dem größten Übeltäter Gluten auch auf viele weitere Lebensmittel verzichten sollte. Etwas skeptisch wollte ich mich damals bei meinem Hausarzt, der auch Ernährungsmediziner war, rückversichern. Seine Aussage dazu war sehr frustrierend, meinte er doch, ich sollte froh sein, nicht noch mehr Geld in diesen Schwachsinn investiert zu haben als die 200 €, die der Test ungefähr gekostet hatte. Mit zwei gegensätzlichen niederschmetternden Aussagen ging ich mit meinen Beschwerden nach Hause. So schlau wie zuvor. Ich habe damals begonnen, mich tiefer mit Lebensmittelunverträglichkeiten zu beschäftigen. Ich wollte wissen, wie gewisse Nahrungsbestandteile auf meinen Körper wirken. Im Prinzip habe ich die Ansätze von Arzt, Heilpraktiker und mein, damals noch laienhaftes, Ernährungswissen, ähnlich wie heute in meiner Arbeit, vereint und mir meinen eigenen Therapieplan gestrickt. Das hört sich jetzt einfacher an, als es tatsächlich war. Es funktionierte auch nicht von heute auf morgen, aber es funktionierte mit der Zeit. Denn mit der Zei thabe ich immer besser gelernt, das Sachwissen mit meiner inneren Weisheit abzustimmen. Die Ansätze von Ärzt*innen, Heilpraktiker*innen und anderen Expert*innen sind in einer für uns individuell kombinierten Version ein echter Gewinn. Die vielen Informationen über Gesundheit schaden uns nur, wenn wir sie ungefiltert aufnehmen, ohne unser Bauchgefühl zu befragen. Hätte ich damals nur dem Arzt vertraut, wäre ich auf der äußersten Körperhülle in eine Richtung gerannt. Wäre ich den Ergebnissen des Nahrungsmitteltests gefolgt, wäre es ein Rennen auf der äußersten Schicht in die andere Richtung gewesen. Alle weiteren Körperhüllen hätte ich außer Acht gelassen. Du weißt mittlerweile, dass dies langfristig nicht funktioniert hätte. Meine eigene Herangehensweise war anfangs auch sehr auf diese Hülle beschränkt, aber es führte mich nach und nach zu allen weiteren Körperhüllen. Leider erst nach meinem Zusammenbruch fand ich auf eine übergeordnete Ebene, wo sich alles zusammengefügt hat. Konkret habe ich Laktose und Gluten vom Speiseplan gestrichen und dadurch eine große Verbesserung gespürt.

Rückblickend war das Problem nur, dass ich weitere Beschwerden immer wieder auf die Ernährung bezogen und immer mehr Lebensmittel hinterfragt habe. Mein Speiseplan wurde enger. Der ein oder andere Superfood-Trend hat dies nur noch verschlimmert. Meine Verdauung wurde immer sensibler. Mit der Rettung meines Hundes aus dem Tierheim kam die vegetarische Ernährung hinzu und durch die steigende Bekanntheit der rein pflanzlichen Ernährung aß ich irgendwann fast vegan. Mein Gewicht wurde immer weniger. Mein schlechtes Gewissen bei vermeintlich ungesunden Lebensmitteln immer größer. Die Heilung weiter nur auf der Ernährungsebene zu suchen wurde immer unsinniger. Richtig verstanden habe ich dies allerdings erst, als ich voller Verzweiflung in einer völligen Erschöpfung mit einem Löffel und dem Nutella-Glas bei meinen Eltern auf der Couch saß, in der Hoffnung, durch diesen Zuckerschock Energie in meinen Körper zu bekommen. Ein kurzer Anflug einer Rebellion gegen die gesunde Ernährung hat mir in dieser Erschöpfungsphase verdeutlicht, dass mein Körper viel mehr verträgt, als ich dachte. Meine Verdauung war so gut wie nie, meine Haut strahlte und ich sah an keinem Tag krank aus. Dass ich in dieser Zeit täglich diffuse Beschwerden wahrnehmen konnte und Nächte voller Panikattacken durchlebte, war ein Schrei meiner Seele, endlich den Fokus von meinem Körper zu lösen und mein Sein aus einem ganzheitlichen Blickwinkel zu sehen. Wenn mein Verstand heute die Ernährungslupe wieder auspacken will und ich mich in meiner Lebensmittelauswahl zu sehr reglementiere, denke ich oft an diese Zeit zurück und bin ehrlich zu mir. Woran darf ich wirklich arbeiten für eine Besserung meiner Beschwerden? Manchmal ist es wirklich einfach: ein »Zuviel« an Nüssen, das mir unreine Haut beschert, ein Essen voller Zusatzstoffe im Restaurant, das einen Blähbauch verursacht, aber meistens liegt es an der tieferen Ursache, dass ich nicht im Einklang mit meinen Bedürfnissen durch meinen Tag gehe. Was brauchst du, damit es dir mit der sensiblen Verdauung nicht so geht wie mir damals? Vielleicht das Wissen der Heilpraktikerin, dass es sein kann, dass du auf Lebensmittel reagierst, die nicht in medizinischen Tests festgestellt wurden. Die Selbstsicherheit eines/einer Ärzt*tin, dass diese Tests mit Vorsicht zu genießen sind und kein Lebensmittel für sich an der Situation schuld ist. Eine einfühlsame Begleitung, die dir hilft, deine Stressoren zu erkennen und zu reduzieren, sowie ein/eine Therapeut*in, die mit dir gemeinsam die Darmschleimhaut wiederaufbaut.

Es liegt eine große Chance in dem ganzheitlichen Blickwinkel auf deine Beschwerden. Wenn du die Offenheit mitbringst, dein Sein aus einer anderen Perspektive zu sehen, und dennoch auf allen Ebenen in deinem Tempo eine Veränderung anstrebst, bist du genau auf dem richtigen Weg. Wir dürfen uns für unsere Gesundheit von der Erwartung lösen, dass es nur eine Lösung für unser Problem gibt. Schaffen wir es, die vielen Bemühungen alle als richtig und wichtig anzuerkennen auf unseren Wegen, bleiben wir in der Fülle und erreichen schneller eine Besserung jeglicher Beschwerden.

Die ayurvedische Perspektive, dass eine Unverträglichkeit nicht alleine durch einzelne Molekülgruppen, die von außen über die Nahrung zugeführt werden, ausgelöst wird, wäre damals für mich heilsames Wissen gewesen. Dieses Wissen kannst du dir auf deinem Weg heute zur Hilfe holen. Der Ayurveda legt den Fokus nicht auf einzelne Nahrungsbestandteile, sondern richtet den Blick nach innen, auf das Verdauungsfeuer. Er geht davon aus, dass ein gut funktionierendes Agni alle Nahrungsmittel verträgt. Im Ayurveda sind nicht die einzelnen Moleküle in der Nahrung das Problem, sondern das Missverhältnis zwischen Verdauungskraft und dem Schweregrad einer Mahlzeit. Dabei spielen die Uhrzeit, die Nahrungsmittelkombination, die Menge und die Zubereitung eine genauso große Rolle wie die aktuelle emotionale Verfassung und Lebenssituation. Bei dem Beschwerdebild Nahrungsmittelunverträglichkeit braucht es demnach, wie bei allen Beschwerden, den Blick aus der Vogelperspektive.

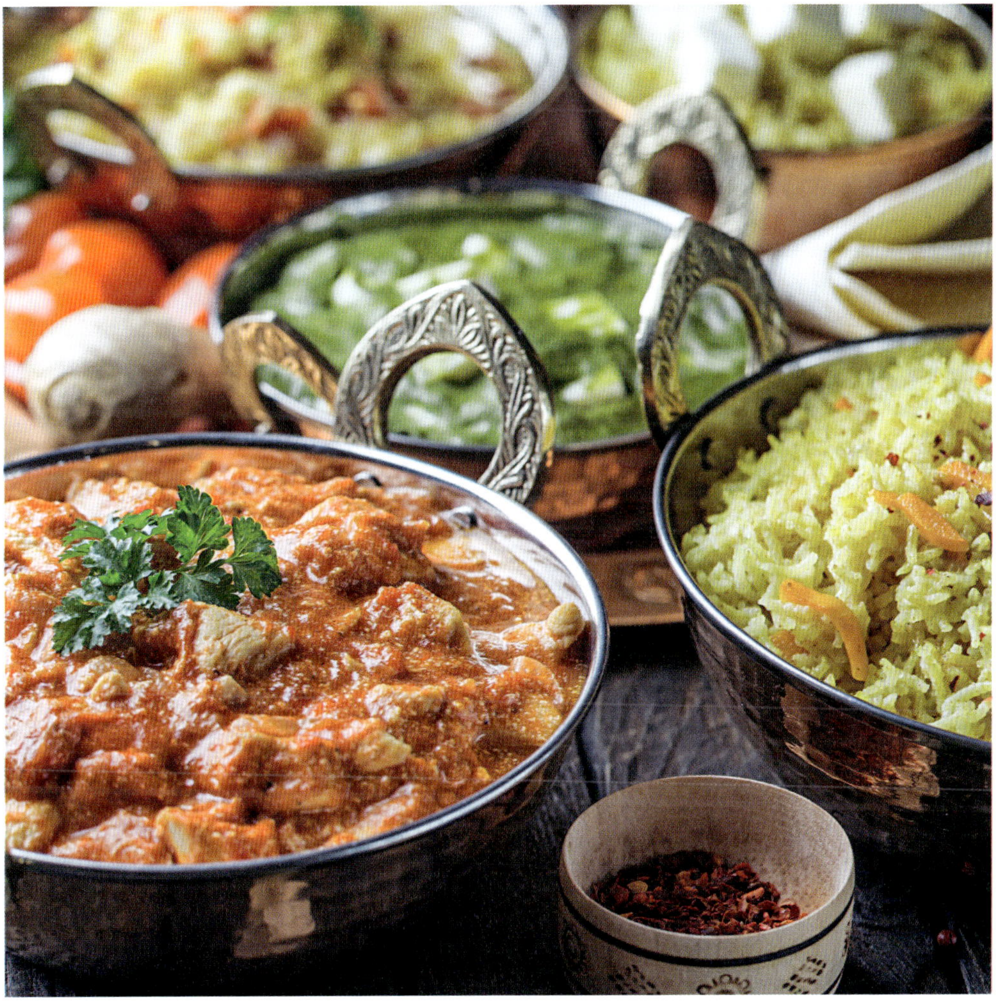

# Reizdarmsyndrom (RDS)

Die Diagnose Reizdarmsyndrom geht mit vielen Beschwerden und einer Minderung der Lebensqualität einher. Der Alltag kann beeinträchtigt sein durch Verspätungen, Fehltage im Job, abgesagte Esseneinladungen oder vorzeitiges Verlassen einer geselligen Runde. Das Selbstvertrauen leidet und der Blähbauch ist ein ständiger Begleiter. Herauszufinden, ob man von einem Reizdarm betroffen ist, ist gar nicht so einfach. Es gibt kein spezielles Testverfahren zur Diagnose. Vielmehr ist es ein Ausschlussverfahren von gewissen Erkrankungen wie chronisch entzündliche Darmerkrankungen oder Zöliakie. Nach den aktuellen S3-Leitlinien, also den Empfehlungen der medizinischen Fachgesellschaften, liegt die Krankheit vor, wenn folgende Punkte erfüllt sind:

1. Es bestehen chronische, d. h. länger als drei Monate anhaltende oder rezidivierende Beschwerden (z. B. Bauchschmerzen, Blähungen), die Betroffene und Arzt auf den Darm beziehen und die in der Regel mit Veränderungen des Stuhlgangs einhergehen.

2. Die Beschwerden sollen begründen, weshalb der Betroffene deswegen Hilfe sucht und/oder sich sorgt, und sind so stark, dass die Lebensqualität hierdurch relevant beeinträchtigt wird.

3. Voraussetzung ist, dass keine für andere Krankheitsbilder charakteristischen Veränderungen vorliegen, welche wahrscheinlich für diese Symptome verantwortlich sind.

Der Begriff Reizdarm hat sich über Jahre aus anekdotischen, symptombezogenen Berichten über Patient*innen mit chronisch wiederkehrenden Verdauungsbeschwerden in Verbindung mit verändertem Stuhlgang entwickelt. Der Verlauf der Beschwerden steht in engem Zusammenhang mit permanentem Lebensstress. Es lassen sich vier Subtypen, je nach Leitsymptom, beschreiben:

- Diarrhoetyp
- Obstipationstyp
- gemischter Typ
- unklassifiziert

Die Ursachen sind auf verschiedene Faktoren zu beziehen, weshalb die alleinige Ernährungsumstellung zum Beispiel auf die wissenschaftlich bestätigte Low-FODMAP-Diät nicht ausreicht. Es benötigt ein ganzheitliches Konzept, das die Aktivität der Darm-Hirn-Achse genauso einbezieht wie den Aufbau der Darmbarriere. Hier sind sich die westliche Medizin und der Ayurveda einig: Die tieferliegende Ursache des Reizdarms ist eine erhöhte Permeabilität, also eine erhöhte Durchlässigkeit der Darmwand. Ein Reizdarm ist vermehrt bei Frauen vorzufinden. Auslöser können eine Infektion (postinfektiöses RDS), psychische Erkrankungen, eine Störung des Immunsystems, Motilitätsstörungen sowie eine genetische Disposition sein. Bevor wir uns die Bausteine der Reizdarmtherapie anschauen, betrachten wir die ayurvedische Perspektive auf die Erkrankung.

Aus ayurvedischer Sicht handelt es sich beim Reizdarmsyndrom um eine Vata-Störung. Häufig haben Betroffene bereits einen hohen Vata-Anteil in ihrer Grundkonstitution und geraten zum Beispiel durch Lebensumstände, Stress, falsche Ernährung oder Magen-Darm-Infekte ins Ungleichgewicht. Da jedes der drei Doshas an einem spezifischen Ort im Körper lokalisiert wird, manifestiert sich häufig eine Erkrankung genau an diesem Hauptsitz. Der Hauptsitz von Vata ist der Dickdarm, der bei Vata-Menschen sowie bei Reizdarmpatient*innen sehr sensibel ist. Gerät die Energie von Vata aus dem Gleichgewicht, so können Symptome wie Schmerzen aller Art und Störungen des Nervensystems entstehen. Häufig treten Unruhe und Schlafstörungen auf und eine unregelmäßige Agni-Tätigkeit (Agni = Verdauungsfeuer), welche zu Blähungen und Verstopfungen führen kann. Menschen mit einer Vata-Konstitution neigen deshalb zu Verdauungsproblemen mit Blähungen, Stuhlunregelmäßigkeiten und Verstopfung. Ihr Verdauungsfeuer ist meist schwach ausgeprägt. Alles Merkmale, die ein Reizdarmsyndrom klassifizieren. Der erste Schritt zur Besserung der Symptomatik liegt in ersten Ernährungs- und Lebensstilveränderungen. Dabei kommt es bei der Ernährung nicht alleine darauf an, was du isst, sondern auch wie dein Essen zubereitet ist und welche Gedanken du beim Essen hegst.

Auf mental-emotionaler Ebene sollte bei dem Beschwerdebild Reizdarmsyndrom dem Wunsch nach Kreativität und Kommunikation Ausdruck verliehen, positive Gewohnheiten und Rituale sollten aufgebaut werden. Außerdem empfiehlt der Ayurveda, sich in Geduld, Selbstdisziplin, Gelassenheit und Ausdauer zu üben.

Lebensmittel, welche die Symptome fördern können, sind:

- Alkohol
- Koffein
- scharfe, trockene und kalte Speisen
- Süßstoffe wie Mannitol, Maltitol, Sorbitol, Xylitol und Isomalt

## Effektive Vata-reduzierende Maßnahmen:

- **eine regelmäßige und beständige Ernährung (Ernährungsstruktur),**
- **Abbau von Stress, innerer Anspannung und Ängsten,**
- **Vata-erhöhende Faktoren wie Lärm, sportliche Verausgabung, Computerarbeit, Reisen, Geschmacksverstärker und zu viel Rohkost reduzieren,**
- **nach dem Essen 15 bis 30 Minuten Ruhepause zur Verdauung einplanen,**
- **drei warme Mahlzeiten am Tag (mit genügend Fett und Eiweiß) essen,**
- **auf feuchtes Essen achten: saftig gekocht,**
- **regelmäßig heißes Wasser, Ingwer- und Kräutertee trinken,**
- **aufbauende Nahrungsmittel wie Hafer, Nüsse, Mungbohnen, Wurzelgemüse und hochwertige Öle verzehren.**

Zusätzlich zu den ayurvedischen Maßnahmen beschreiben die S3-Leitlinien für Reizdarmpatient*innen folgende Maßnahmen als wirkungsvoll zur Linderung der Beschwerden:

- darmbezogene Hypnotherapie
- kognitive Verhaltenstherapie, psychodynamische Psychotherapie, Stressmanagement
- Entspannungsverfahren

Der Einsatz von reinem Pfefferminzöl (innerlich angewendet), Phytotherapie, Ballaststoffen und Probiotika wird ebenso positiv bestätigt. Meiner Praxiserfahrung nach können so auch weitere empfohlene Maßnahmen, wie die Gabe von Antidepres-

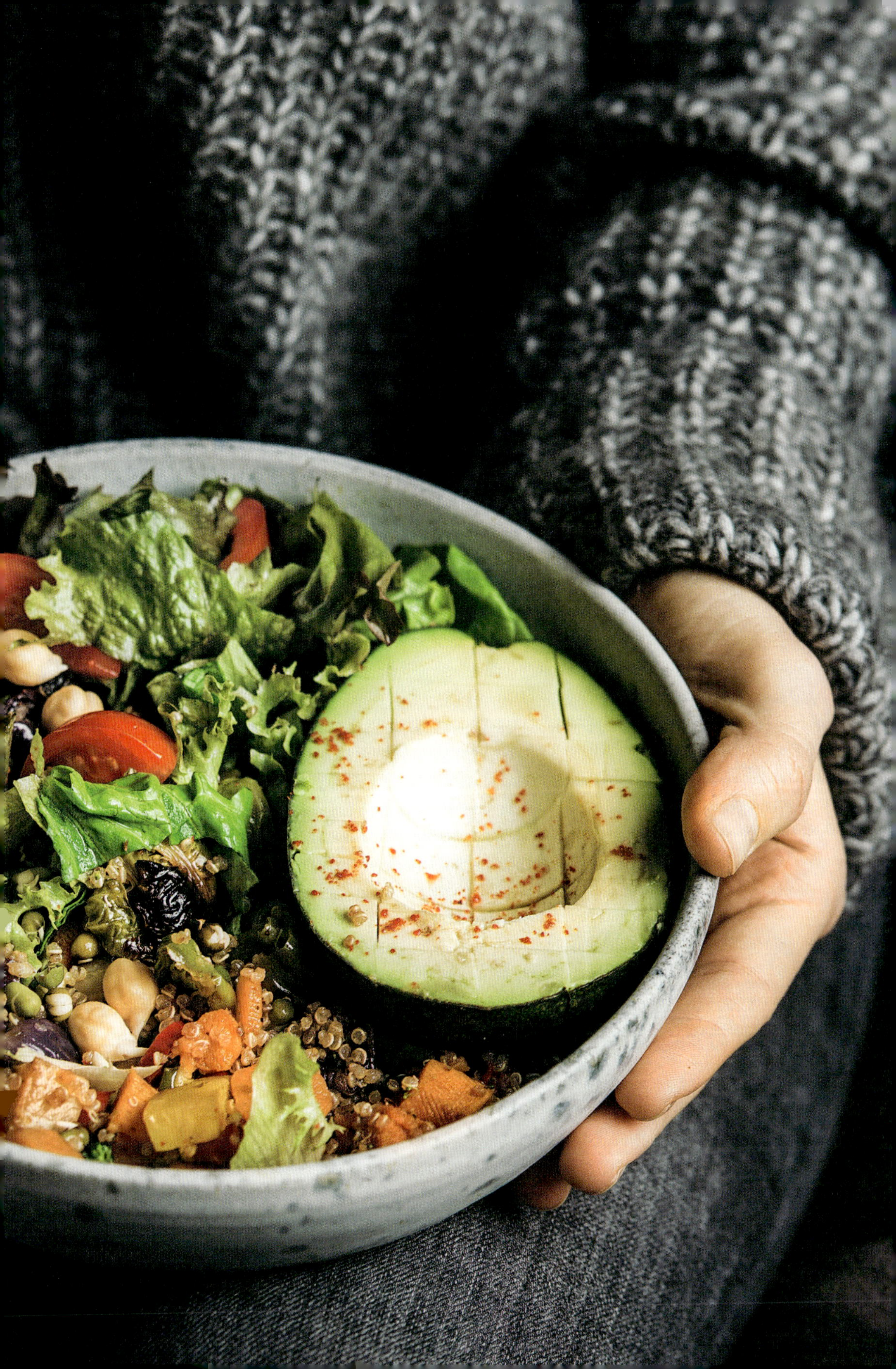

siva, vermieden werden. Die medikamentöse Therapie unterscheidet sich leicht nach den Subtypen und den Leitsymptomen des Reizdarms. Ballaststoffe (z. B. Flohsamenschalen) sind beim Obstipationstyp und dem Schmerztyp angeraten. Pfefferminzöl lindert den Blähbauch, Krämpfe und Schmerzen. Auch Probiotika können speziell auf den einzelnen Typus abgestimmt werden. Die ayurvedische Phytotherapie sieht Ashwaganda und Triphala zur Reduzierung von Vata vor. Bringen diese ersten Maßnahmen nach vier Wochen keine deutliche Besserung, kannst du die FODMAP-Diät mit den ayurvedischen Prinzipien vereinen. Die FODMAP-Diät ist keine Ernährungsumstellung, die du alleine durchführen solltest, da sie Risiken birgt und langfristig ein ungesundes Essverhalten fördert. Weitere Unterstützung bei der Low-FODMAP-Diät findest du bei speziell ausgebildeten Ernährungstherapeut*innen und im Downloadbereich zu diesem Buch.

Jegliche Ernährungsumstellung, die zugunsten deiner Verdauung stattfindet, funktioniert nur langfristig und effektiv, wenn neben der Ernährung zwei weitere wichtige Bausteine beachtet werden:

- der Aufbau der Darmschleimhaut
- Training der Darm-Hirn-Achse

## Was bedeutet eigentlich FODMAP?

FODMAP steht für »Fermentierbare Oligo-, Di-, Monosaccharide und Polyole«. Diese Untergruppen der Kohlenhydrate kommen natürlicherweise in gewissen Nahrungsmitteln vor. FODMAP haben verschiedene Wirkungen im Verdauungstrakt und können bei sensiblen Personen Beschwerden verursachen. Da viele Betroffene sich bereits mit diesen Empfehlungen auseinandergesetzt haben, möchte ich hier noch ein paar wichtige Punkte aufgreifen:

- Eine Low-FODMAP-Diät ist nicht frei von FODMAPs.
- Es ist keine strikte glutenfreie Diät.
- Wenn du nicht unter einer Laktoseintoleranz leidest, brauchst du während der Low-FODMAP-Diät nicht auf Laktose zu verzichten.
- Die Aufmerksamkeit liegt auf der Menge der verzehrten FODMAPs.
- Lebensmittel, die viele FODMAPs enthalten, sind keine schlechten Lebensmittel.

KAPITEL 5

# Ausgleich DEINES VERDAUUNGSFEUERS

Im Zentrum der Gesundheit steht im Ayurveda unsere Verdauung und so finden wir in den ayurvedischen Schriften viele Handlungsanleitungen, um unser Verdauungsfeuer »Agni« im Gleichgewicht zu halten. Belasten uns Verdauungsbeschwerden, sollten wir demnach den Fokus auf unser Verdauungsfeuer richten.

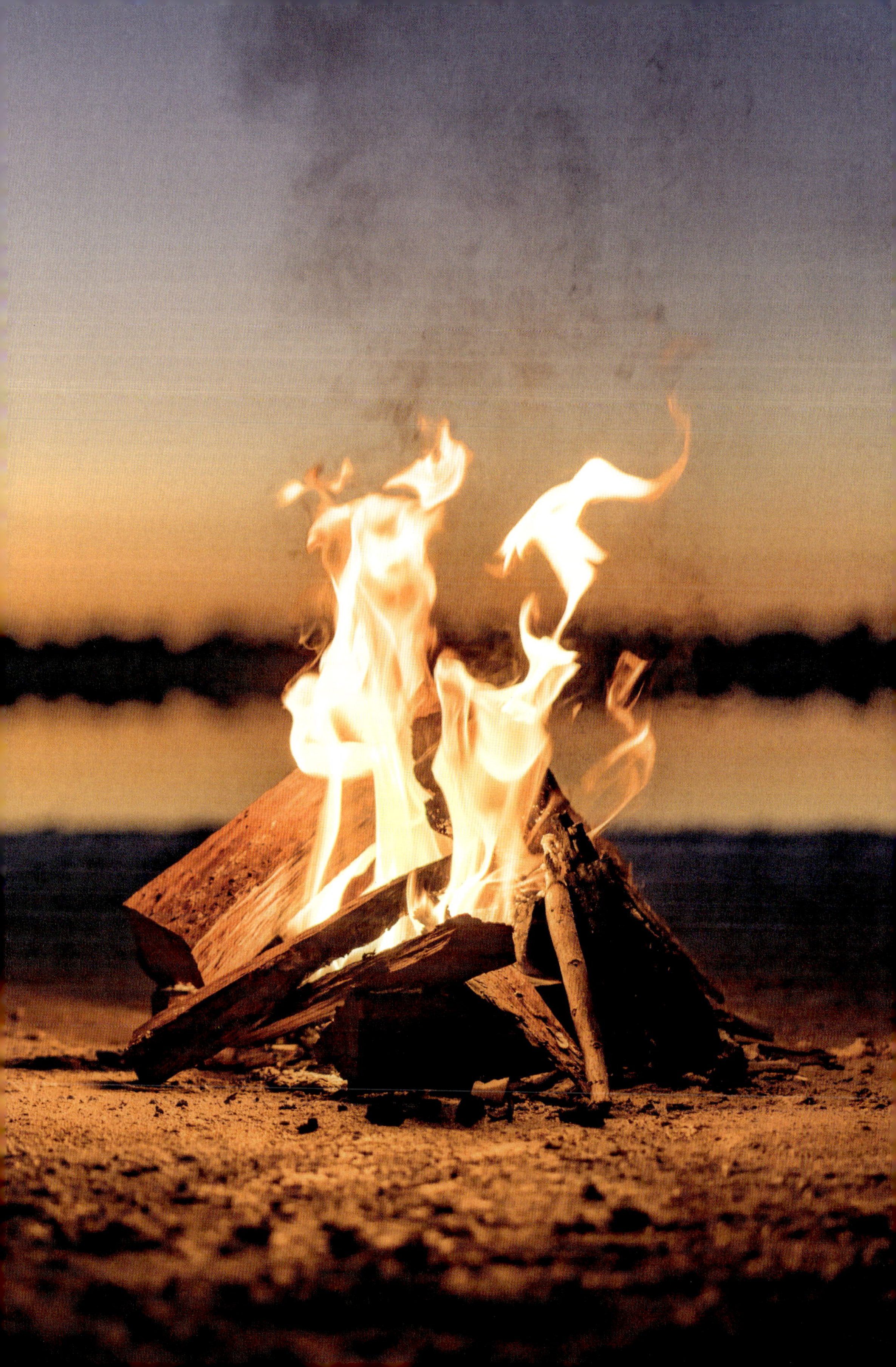

# Agni-Ama-Checkliste

Bei den einzelnen Beschwerdebildern ist dir sicher aufgefallen, dass dein Verdauungsfeuer eine zentrale Rolle dabei spielt, wie gut du dein Essen verdauen kannst. Der erste Schritt auf physiologischer Ebene zur Besserung all deiner Beschwerden ist demnach der Ausgleich deines Agni. Werden Nahrungsbestandteile von unserem Agni nicht ausreichend verdaut, entstehen Ablagerungen im Stoffwechsel, die sogenannten Ama. Das Sanskrit-Wort Ama bedeutet so viel wie »nicht gekocht«. Wenn das der Fall ist, können die Nährstoffe nicht in den Stoffwechsel- und Energiekreislauf übergehen. Sie befinden sich weiter in unserem Körper und stellen eine Belastung dar. Ama wird als die Wurzel aller Krankheiten angesehen. Die Eigenschaften von Ama sind kalt, feucht, schwer, unrein und klebrig. Typische Beschwerden, die beim Vorkommen von Ama im Körper auftreten, sind Übergewicht, Allergien, Arthrose, Rheuma, Hauterkrankungen und Herz-Kreislauf-Erkrankungen. Mit der folgenden Checkliste kannst du herausfinden, wie es um dein Verdauungsfeuer steht.

## Ist dein Agni ausgeglichen?

- Meine Zunge hat eine gesunde rosa Farbe.
- Ich habe einen natürlichen Hunger- und Sättigungsrhythmus.
- Ich habe jeden Morgen nach dem Trinken von warmem Wasser Stuhlgang.
- Im Tagesverlauf habe ich ein konstantes Energielevel, ohne Stimulanzien.

## Ist dein Agni unausgeglichen? (= Anzeichen von AMA)

- Meine Zunge hat einen weißen Belag.
- Ich esse unregelmäßig ohne Rhythmus.
- Ich esse auch, wenn ich nicht hungrig bin.
- Ich überesse mich.
- Ich habe Verdauungsbeschwerden und fühle mich oft aufgebläht.
- Ich wünsche mir mehr Energie.
- Ich habe Heißhunger auf ungesunde Lebensmittel.
- Ich bin verschleimt.

## Wie du dein Agni ausgleichst:

- Esse täglich zwei bis drei Mahlzeiten und halte über die Nacht eine Nahrungskarenz von 13 bis 16 Stunden ein.
- Esse regelmäßig zur gleichen Uhrzeit. Trainiere dein Hungergefühl dahingehend.
- Trinke zwischen den Mahlzeiten nur (warmes) Wasser.
- Iss die reichhaltigste Mahlzeit um die Mittagszeit.
- Genieße dein Essen mit dem Gedanken: »Ich nähre mich mit jeder Mahlzeit und versorge alle meine Zellen mit Nährstoffen.«
- Wertschätze dich und deinen Körper.

# Pausen

## FÜR DEINEN DARM

Das derzeit beliebte Intervallfasten ist, wie du den Empfehlungen zum Ausgleich deines Verdauungsfeuers entnehmen kannst, keine neue Erfindung der Ernährungswissenschaft. Der Ayurveda kennt die Vorteile von Nahrungskarenzen und passt sie zudem individuell auf die jeweilige Konstitution an. Häufig wird pauschal empfohlen, in einer Zeitspanne von acht Stunden zwei bis drei Mahlzeiten zu verzehren und über Nacht eine Nahrungskarenz von 16 Stunden einzuhalten. Diese Methode verspricht einiges an Vorteilen für unsere Gesundheit.

Im Ayurveda ist das Fasten ein wirkungsvolles Werkzeug, das deshalb aber differenziert eingesetzt wird: Fasten bedeutet auf Nahrung zu verzichten und damit geht Körpermaterie verloren. Diese Gewichtsabnahme kann sich nicht jeder Dosha-Typ leisten. Hast du viel Kapha in deiner Konstitution, wird dir Fasten vermutlich leichtfallen und guttun. Bei einer Vata- oder Pitta-dominierten Konstitution wird es schon schwieriger. Hast du viel Luft oder Feuer in deiner Konstitution, kann es sein, dass die Hungerperioden dich zu sehr stressen und sich negativ auf deinen Allgemeinzustand auswirken. In allen Fällen ist das Nullfasten laut Ayurveda nicht empfohlen, da dies das Verdauungsfeuer zu stark belastet. Ständiges Essen oder Snacken hingegen überfordert deinen Darm ebenso. Beobachte dich in der kommenden Zeit einfach genauer, wenn du eine Nahrungskarenz über Nacht einlegst. Mit wie viel Stunden ohne Nahrung fühlst du dich wohl und bist weiterhin energiereich?

Ständiges Hungern bringt dein Verdauungsfeuer aus dem Gleichgewicht und ist oft kontraproduktiv. Übergehst du ständig deinen Hunger? Du kannst auch beim Fasten den Ayurveda zurateziehen und es für dich individualisieren. Die Königsdisziplin des ayurvedischen Fastens ist eine therapeutisch begleitete Panchakarma-Kur. Wörtlich übersetzt bedeutet Panchakarma »die fünf Handlungen«. Damit sind fünf verschiedene Ausleitungsverfahren gemeint, die vorhandenes Ama aus dem Körper entfernen und so die Ursache des Ungleichgewichts beseitigen. In Deutschland sind solche Kuren sehr kostspielig und eine Kur in Indien durchzuführen, bringt für viele Menschen wieder mehr Bedenken mit sich, als dass es zuträglich wäre für die Gesundheit. Falls du die Möglichkeit hast, eine solche Kur zu machen, kann ich es dir nur empfehlen. Es gibt aber auch eine einfache Möglichkeit, dein Verdauungsfeuer erst einmal zu stabilisieren. In meiner Praxis sowie in meinen Online-Kursen habe ich schon mit zahlreichen Patient*innen erfolgreich einen Kitchari-Ausgleich zur Beruhigung des Organismus und Stabilisierung des Verdauungsfeuers durchgeführt. Wenn sich deine Beschwerden mit den allgemeinen Empfehlungen zum Ausgleich deines Verdauungsfeuers (S. 74) nicht verbessern, kannst du diese ausgleichende Fastenwoche einlegen sowie deinen Darm auf natürliche Weise unterstützen.

### Vorbereitung

Plane für die Woche Ruhe und Zeit für dich ein. Schreibe deine Intention auf. Überprüfe auch, ob du es aus den richtigen Beweggründen machst. Richtige Beweggründe dienen deinem Körper und nicht deinem Verstand.

- Warum machst du diese Kur?

Darmsanierung ist ein Wort, das in der Naturheilkunde sehr geläufig ist. Mir gefällt dieser Begriff weniger gut. Sanierung bedeutet, eine Behandlung durchzuführen, die einen Krankheitsherd beseitigt oder einen Krankheitserreger abtötet. Das Wort kann dir das Gefühl verleihen, etwas stimme nicht mit deinem Körper. Dabei rückt die Tatsache, dass unser Körper ein Meisterwerk ist und mit komplexen Vorgängen täglich unser Leben ermöglicht, weit in den Hintergrund. Es macht einen großen Unterschied, mit welcher Grundhaltung du Gesundheitsempfehlungen für dich umsetzt. Nennen wir die Darmsanierung doch einfach Unterstützung für deinen Darm. Erinnere dich noch mal an deine positive Intention, bevor du mit der Umsetzung der Kur startest.

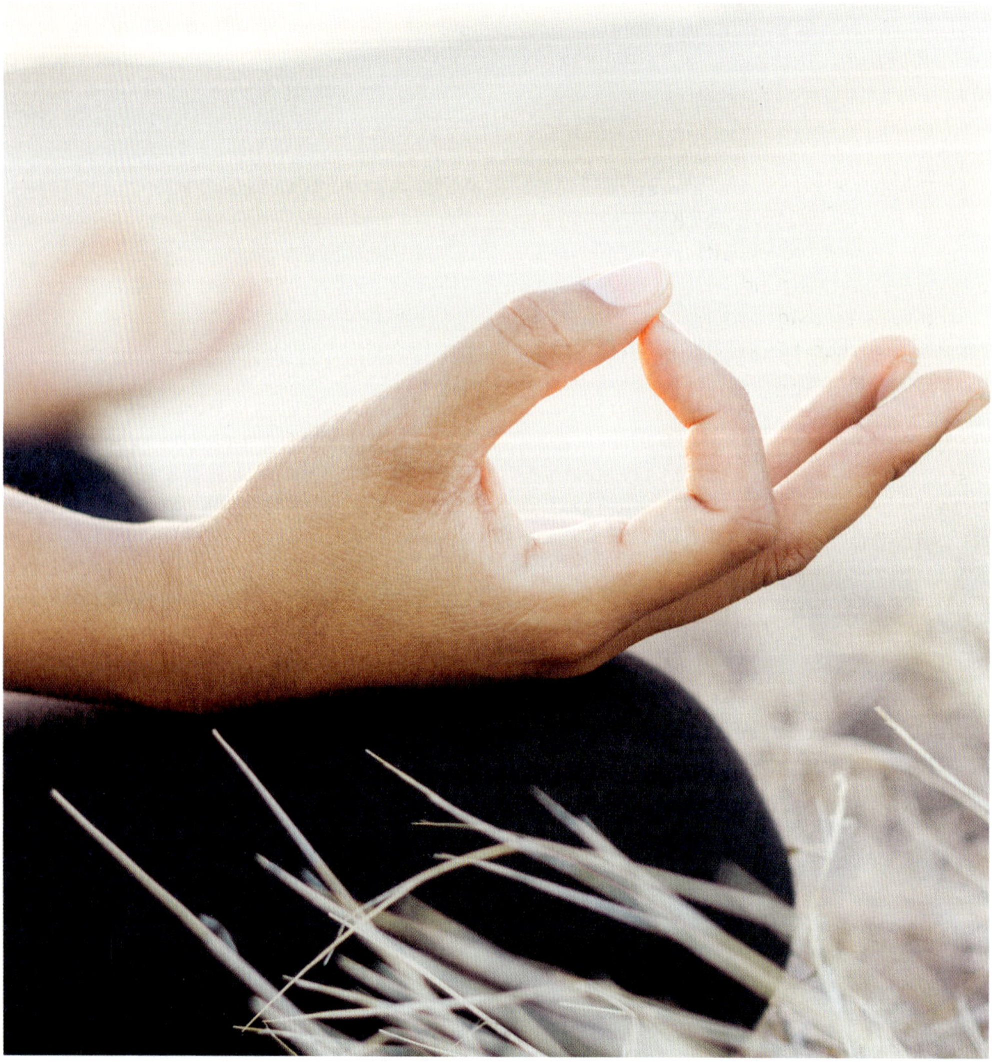

# ÜBERBLICK

## 1. Starte mit der ausgleichenden Fastenwoche

**Tag 1–3**
Am Morgen je 50 ml warmes Ghee, geklärte Butter, trinken, danach ein Glas warmes Wasser zur Aktivierung deines Verdauungsfeuers. Das Wasser darf für Vata- und Pitta-Typen lauwarm sein und für Kapha-Typen sogar heiß. Im weiteren Tagesverlauf drei regelmäßige leichte Gerichte, angelehnt an deinen Dosha-Typ und die Dosha-Uhr.

**Tag 4–6**
2-3 Tage Kitchari-Kur: Esse regelmäßig 3 Portionen frisch gekochtes Kitchari. Achte auf dein Hunger- und Sättigungsgefühl sowie auf dein Wohlbefinden. Schränke die Ernährung nur so lange ein, wie du dich wohlfühlst. Zusätzlich kannst du Gemüsebrühen und Kräutertees zu dir nehmen.

**Tag 6–7**
Gestalte die Ernährung sehr leicht verdaulich, warm und saftig und beachte dein Bauchgefühl sowie deinen Dosha-Typ.

## 2. Darmaufbau-Shake (für 2–4 Wochen):

Flohsamenschalenpulver und Heilerde im Verhältnis 1:1 mischen und mit 200–300 ml lauwarmem Wasser aufgießen. Shake sofort trinken. Eine Stunde vor einer Mahlzeit; am besten morgens. Danach noch ein Glas warmes Wasser trinken. Bei starken Blähungen können statt Flohsamenschalen Akazienfasern verwenden werden oder ein Präparat aus löslichen Ballaststoffen. Bist du vom Reizdarmsyndrom betroffen, solltest du Inulin als Ballaststoffquelle meiden, da es einen hohen FODMAP-Gehalt aufweist.

Du startest am besten mit ½ TL je Pulver, um den Darm daran zu gewöhnen, und erhöhst nach einer Woche auf 1 TL je Pulver. Nach zwei Wochen guter Verträglichkeit können sogar zwei Shakes pro Tag getrunken werden. Das ist aber bei einer ausgewogenen Ernährung oft gar nicht nötig. Es empfiehlt sich, den Shake bis zu vier Wochen einzusetzen, um die positiven Effekte der Heilerde zu spüren.

## 3. Unterstützende Maßnahmen

→ Reinigenden Tee trinken (Birkenblätter, Brennnessel, Goldrutenkraut, Löwenzahnwurzel/-kraut, Hagebutten)
→ Ayurvedische Kräuter wie Triphala oder Ashwaganda einsetzen
→ Zur Verbesserung der Haut sind Neem-Kräuterpräparate sehr hilfreich.
→ Bäder mit Basenpulver (z. B. 3 EL Natron auf ein Vollbad oder 8 EL Heilerde auf ein Vollbad)
→ Ausgleichende Bewegung (Yoga, Spaziergänge, Joggen)
→ Selbstmassagen mit Öl
→ Entspannungsverfahren zur geistigen Reinigung
→ Social-Media- und Nachrichten-Detox

## 4. Aufbau der Darmflora

Eine gesunde Darmschleimhaut ist mit einer dicken Mukusschicht überzogen. Der Mukus ist ein wichtiger Bestandteil der Barrierefunktion des Darms. Er sorgt dafür, dass unsere Darmbakterien genügend Abstand zum Darmepithel halten, um die dort ansässigen Immunzellen nicht permanent zu reizen und so einen entzündlichen Prozess auszulösen.

Erkrankungen, wie zum Beispiel chronisch-entzündliche Darmerkrankungen, werden häufig von einer reduzierten Mukusschicht begleitet. Unsere Darmschleimhautzellen werden innerhalb von drei Tagen vollständig erneuert, einige werden sogar schon nach 36 Stunden ausgetauscht. Um diese große Stoffwechselleistung zu bewältigen, benötigt unser Darm Mikronährstoffe wie Zink, Vitamin A, B-Vitamine, vor allem Biotin und Niacin. Auch die Aminosäure L-Glutamin ist eine wichtige Energiequelle für unsere Darmschleimhaut. Bevor du erwägst, Nahrungsergänzungsmittel zuzuführen, spreche bitte mit deinem/deiner behandelnden Ärzt*in. Die Nährstoffe werden in den meisten Fällen über eine vielfältige Ernährung ausreichend zugeführt.

Nach der zweiten Woche solltest du deinen Darm unterstützen und auf probiotische Lebensmittel achten, gegebenenfalls ein Probiotikum bis zu drei Monaten einsetzen. Die Meinungen zu Probiotika und ihrer Wirksamkeit von sind kontrovers, die Forschung auf diesem Gebiet noch sehr jung. Ich habe gute Erfahrungen damit gemacht, sie für einen begrenzten Zeitraum bei spezifischen Verdauungsbeschwerden nach Antibiotika-Einnahme, Verstopfung oder Durchfall einzusetzen. Von einer längerfristigen Einnahme ist abzuraten. Probiotische Lebensmittel sollten dagegen regelmäßig auf deinem Speiseplan stehen. Beim Einsatz von Probiotika lohnt sich die Rücksprache mit deinem/deiner behandelnden Ärzt*in oder Therapeut*in da für verschiedene Indikationen verschiedene Bakterienstämme benötigt werden. Die zugeführten Probiotika möchten natürlich auch »gefüttert« werden in Form von Ballaststoffen (mehr dazu auf S. 92f.).

## Pro- und Präbiotika

Präbiotika sind Futter für deine Darmbakterien. Wir finden diese Ballaststoffe in Pflanzenfasern, wobei nicht alle Ballaststoffarten Präbiotika sind. Die Hauptquellen sind Frukto-Oligosaccharide und Galakto-Oligosaccharide. Du findest sie in Obst, Gemüse, Getreide, Nüssen, Hülsenfrüchten und sogar in Tee.

- Früchte: Aprikosen, Grapefruit, Nektarinen, Granatapfel, Wassermelone, getrocknete Feigen, getrocknete Mango
- Gemüse: Artischocke, Spargel, Rote Bete, Rosenkohl, Chicorée, Fenchel, Knoblauch, Zwiebeln, Topinambur, Pastinake
- Getreide & Nüsse: Mandeln, Amarant Cashewkerne, Haselnüsse, Pistazien, Roggen, Dinkel, Gerste
- Hülsenfrüchte & Co.: Schwarze Bohnen, Kichererbsen, Chai-Tee, Kamillentee, Fencheltee, Löwenzahntee, Seidentofu

Probiotika sind gute Bakterien, die in unserem Darm willkommen sind.

Diese lebenden Mikroorganismen, wie Bakterienstämme (z. B. Lacto- und Bifidobakterien), findest du in fermentierten Lebensmitteln wie Sauerkraut, Kombucha, Kefir, Kimchi, Naturjoghurt.

Bereiten dir fermentierte Lebensmittel Probleme, solltest du mit deinem/deiner Ärzt*in oder Therapeut*in den Einsatz eines Probiotikums in Pulverform besprechen.

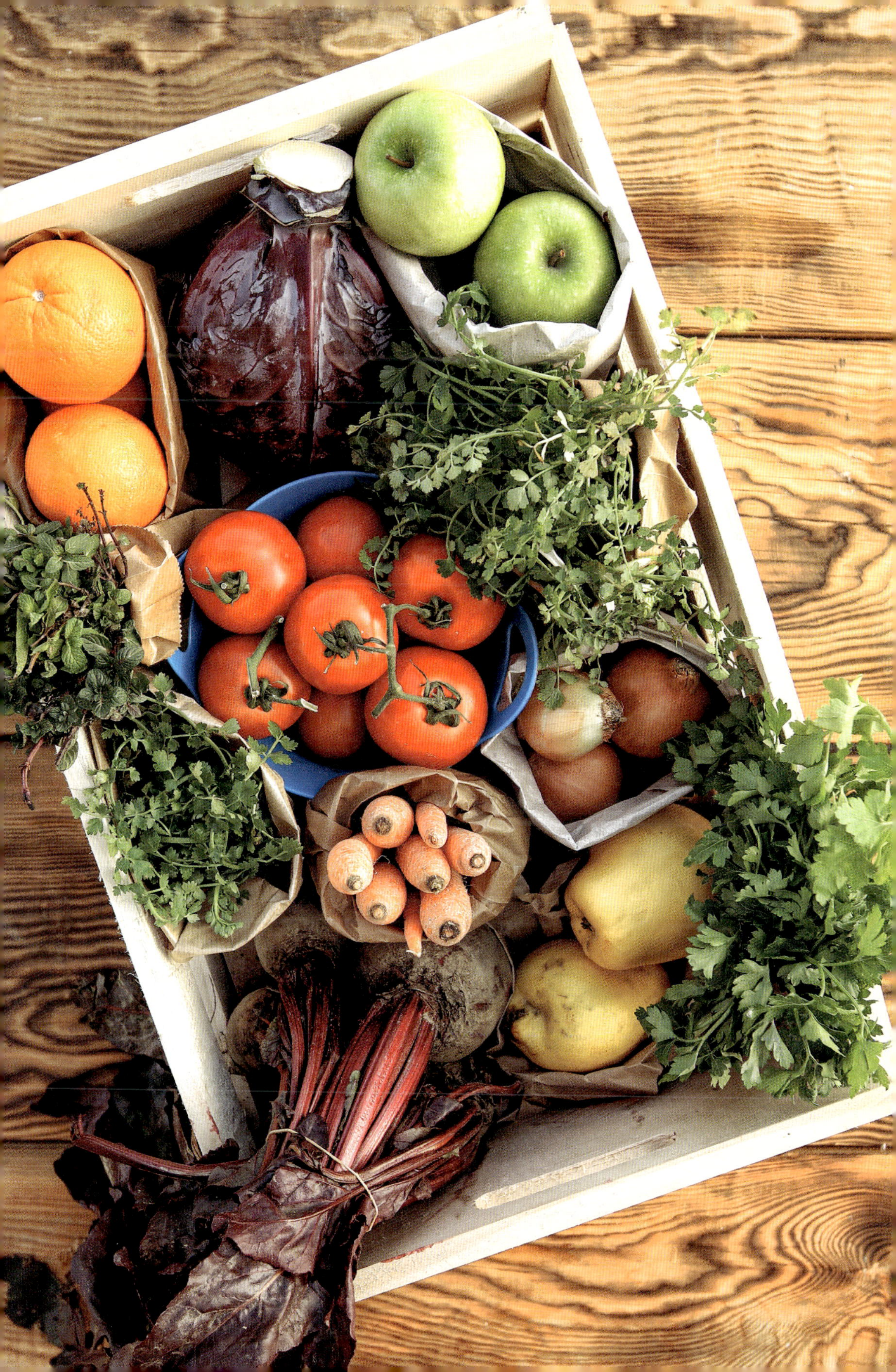

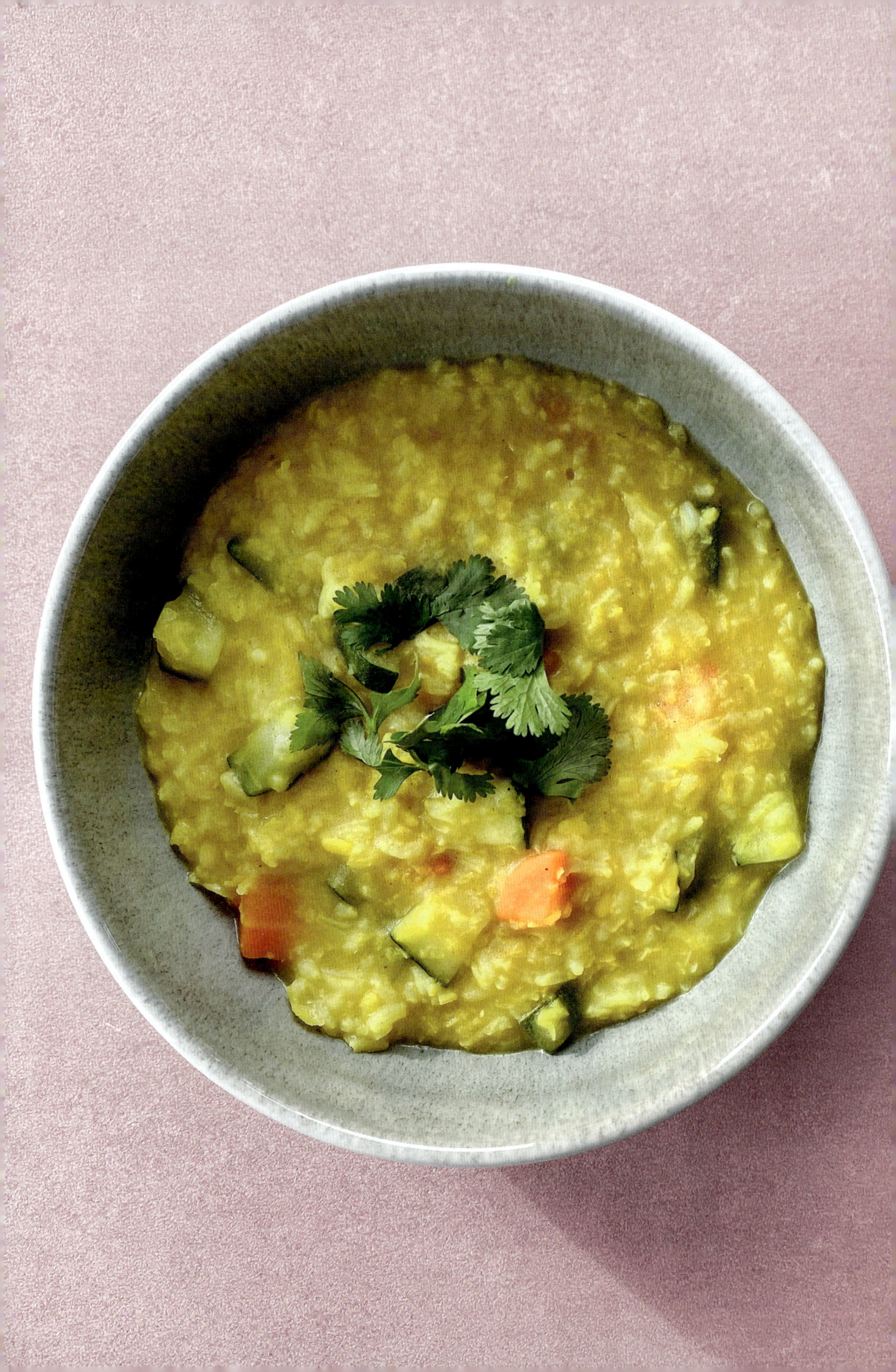

*Ayurvedisches*

# KITCHARI

## Zutaten

» 1 Karotte
» 1 Zucchini
» 300g Mung dal
» 300g Basmati-Reis
» 1 EL Ghee oder Kokosöl
» 1 Stück frischer Ingwer, gehackt
» 4 Kardamomkapseln
» 1 Lorbeerblatt
» 1 Nelke
» 1 Zimtstange
» 1 TL Kurkuma
» 1 TL gemahlener Koriander
» eine Prise Salz
» ggf. frischer Koriander

» Karotte schalen und mit Zucchini in feine Würfel schneiden.

» Mung Dal und Basmati-Reis waschen.

» In einem Topf etwas Ghee erhitzen und Ingwer, Kardamomkapseln, Lorbeerblatt, Nelke und Zimtstange anschwitzen. Kurkuma und Koriander dazugeben und umrühren.

» Mung Dal und Reis in den Topf geben und mit ca. 3 Liter Wasser für 5 Minuten bei starker Hitze kochen lassen. Hitze reduzieren, Möhren und Zucchini dazugeben und bei kleiner Hitze ca. 20 Minuten köcheln lassen.

» Erst direkt vor dem Servieren umrühren und die festen Bestandteile der Gewürze entfernen. Mit etwas Salz abschmecken und mit frischem Koriander garnieren.

# Dincharya
## TÄGLICHE ROUTINEN

Ein gesunder Lebensstil ist wichtig, um den Herausforderungen unserer sich ständig verändernden Welt standzuhalten. Meist ist uns bewusst, wie wichtig kleine Routinen im Alltag sind, wir setzen sie jedoch selten um. Im Sanskrit wird der Tagesablauf Dincharya genannt. Din heißt »Tag« und acharyas »folgen«. Dincharya, also die gesundheitsfördernde Tagesroutine, ist eine der besten Möglichkeiten, um im Gleichgewicht zu bleiben. Denn neben der Ernährung spielen Stress, Schlaf und Bewegung eine große Rolle für deine Darmgesundheit. Aber schenken wir diesen Faktoren in unserem Alltag genug Aufmerksamkeit? Mit täglichen Routinen kannst du in diesen Bereichen Leichtigkeit kreieren und zu einem sie stärkenden Umgang finden. Mein früherer Lebensstil hat sich damals gar nicht so stressig angefühlt. Ich habe es sogar geliebt, immer auf Achse zu sein, viel Sport zu treiben und alles möglichst schnell zu erledigen. Meinem Naturell entspricht es, schnell unterwegs zu sein. Ich war es gewohnt, unter Anspannung durch den Tag zu gehen, habe meinen ungeliebten Bürojob möglichst schnell erledigt und war heilfroh, als ich irgendwann im Außendienst gelandet bin und noch flexibler von A nach B düsen konnte. Mein Körper hat sich angepasst und dieser selbst gemachte Leistungsdruck wurde zu meiner Gewohnheit. Wenn wir zu viel Druck auf einen Gegenstand ausüben, kann er je nach Widerstandskraft früher oder später brechen. Ungefähr zehn Jahre hat es bei mir gedauert, bis ich »gebrochen« bin. Vielleicht fühlst du dich beim Thema Stress nicht angesprochen, vielleicht schläfst du auch wie ein zufriedenes Baby und bewegst dich ausreichend, aber nicht exzessiv – wunderbar. Es sind neben der Ernährung einfach die Bereiche, die wir uns anschauen sollten, wenn wir uns eine unbeschwerte Verdauung wünschen. Das Stressempfinden ist dabei sehr individuell. Etwas Stress von Zeit zu Zeit ist nicht schädlich, positiver Stress (Eustress) kann sogar motivierend und aufmerksamkeitssteigernd sein. Es ist der chronische, unterschwellige Stress, der sich über Symptome wie Verdauungsstörungen, Schlaflosigkeit oder Stimmungsschwankungen äußern kann. Die darmfreundlichste Ernährung wird deinem Darm somit nicht helfen, wenn du zu wenig schläfst, dich zu wenig oder zu viel bewegst und emotionaler oder physischer Stress auf der Tagesordnung steht. Bereits zwei Tage mit unzureichendem Schlaf wirken sich nachweislich negativ auf unser Mikrobiom aus. Da durch einen unzureichenden Schlaf Stresshormone im Körper ansteigen, kann sich das bei Menschen mit einer sensiblen Verdauung in einer Steigerung der Symptome äußern. Zudem beeinflusst Schlafmangel auch das Hunger- und Sättigungsgefühl, weshalb man in einem müden Zustand oft schlechtere Ernährungsentscheidungen trifft und mehr Kalorien zu sich nimmt. Auch das Immunsystem wird geschwächt. Ich hatte in meiner Erschöpfungsphase heftige Schafstörungen mit nächtlichen Panikattacken. Schwirren mir viele Gedanken durch den Kopf und ist der Tag zu vollgepackt, habe ich auch heute noch manchmal Schwierigkeiten einzuschlafen. Dafür ist dann ein erhöhtes Vata verantwortlich. Zu einem gewissen Grad sind solche Phasen zu tolerieren und ich bin die Letzte, die im Bereich Gesundheit Perfektion vermitteln will. Es kommt, wie bei allem, auch hier auf das Gleichgewicht an. Wir sollten ehrlich hinschauen, uns unsere Schwächen und schlechten Gewohnheiten eingestehen und in den Bereichen, wo es uns selbst schwerfällt, etwas zu ändern, offen sein für genau diese Veränderung. Wenn wir dabei noch unsere individuelle Konstitution berücksichtigen und so einen liebevollen Blick auf uns richten, etablieren wir neue Routinen genau im richtigen Maße für uns.

## Tipps für einen gesunden Schlaf

- Schlafzimmer: Schaffe eine gute Atmosphäre in deinem Schlafzimmer, kühle Raumtemperatur, Ordnung und Dunkelheit.
- Schlafenszeiten: Versuche immer zur gleichen Uhrzeit ins Bett zu gehen.
- Technik: Versuche keine elektronischen Geräte in deinem Schlafzimmer zu nutzen oder schalte sie rechtzeitig vor dem Schlafengehen ab.
- Morgenlicht: Schaffe zuerst natürliches Licht im Raum nach dem Aufstehen, bevor du dich künstlichem Licht aussetzt.
- Powernap: Schlafen am Tag fördert Kapha und sollte nicht zu lange dauern, um Einschlafstörungen am Abend zu vermeiden.
- Koffein: Vermeide koffeinhaltige Getränke nach 15 Uhr.
- Abendessen: Mit einem leeren oder zu vollen Bauch schläft es sich nicht gut. Zwei bis drei Stunden vor dem Schlafengehen solltest du die letzte Mahlzeit gegessen haben. Ab 22 Uhr ist Pitta-Zeit, in der dein Körper reparieren und regenerieren möchte und nicht mehr mit der Verwertung des Abendessens beschäftigt sein sollte.
- Abendroutine: Eine Meditation, Yin Yoga, eine Fußmassage mit ätherischen Ölen oder Lesen können einen gesunden Schlaf fördern.

Falls es dir wie mir geht und du schlecht einschlafen kannst an Tagen, an denen du dich sorgst, erlaube dir, deinen Sorgen tagsüber Ausdruck zu verleihen. Sprich über deine Sorgen oder schreibe deine Gedanken auf. Vermeide allerdings schwere Gespräche kurz vor dem Schlafengehen.

Deinen Lebensstil anhand der Dosha-Uhr auszurichten, kann dir helfen, mehr in Einklang mit der Natur und den Elementen zu leben. Ein gewisser Tagesrhythmus ist für die Erhaltung der Gesundheit sehr förderlich. Gewisse Routinen tagsüber können dir helfen, deine individuelle Konstitution wieder ins Gleichgewicht zu bringen. Auch deine Verdauung und die Resorption deiner Nahrung werden durch Regelmäßigkeit gefördert, ebenso wie deine Disziplin, Selbstachtung, Glück und innerer Frieden. Bleibe beim Aufbau deiner Routinen flexibel und lasse dir von ihnen Lebensqualität schenken anstatt rauben. Gerade im Schichtdienst oder bei häufigen Reisen erscheint es schwierig,

Routinen zu etablieren, doch die kleinsten Routinen bringen viel Stabilität für das Verdauungsfeuer.

Gewohnheiten, die deinen natürlichen Rhythmus aus dem Gleichgewicht bringen können, sind:

1. zu frühes oder zu spätes Aufwachen

2. falsche Essgewohnheiten

3. zu langes Wachbleiben am Abend

4. Stress

5. ein unregelmäßiger Stuhlgang

Bist du gerade in einer Lebenssituation, in der eine prägende Routine notwendig ist, die dich mit deinen Bedürfnissen fest verbindet, um deine Beschwerden zu lindern? Dann wird es auch Phasen geben, in denen es dir so gut geht, dass du das Gefühl hast, all das nicht zu brauchen. Oft ist es gerade in letzteren Phasen sehr kraftvoll, gewisse Bausteine beizubehalten, um langfristig mit einem stabilen Verdauungsfeuer dein Essen genießen zu können.

## Die Dosha-Uhr

Hast du von Menschen schon mal den Satz gehört: »Mein Körper funktioniert wie ein Uhrwerk«? Wenn du dich im Gleichgewicht befindest, kannst du dies wirklich beobachten. Im Ayurveda wird jedem Organ im 24-Stunden-Rhythmus eine bestimmte Zeit zugeordnet, in der es optimal funktioniert (biologische Uhr). Am Morgen beispielsweise ist die Zeit der Lunge, der Mittag die Zeit des Magens, der Nachmittag die Zeit der Leber und am Spätnachmittag sind Dickdarm und Nieren auf der Höhe ihrer Leistungsfähigkeit. Du kannst anhand der Dosha-Uhr auch beobachten, wie dein Körper in Einklang mit den Doshas arbeitet.

In den frühen Morgenstunden kommt der Körper durch Vata in Bewegung und deine Ausscheidungsorgane werden gefordert. Wir gehen typischerweise nach dem Aufstehen zuerst auf die Toilette. Wenn du nach 6 Uhr aufwachst, kannst du vielleicht eine Trägheit spüren, die durch die Kapha-Energie verursacht wird. Fast jeder kennt das Phänomen, dass wir vor dem Weckerklingeln erwachen und uns recht wach fühlen, die Zeit bis zum Signalton aber gerne nutzen möchten und noch mal einschlummern. Klingelt der Wecker dann um kurz vor 7 oder später, fühlen wir uns wie gerädert. In der Kapha-Zeit wünscht sich der Körper Aktivierung und einen achtsamen Umgang mit dem Verdauungsfeuer. Ab 10 Uhr steigt die Pitta-Energie und wir können zur Mittagszeit gegen 12 Uhr die am schwersten verdauliche Mahlzeit des Tages zu uns nehmen. Am Nachmittag kannst du Vata fördern, indem du einen Spaziergang in der Natur unternimmst und einen warmen Tee mit einer süßen Note oder eine »goldene Milch« (ein traditionelles Getränk aus Pflanzenmilch, Kurkuma und Gewürzen) trinkst. Das Abendessen sollte nach ayurvedischer Empfehlung vor dem Sonnenuntergang gegessen werden. Ich empfehle immer, mindestens zwei bis drei Stunden vor dem Schlafengehen die letzte Mahlzeit zu verzehren. Warme, leichte Gerichte sind in der abendlichen Kapha-Zeit ab 18 Uhr zuträglicher als das klassische Abendbrot. So kann der Körper die Pitta-Stunden in der Nacht optimal nutzen, um alles zu verarbeiten und um zu regenerieren.

Die Dosha-Uhr kann auch deine täglichen Aktivitäten positiv beeinflussen. Beispielsweise sind die morgendlichen Kapha-Stunden sehr gut geeignet, um Dinge in eine Struktur zu bringen. Die Pitta-Zeit eignet sich hervorragend, um sich mit anderen auszutauschen. In der Vata-Zeit bist du besonders kreativ.

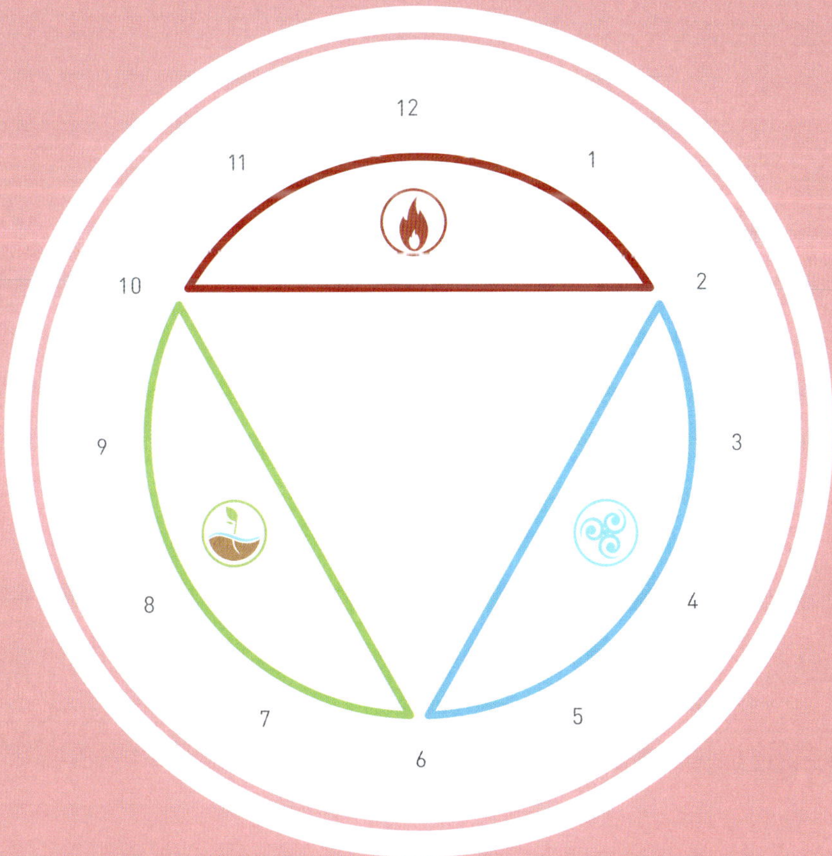


## Der tägliche Zyklus der Doshas

02:00 – 06:00 Uhr = Vata

06:00 – 10:00 Uhr = Kapha

10:00 – 14:00 Uhr = Pitta

14:00 – 18:00 Uhr = Vata

18:00 – 22:00 Uhr = Kapha

22:00 – 02:00 Uhr = Pitta

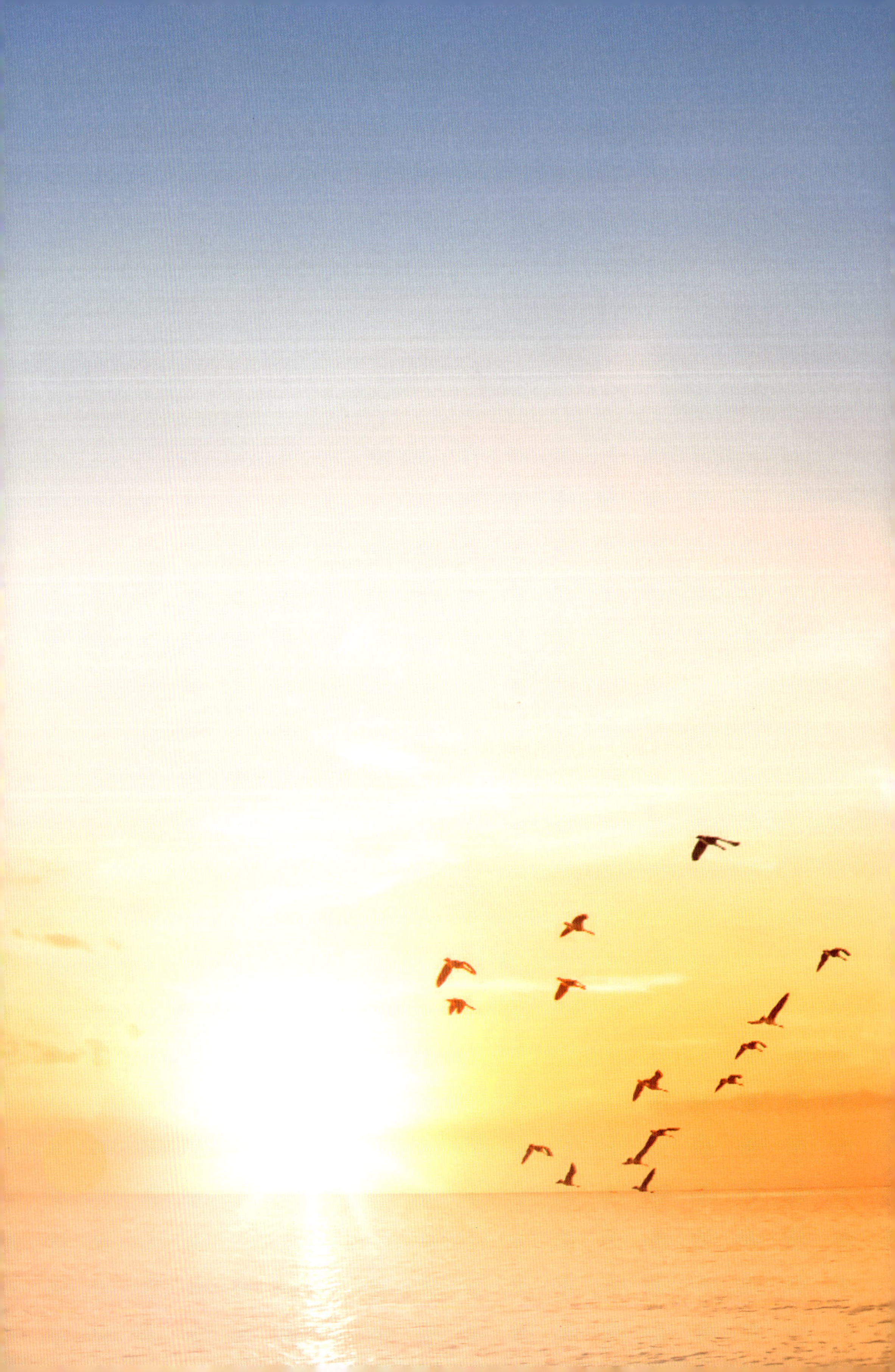

## Die ayurvedische Morgenroutine

Eine gewisse Morgenroutine zu praktizieren liegt sehr im Trend und wird im Bereich der Persönlichkeitsentwicklung häufig empfohlen. Diese Empfehlung finden wir auch im jahrtausendalten Ayurveda-Wissen. Die körperliche und mentale Reinigung erhält im Ayurveda einen hohen Stellenwert, da unser Körper so durchlässig wie möglich sein sollte, um die eigentliche Aufgabe, für die wir in diesem Leben hier sind, zu erledigen. Wir könnten auch von Seelenauftrag sprechen. Ein gereinigter Körper und Geist helfen, uns nicht von unseren Zielen ablenken zu lassen. Am Morgen Zähne zu putzen, zu duschen und frische Kleidung anzuziehen ist für uns das Normalste der Welt. Im Ayurveda wird jedoch nicht nur auf die äußerliche Reinigung Wert gelegt, sondern auch auf die innere und die mentale. Ein Glas warmes Wasser nach dem Aufstehen, Zungeschaben, Ölziehen und die Darmentleerung erweitern unsere bekannten Hygienemaßnahmen. Die Reinigung deiner Lungen durch Atemtechniken (Pranayama) und die mentale Hygiene durch Meditation runden das Ganze ab. Am Morgen nach dem Aufstehen schwingt unser Gehirn meist noch auf Alphawellen (8–12 Hz). Es ist das entspannte Stadium zwischen Schlafen und Wachsein. Wir empfinden eine wohlige Entspannung und eine positive Grundstimmung. Es kann das Gefühl von Einheit entstehen, der Einheit von Körper, Geist und Seele. Dieser Zustand ist eine wunderbare Voraussetzung, um in einer tiefen Meditation auf Thetawellen (4–7 Hz) zu schwingen. In diesem Zustand ist dein Unterbewusstsein aktiv, wir besitzen eine erhöhte Lern- und Erinnerungsfähigkeit, fühlen uns inspiriert und können Abstand nehmen von unseren Gedanken. Wir reinigen uns von negativen Gedanken und verbinden uns mit unserem Herzen. Diese physische und mentale Reinigung am Morgen nährt dich und stärkt dich über den ganzen Tag hinweg. Mit Dincharya bringst du deine biologische Uhr in Einklang.

### So könnte ein Tagesablauf für dich aussehen:

- frühes Aufstehen mit einer Erdungsübung am Morgen (siehe S. 166)
- Reinigung (Stuhlgang, Zähne putzen, Zunge schaben, Nasya Öl = zur Pflege der Nasenhaut, Ölmassage, duschen)
- lauwarmes Wasser trinken
- Morgenpraxis (Yoga, Meditation, Körperbewegungen)
- Frühstück
- Arbeit
- Mittagessen
- Spaziergang, kreative Arbeit, Treffen mit Freunden
- Abendessen
- Tag ausklingen lassen

Nicht zu vergessen ist, dass es hier um deinen Tag geht. Es ist deine Zeit, die mit das Kostbarste ist, was du in diesem Leben besitzt. Hast du dir schon mal Gedanken gemacht, wie ein optimaler Tag für dich aussehen könnte? Lasse bei dieser Frage deinen Verstand ganz außen vor und lasse dein Herz schreiben. Wenn du dir erlaubst, diese Frage ohne Grenzen im Kopf zu beantworten, findest du zu einem Tagesablauf und damit zu einem Leben, das dir wirklich gut tut.

- Wie sieht dein optimaler Tag aus?

KAPITEL 6

# BESCHWERDENGERECHTE *Ayurveda*-ERNÄHRUNG

Westliche Ernährungskonzepte sind oft sehr verkopft und unterdrücken die eigene Intuition. In diesem Kapitel erfährst du, wie du die ayurvedische Ernährungsweise undogmatisch und spielerisch anwenden kannst – für ein starkes Bauchgefühl und mehr Leichtigkeit in deiner Lebensmittelauswahl.

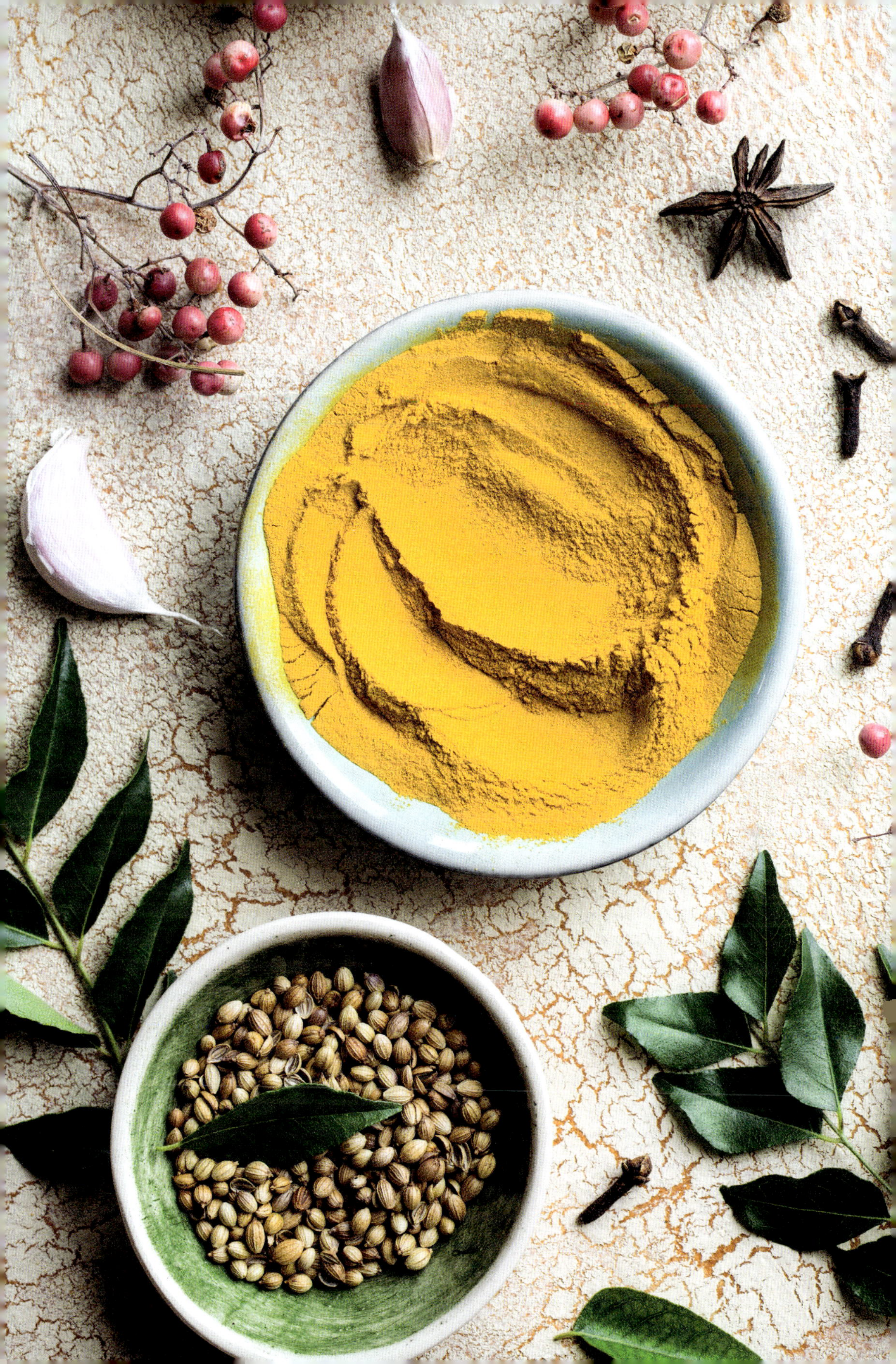

# Dosha-
# ERNÄHRUNG

Um die eigene Gesundheit langfristig aufrechtzuerhalten, bietet der Ayurveda fünf Wege: das Ausgleichen des Verdauungsfeuers, stabile Routinen und die konstitutionsgerechte Ernährung sowie eine spirituelle Praxis und Energiearbeit (darunter fallen für mich auch Yoga und Pranayama). Die Ernährung soll den Einzelnen unterstützen statt belasten. Oft erwarten wir Menschen von unserem Körper zu viel und schenken ihm erst Gehör, wenn er sich beschwert. Unterstützung sollte nicht erst geschehen, wenn körperliche Probleme einsetzen, sondern sollte eine Grundvoraussetzung des täglichen Handelns sein. Hier setzen die ayurvedischen Routinen an, die du schon kennengelernt hast. Wir streben im Ayurveda somit keine bestimmte Ernährungsform an, auf die der Körper dann bitte reibungslos und mit optimaler Gesundheit reagieren soll, sondern wir beobachten, nehmen wahr und reagieren entsprechend auf unsere individuellen Bedürfnisse. Hier sei anzumerken, dass das Verlangen nach verarbeiteten Produkten oder Süßigkeiten meist nicht das wahre, zumindest nicht das natürliche Bedürfnis ist. Im Kapitel über die Geschmacksrichtungen wirst du erfahren, warum der Körper den süßen Geschmack verlangt.

## Berücksichtige deine Einzigartigkeit

Der Ayurveda fördert in allen Bereichen die Einzigartigkeit des Menschen. Unsere Einzigartigkeit anzuerkennen und zu unterstützen ist das Heilsamste für unser individuelles Sein. Wenn du die einzelnen Elemente in deinem Körper wahrnehmen kannst und sie in Beziehung zu den Dosha-Eigenschaften deiner Nahrungsmittel setzt, kannst du für dich eine intuitive Ernährungsform schaffen, bei der du unabhängig wirst von Empfehlungen von außen, weil du selbst am besten spürst, was du wirklich brauchst. Mit der Auswahl deiner Nahrungsmittel, deinem Lebensstil sowie deinen Gedanken kannst du so das Gleichgewicht innerhalb deiner eigenen Konstitution anstreben. Je nachdem, welches Dosha bei dir aktuell vorherrscht, kannst du dir dessen Elemente vor Augen führen und dann bewusst in deinem Lebens- und Ernährungsstil die Elemente mit entgegengesetzten Eigenschaften fördern und so zu mehr Balance finden. Beispielsweise kannst du bei einem Anstieg der Elemente Raum und Luft (Vata-Dosha) und der dazugehörigen Eigenschaften Kälte und Trockenheit deine Ernährung sehr saftig und warm gestalten oder dich bei einem schönen Waldspaziergang mit der Erde verbinden.

Keine Sorge, es ist nicht nötig, dass wir immer zu 100% wissen und spüren, was wir genau brauchen. Es ist auch nicht nötig, jede Körperempfindung auf die Goldwaage zu legen. Es ist das Selbstvertrauen, das du dir aufbaust, welches dich durch den Prozess leitet. Denke mal an eine Person, der du wirklich vertraust. Was bringt diese Person mit? Zuverlässigkeit, Ehrlichkeit, Gewissenhaftigkeit, Loyalität, Liebe? Das sind alles Eigenschaften, die du in der Beziehung zu dir selbst kultivieren kannst, um das gleiche

Vertrauen in dein Sein zu erfahren, wie du es von einer vertrauensvollen Person gewohnt bist. Sobald sich dieses Vertrauen auf deine Ernährungsentscheidungen auswirkt, wirst du mehr Stärke, Kraft und Energie durch deine Ernährung bekommen, dich dadurch fitter und gesünder fühlen.

Bei den folgenden Ausführungen zur beschwerdengerechten Ernährung sind Lebensmittel aufgelistet, die zuträglich sind für die Linderung der Beschwerden, und solche, die weniger zuträglich sind. Das bedeutet nicht, dass die weniger zuträglichen Lebensmittel ungesund sind oder keinen Gesundheitseffekt haben. Es bedeutet lediglich, dass sie die Eigenschaften der Doshas fördern, die vorherrschend sind bei dem speziellen Beschwerdebild. Nicht mehr und nicht weniger. Du solltest demnach die Lebensmittel nicht in die Schublade »verboten« oder »unverträglich« stecken und dir die Möglichkeit vorbehalten, zu einem späteren Zeitpunkt genau diese Lebensmittel gut zu vertragen. Es wird auch Lebensmittel oder Zubereitungsformen geben, die dir nie guttun werden, und andere, die du immer gut verträgst, obwohl sie gar nicht empfohlen sind. Deine wichtigsten Indikatoren bleiben dabei wieder dein Wohlbefinden und dein Verdauungsfeuer.

Ein Beispiel: Mit der zeitweisen allgemeinen Empfehlung von grünen Säften oder Smoothies am Morgen als Optimum für die Gesundheit konnte ich nicht wirklich viel anfangen. Dabei liebe ich den gesunden Geschmack und die Farbe Grün im Essen gefällt mir auch. Einen kalten Saft auf nüchternen Magen zu trinken bekommt mir allerdings überhaupt nicht gut. Ich habe Tage, an denen ich zur Pitta-Zeit (ab 10 Uhr) frühstücke und mein Verdauungsfeuer bereits so richtig angeheizt ist. Dann kann es sein, dass ich Lust auf einen grünen Saft habe. Morgens um 8 Uhr ist das selten der Fall. Etwas mit Widerwillen oder einem schlechten Gefühl zu tun, kann nicht förderlich sein, auch wenn ein grüner Smoothie, objektiv betrachtet, gute Inhaltsstoffe enthält. Du wirst solche Momente kennen: Wir versuchen die gängigen Gesundheitsempfehlungen umzusetzen, trinken beispielsweise die grünen Smoothies, und fühlen uns schlecht, wenn wir am dritten Tag keinen einzigen Schluck davon mehr runterbekommen. Tauchen dann die nächsten Beschwerden auf, verurteilen wir uns und suchen die Schuld darin, die grüne Saftkur am Morgen nicht durchgehalten zu haben. Was dir wirklich Beschwerden bereitet, ist nicht die Tatsache, dass du grüne Säfte nur ab und zu und lieber mittags verzehrst, sondern die Unsicherheit bei der ursprünglichen Auswahl deiner Ernährung. Heute weiß ich, dass ein grüner Saft nur nährend für mich ist, wenn ich ihn ab und zu zur Mittagszeit trinke ohne rohe Obstkomponenten. Für meinen hohen Vata-Anteil ist es einfach schwierig, so viel Rohkost zu verzehren, ohne mit einem Blähbauch zu reagieren.

Wenn ich einen Blähbauch habe, mich unwohl fühle und negative Gedanken auftauchen, kann der grüne Saft dann noch als gesund für mich bezeichnet werden?

Das umfangreiche Ernährungswissen, das wir in unserer Gesellschaft besitzen, ist sehr wertvoll, aber es wird dich nicht zu einer unbeschwerten Ernährung führen, wenn du es nicht für dich hinterfragst und anpasst. Die folgenden Lebensmittel-Listen sind demnach keine Vorgabe, sondern sollen dich in deinen eigenen Beobachtungen unterstützen. Sie helfen dir, die vorherrschenden Elemente bei deinem Beschwerdebild auszugleichen. Streiche also die unzuträglichen Lebensmittel nicht gänzlich von deinem Speiseplan, sondern verzehre sie bewusst in Momenten, in denen du spürst, dass dein Körper gut damit umgehen kann. So wie ich das zum Beispiel bei Rohkost mache.

Der Ayurveda legt sehr viel Wert darauf, die Natur als Geschenk für unsere Gesundheit anzunehmen. Frische Lebensmittel werden passend zum individuellen Dosha-Typ, zu den Tageszeiten, zu den Jahreszeiten und zu den Beschwerden sprich der Verdauungskraft ausgewählt. Je nach Geschmacksrichtung werden sie nach ihrer Wirkung auf die Elemente (die Dosha-Typen), die in uns herrschen, klassifiziert, wodurch es möglich wird, ein gesundheitliches Gleichgewicht zu erreichen. Das Zuträgliche in der richtigen Menge, zur rechten Zeit, in guter Art und Weise zu essen kann dazu beitragen, Krankheiten zu vermeiden und Beschwerden zu lindern. Kräuter und Gewürze haben dabei einen hohen Stellenwert ebenso wie das Zubereiten der Nahrungsmittel. Das ist ein Aspekt, der in der wissenschaftlichen Ernährungstherapie mehr Bedeutung bekommen sollte.

Im Ayurveda lesen wir beständig, dass die Ernährung leicht verdaulich sein soll, um den Organismus nicht zu belasten. Es kann schnell das Gefühl entstehen, dass wir nur noch warme Gemüse-Currys, Suppen und indisches Dal essen sollten, damit wir uns unbeschwert fühlen. Dem ist nicht so. Dein Darm wünscht sich auch keine langanhaltende Entlastung in Form von Suppen oder Haferbrei. Es ist wichtig, die eigene Balance zu finden zwischen ballaststoffreicher Kost, die wichtig ist für unser Mikrobiom, und leicht verdaulichen Speisen, die dem Darm auch mal eine Pause gönnen.

## Warum sind Ballaststoffe so wichtig für deine Darmgesundheit?

Ballaststoffe gehören der Gruppe der Kohlenhydrate an, werden aber nicht wie die meisten Kohlenhydrate bereits im Dünndarm absorbiert, sondern wandern in den Dickdarm und versorgen deine hungrigen Darmbakterien. Diese produzieren daraus kurzkettige Fettsäuren wie Acetat, Propionat und Butyrat. Die Fettsäuren haben wiederum wichtige Funktionen. Sie tragen zum Aufbau unserer Darmschleimhaut bei, sie unterstützen die Bewegungen im Dickdarm, stimulieren unser Immunsystem, sind an der Regulierung des Blutzuckers beteiligt, an der Freisetzung von Darmhormonen und beeinflussen so direkt unser Fettgewebe, die Leber und sogar unser Gehirn.

1. Sie sind das Futter für unsere Darmbakterien.
2. Sie verdicken unseren Darminhalt.
3. Sie formen unseren Stuhlgang.
4. Sie lassen unsere Darmmuskeln arbeiten.
5. Sie regulieren unsere Stuhlgewohnheiten, helfen bei Verstopfung genauso wie bei übermäßigem Stuhlgang.
6. Sie regulieren den Blutzucker und können helfen den Cholesterinspiegel zu senken.

Du findest verschiedene Arten von Ballaststoffen in pflanzlichen Lebensmitteln wie Vollkorngetreide, Hülsenfrüchte, Gemüse, Früchte, Nüsse und Samen. Da es über 100 verschiedene Ballaststoffarten gibt, sollten wir sie aus unterschiedlichen Quellen der oben genannten Lebensmittelgruppen ziehen. Die Vielfalt macht es. Auch wenn das anfängliche Ausgleichen deines Verdauungsfeuers die Mahlzeiten etwas leichter gestaltet, lohnt es sich, nach und nach deine Ernährung wieder ganz vielfältig zu gestalten und keine Gruppen komplett auszuschließen. Macht dir das Klebereiweiß Gluten Probleme, kannst du auf Hirse, Amarant, Quinoa, Vollkornreis, Buchweizen und glutenfreien Hafer zurückgreifen. Gerade die Ballaststoffe aus Vollkorngetreide haben nachweislich gesundheitliche Vorteile und senken zum Beispiel das Brustkrebsrisiko bei Frauen deutlicher als Ballaststoffe aus Obst und Gemüse. Dafür bringen uns Obst und Gemüse Vitamine, Mineralstoffe und Polyphenole, die sehr wichtig sind für unsere Gesundheit. Wir sollten einfach immer bedenken, dass wir komplexe Lebensmittel, im besten Fall aus jeder der oben genannten Gruppen, essen und keine einzelnen Nährstoffe.

### Wie viele Ballaststoffe braucht ein gesunder Darm?

Anfangs solltest du deinem Darm Zeit geben, sich an die erhöhte Ballaststoffzufuhr zu gewöhnen. Für jeden Menschen ist die verträgliche Menge individuell unterschiedlich. Als Richtwert gilt: Fünf Portionen Gemüse, zwei Portionen Obst, drei Portionen Vollkorngetreide und zwei Portionen Nüsse, Samen oder Hülsenfrüchte decken den empfohlenen Bedarf an 30 g Ballaststoffe pro Tag. Hört sich viel an, oder? Macht deine Verdauung gerade Beschwerden oder bist du vom Reizdarmsyndrom betroffen, kann diese Menge deine sensible Verdauung vielleicht belasten. Ist das bei dir der Fall, durchlaufe erst die Hilfestellungen in Kapitel 3, bevor du dich im Anschluss an die Erhöhung der Ballaststoffe wagst. Die genannten Mengen sind das Ziel. Solltest du sogar mehr als 30 g Ballaststoffe täglich ohne Beschwerden verzehren, ist das sehr positiv zu werten. Dein Darm freut sich. Erhöhen wir den Ballaststoffgehalt in unserer Ernährung, sollten wir auch die Flüssigkeitszufuhr im Auge behalten. Flüssigkeitsmangel könnte sogar zu Verstopfungen führen.

Bei den Portionsgrößen kannst du deine Hände als Orientierung verwenden. Ich persönlich würde vom genauen Wiegen und Berechnen der Nahrungsmengen abraten, es sei denn, es ist bei speziellen Krankheitsbildern erforderlich. Meist entfernt uns das Abwiegen von unserer Intuition, die wir ja stärken wollen. Die Hände als Maßstab sind individuell angepasst und können anfangs bei der Einschätzung der Portionsgrößen Hilfe leisten. Betrachte dafür deine Handinnenflächen (die Finger lassen wir außen vor). Die Größe beider Handinnenflächen entspricht einer Gemüseportion. Eine Handinnenfläche entspricht einer Portion Obst, eine Handinnenfläche einer Portion Hülsenfrüchte, eine halbe Handinnenfläche einer Portion Nüsse und Samen und eine große Handinnenfläche (bis zu den Ansätzen der Finger) einer Portion Vollkorngetreide.

## Ayurveda-Ernährung

- typgerecht
- Zyklen des Lebens werden berücksichtigt
- undogmatisch, kreativ
- unterscheidet zwischen körperlichen, emotionalen und geistigen Wirkungsweisen
- alltagsgerecht
- wird als Medizin betrachtet

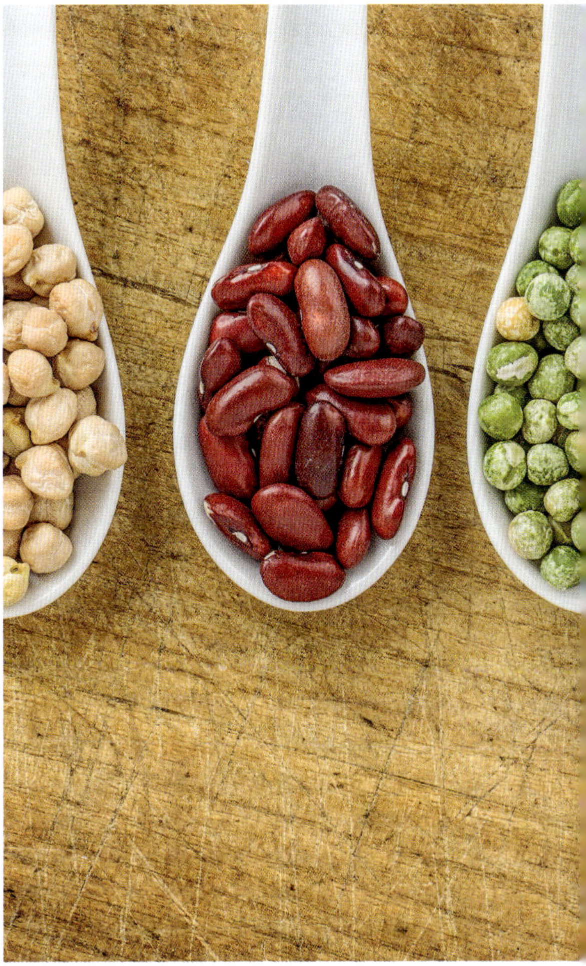

# Dein Start

## IN EINE UNBESCHWERTE ERNÄHRUNG

Ayurveda stammt zwar aus Indien, aber du brauchst keine indischen Gerichte zu kochen, um die Prinzipien des Ayurveda zu leben. Die Weisheitslehre möchte sogar, dass wir Saisonalität und Regionalität beachten genauso wie Genuss und Freude empfinden beim Essen. Du kannst trotzdem ein Ayurvedi werden, auch wenn du die indische Küche überhaupt nicht magst. Zur Umsetzung der Ayurveda-Ernährung sind acht Wirkfaktoren zu beachten:

1. **Pakriti** – die Eigenschaften der Nahrung
2. **Karana** – die Zubereitung der Nahrung
3. **Samyoga** – die Kombination von Nahrungsmitteln
4. **Rashi** – die Menge der Nahrung
5. **Desha** – die Herkunft der Nahrung
6. **Kala** – die Zeit der Nahrungseinnahme
7. **Upeyoga Sanstha** – die Art der Einnahme
8. **Upyokta** – die Emotionen, während du isst

- Welcher Aspekt darf noch mehr Einzug finden in deine tägliche Ernährung?

Belasten dich gerade viele Verdauungsbeschwerden, ist es empfehlenswert, dein Verdauungsfeuer erst einmal auszugleichen und deine Nahrung wirklich leicht verdaulich zu gestalten. Das ist auch genau das, was die Karenzzeit bei Nahrungsmittelunverträglichkeiten leistet. Aber was bedeutet leicht verdaulich überhaupt?

Generell sind kohlenhydratreiche Lebensmittel leichter verdaulich als fett- oder proteinhaltige. Ein hoher Ballaststoffgehalt kann dazu führen, dass Lebensmittel schwerer verdaulich sind. Kochen, Dünsten, Dämpfen und Braten in einer beschichteten Pfanne ohne Fett ist leichter verdaulich als das Braten in viel Fett, Rösten oder Frittieren. Fettarme Milch ist leichter verdaulich als Vollmilch, weichgekochte Eier leichter als hartgekochte, Salzkartoffeln leichter als fettige Bratkartoffeln, stilles Wasser leichter als kohlensäurehaltiges, ein gedünsteter Apfel leichter als ein roher. Wir kennen die Empfehlungen in der Ernährungstherapie auch unter dem Begriff leichte Vollkost. Anfänglich die Ernährung saftig und warm zu gestalten und Gemüse eher zu kochen als roh zu verzehren wird zu Beginn ein besseres Bauchgefühl bereiten. Es ist allerdings nicht nötig, nur noch warmes Porridge, Reis und gedünstetes Gemüse zu essen, um unbeschwert zu sein. Im Gegenteil. Das hätte langfristige negative Folgen für unsere Darmgesundheit. Unser Darm will sich bewegen und liebt die Vielfalt. Nach einer anfänglichen Schonfrist ist es deshalb wichtig, auch wieder komplexere Lebensmittel, Ballaststoffe und auch mal einen kalten Salat zur Mittagszeit zu essen, sonst gewöhnt sich dein Darm an die »wenige Arbeit« und die Verdauung wird immer sensibler. Mir begegnet es sehr oft, dass viele im Ayurveda erste Hilfe finden, die Ernährung dann über einen langen Zeitraum sehr leicht gestaltet wird, sprich zu viel heller Reis, wenig Proteine und alles verkocht. Das ist wiederum nicht gut für unsere Darmgesundheit und unser Mikrobiom.

Es ist keine Frage, dass proteinreiche, komplexe Mahlzeiten am Abend wenig förderlich sind. Aber genauso wenig förderlich ist es, morgens, mittags und abends nur eine Gemüsesuppe zu essen. Du spürst mit der Zeit immer mehr, wann dein Verdauungsfeuer überlastet ist und wann dir ein Essen ein gutes Bauchgefühl bereitet. Spätestens nach den Entlastungstagen mit Kitchari baust du ein Gespür dafür auf. Ist dein Verdauungsfeuer entlastet, stärken wir es langfristig mit guten Ballaststoffen, Polyphenolen, Nährstoffen und probiotischen Lebensmitteln, gesunden Fetten und Proteinen. Du kannst es dir als das Holz vorstellen, das die Feuerstelle am Lodern hält. Du findest diesen Schritt im Buch unter dem Punkt Darmaufbau nach deiner Entlastungwoche (S. 77). Aus diesem Grund mag ich es, auch auf mein Gemüse-Curry ein paar Kerne oder Samen zu geben und Reis in der Vollkornvariante zu wählen. Die Dosha-gerechte Ernährung kannst du anhand der folgenden Lebensmittel und dem parallelen Beobachten deines Bauchgefühls umsetzen. Dafür brauchst du nicht deinen exakten Dosha-Typ zu kennen, sondern schaust dir noch mal dein Beschwerdebild an und welches Ungleichgewicht (Vata, Pitta, Kapha) wahrscheinlich dafür ursächlich ist. Nach dieser Einordnung wählst du dann die entsprechende Liste aus. Hast du Beschwerden aus allen drei Kategorien, konzentriere dich auf den Dosha-Typ aus dem Testergebnis auf S. 26/27

## Ayurveda und vegetarische Ernährung

**Der Ayurveda empfiehlt eine naturbelassene, leicht verdauliche Ernährung. Per se folgen die Empfehlungen aber keiner strengen vegetarischen oder veganen Ernährungsform. Die Speisen sollten überwiegend leicht verdaulich sein, um das Verdauungsfeuer nicht zu belasten. Fleisch, Fisch und Eier gelten nach den alten Schriften als schwer verdaulich und werden deshalb nur in Maßen oder in besonderen Lebenssituationen und nach der individuellen Konstitution empfohlen(z. B. Kraftbrühen bei einer Krankheit durch eine Vata-Störung). Da der Ayurveda aus der gleichen Tradition wie der Yoga entspringt, der Samkhya-Philosophie, kennen wir als Ayurvedis auch das Prinzip von Ahimsa – der Gewaltlosigkeit. Das Töten oder Verzehren von Lebewesen ist demnach nicht erwünscht. Milch und Honig hingegen werden in Indien als sehr wertvoll betrachtet.**

**Früher war die Milch allerdings nicht so verarbeitet wie heutzutage bei uns und ethisch sicher vertretbarer. Wir sollten den Ayurveda an unsere moderne Lebensweise anpassen sowie unsere eigenen Werte berücksichtigen. Ich rufe mir immer wieder das Mantra YAT PINDE TAT BRAHMANDE in Erinnerung: Alles was ich tue, hat einen Einfluss. Wir Menschen haben das Bewusstsein, dass wir Tiere töten lassen, um sie zu verzehren. Je bewusster wir werden, desto mehr erkennen wir die Zusammenhänge aller Lebewesen, und desto schwerer wird es, Tiere zu essen. Ich habe mich dafür entschieden, dass ich so wenig wie möglich dazu beitrage, dass Tiere getötet werden. Meine Ernährung bleibt in dieser Hinsicht undogmatisch und flexibel je nach Lebensphase. Denn mein Hormonungleichgewicht und die damit einhergehende Schwäche hätte ich beispielsweise nicht ohne Eier und ab und zu Fisch überwinden können, und bevor ich vegane Gegenargumente erhalte: Ich bin ganz sicher, denn ich habe es versucht.**

# DIE BESTEN LEBENSMITTEL FÜR DAS VATA-DOSHA

Die Vata-Energie ist natürlicherweise kalt, trocken, beweglich, rau und benötigt deshalb Lebensmittel von der entgegengesetzten Qualität. Das bedeutet vermehrt warme, feuchte und ölige Lebensmittel. Lebensmittel dieser Eigenschaften gleichen ein Ungleichgewicht in Form von trockener Haut, Blähungen, Winden, unregelmäßigem Stuhlgang, Ängsten und Sorgen aus. Bei einem Vata-Ungleichgewicht solltest du regelmäßig essen. Die Getränke sollten ebenfalls warm sein. Ausgleichend wirken süße, saure und salzige Speisen. Vata-beruhigend sind alle süßen und wärmenden Gewürze wie Anis, Fenchel, Kreuzkümmel, frischer Ingwer, Senfsamen, Bockshornklee, Zimt, Kardamom, Süßholz, Asafoetida, Nelken, schwarzer Pfeffer (in kleinen Mengen) und Basilikum. Die anderen Gewürze kannst du der Liste entnehmen und in kleineren Mengen verwenden. Scharfe, bittere und herbe Lebensmittel sollten nur in Maßen konsumiert werden.

| Geeignete Früchte | | |
|---|---|---|
| Ananas | Grapefruit | Orangen |
| Äpfel (gekocht) | Kirschen | Papayas |
| Aprikosen (frisch) | Kiwi | Pfirsiche |
| Avocados | Kokosnüsse | Trauben |
| Bananen | Limetten | Zitronen |
| Beeren | Mangos | |
| Feigen (frisch, gekocht oder eingeweicht) | Melonen | |

| Früchte, die weniger zuträglich sind | | |
|---|---|---|
| Äpfel (roh) | Datteln (getrocknet) | Trockenobst |
| Birnen | Granatapfel | Wassermelone |

### Gemüse

Am besten verdaulich ist Gemüse, das bereits gekocht ist. Rohes Gemüse hat die Eigenschaften trocken, rau und kalt, was bereits viel Vata-Energie naturgemäß in sich trägt. Wenn du ein Lebensmittel isst, welches weniger geeignet ist, schau, dass es gekocht ist. Die Zubereitung mit Sesamöl und Senfsamen ist zu empfehlen. Wenn du rohes Gemüse oder Salat isst, dann am besten zur Mittagszeit, um dein Verdauungsfeuer optimal auszunutzen.

| Geeignetes Gemüse | | |
|---|---|---|
| Brunnenkresse | Knoblauch (gekocht) | Spinat (gekocht) |
| Erbsen (gekocht) | Kürbis | Süßkartoffeln |
| Koriandergrün | Pastinaken | Zucchini |
| Grüne Bohnen | Rote Beten | Zwiebeln (gekocht) |
| Gurken | Schwarze Oliven | |
| Karotten (gekocht) | Spargel | |

| Gemüse, das weniger zuträglich ist | | |
|---|---|---|
| rohes Gemüse | Kreuzblütler (Brokkoli, Blumenkohl, Rosenkohl, Weißkohl) | Auberginen |
| Tomaten | Pilze | rohe Zwiebeln |
| roher Knoblauch | | |

## Getreide

Menschen mit vielen Vata-Anteilen in der Konstitution können gut Getreide essen, da es leicht zu verdauen, erdend und süß im Geschmack ist. Getreide in der Vollkornvariante hilft dir, deine Energie zu halten und deine Hormone auszubalancieren, da es den Blutzucker nicht so sehr schwanken lässt.

Da manche Getreide auch viel Zucker enthalten, sind bei einem Vata-Ungleichgewicht nicht alle gleichermaßen zu empfehlen. Gerste beispielsweise hat eine kühlende Eigenschaft und wäre weniger gut geeignet. Es ist ebenso besser, das Getreide gekocht und warm zu essen und so naturbelassen wie möglich. Brot gehört hier nicht dazu, da es oft sehr verarbeitet ist und dadurch die Trockenheit im Körper verstärkt. Das Getreide vor dem Kochen einzuweichen macht es noch mal leichter verdaulich.

| Geeignetes Getreide | | |
|---|---|---|
| Basmati-Reis | Haferflocken (gekocht) | Quinoa |
| Vollkornreis | Wildreis | |

| Getreide, das nicht zuträglich ist |
|---|
| Jede Getreideart, wenn sie trocken, kalt oder gepufft ist. Außerdem können Buchweizen, Mais, Hirse und Roggen Vata erhöhen. |

## Hülsenfrüchte

Hülsenfrüchte stellen eine tolle pflanzliche Eiweißquelle dar und sie sind viel leichter zu verdauen als Fleisch. Manche Menschen können jedoch auch diese sehr schlecht verdauen und reagieren mit Blähungen und Winden. Da Hülsenfrüchte eine zusammenziehende Geschmackseigenschaft besitzen, können sie laut ayurvedischen Prinzipien den Körper austrocknen. Deshalb sollte man sich vorsichtig herantasten. Hülsenfrüchte sollten immer gekocht und mit ausreichend Gewürzen zubereitet werden.

| Geeignete Hülsenfrüchte | | |
|---|---|---|
| Schwarze und rote Linsen | Mung dal | Tofu (warm, gebraten oder gekocht) |

## Milchprodukte

Milchprodukte sind in den alten Schriften, den Veden, noch nicht so verteufelt wie aktuell. Die Milch damals war viel unbelasteter als heute und wurde nicht in solchen Mengen konsumiert. Wenn du Milch trinken möchtest, dann am besten eine Stunde vor oder nach jeglichem anderen Essen.

| Geeignete Milchprodukte | | |
|---|---|---|
| Ghee | Kefir | Naturjoghurt |
| Ziegenmilch, Ziegenkäse, Ziegenjoghurt | | |

| Milchprodukte, die weniger zuträglich sind | | |
|---|---|---|
| Eiscreme | Milchpulver | verarbeitete Milchprodukte |

## Nüsse und Samen

Nüsse und Samen sind ein großartiger Snack. Sie sind ölig, schwer und feucht und gleichen die Vata-Eigenschaften gut aus. Wenn du Nüsse wählst, dann unverarbeitete und ungesalzene. Mandeln sind am besten verträglich. Wenn du auf Nummer sicher gehen willst, dann weiche die Nüsse vor dem Verzehr über Nacht ein.

## Tierische Produkte

Die Vata-Konstitution kann von allen drei Doshas am besten tierisches Protein vertragen und je nach Schwächezustand kann es sogar zuträglich sein, beispielsweise Eier oder Fisch zu verzehren. Es ist aber nicht nötig, tierische Produkte zu essen, um gesund zu sein. Ich empfehle immer die ethischen sowie die energetischen Aspekte zu berücksichtigen. Ein Tier hat ebenso eine Seele wie wir Menschen und wir sollten unser Bewusstsein nutzen, verantwortungsvoll mit dem Tierwohl umzugehen. Da dies eine sehr persönliche Entscheidung ist, findest du die verschiedenen Fleischsorten hier aufgelistet.

| Geeignete tierische Produkte | | | |
|---|---|---|---|
| Eier | Fisch (frisch, Salzwasserfisch) | Hähnchen, Truthahn | Rindfleisch |

| Fleischsorten die weniger zuträglich sind | | | |
|---|---|---|---|
| Hase | Lamm | Schwein | Wild |

### Öl

Gesunde Fette und Öle sind sehr wichtig für das Vata-Dosha. Du solltest wärmende Öle verwenden, die nicht zu sehr verarbeitet sind, wie Mandelöl für die Körperpflege, kaltgepresstes Olivenöl und Leinöl für kalte Speisen, Bio-Kokosöl und Sesamöl zum Braten.

## DIE BESTEN GEWÜRZE FÜR DAS VATA-DOSHA

Im Ayurveda gelten Gewürze als Heilmittel. Bei Verdauungsstörungen sind sie wunderbar geeignet, das wechselhafte Verdauungsfeuer auszugleichen. Gewürze bedeuten mehr als nur »gut gewürzt« mit Pfeffer und Salz. Im Gegenteil: Zu scharfes oder salziges Essen kann zu Durchfällen führen. Am besten würzt du dein Essen wie schon geschrieben mit wärmenden Gewürzen wie Ingwer, Kreuzkümmel und Senfsamen. Achte bei Gewürzen unbedingt auf eine gute Qualität und vermeide Gewürzmischungen, die ggf. sogar Weizen oder Ähnliches zur längeren Haltbarkeit enthalten. Weniger geeignet sind Cayennepfeffer, Chilipulver und Meerrettich.

| Geeignete Gewürze | | |
|---|---|---|
| Ajwan (Bischofskraut) | Ingwer (frisch oder Pulver) | Senfsamen |
| Anis | Kardamom | Paprika |
| Asafoetida | Koriandersamen (-pulver) | Rosmarin |
| Basilikum | Kreuzkümmelsamen (-pulver) | Safran |
| Bockshornklee | Kurkuma | Schwarzer Pfeffer |
| Fenchel | Lorbeer | Zimt |
| Gewürznelken | Muskatnuss | |

| Gewürze, die weniger zuträglich sind | | |
|---|---|---|
| Cayennepfeffer | Chilipulver | Meerrettich |

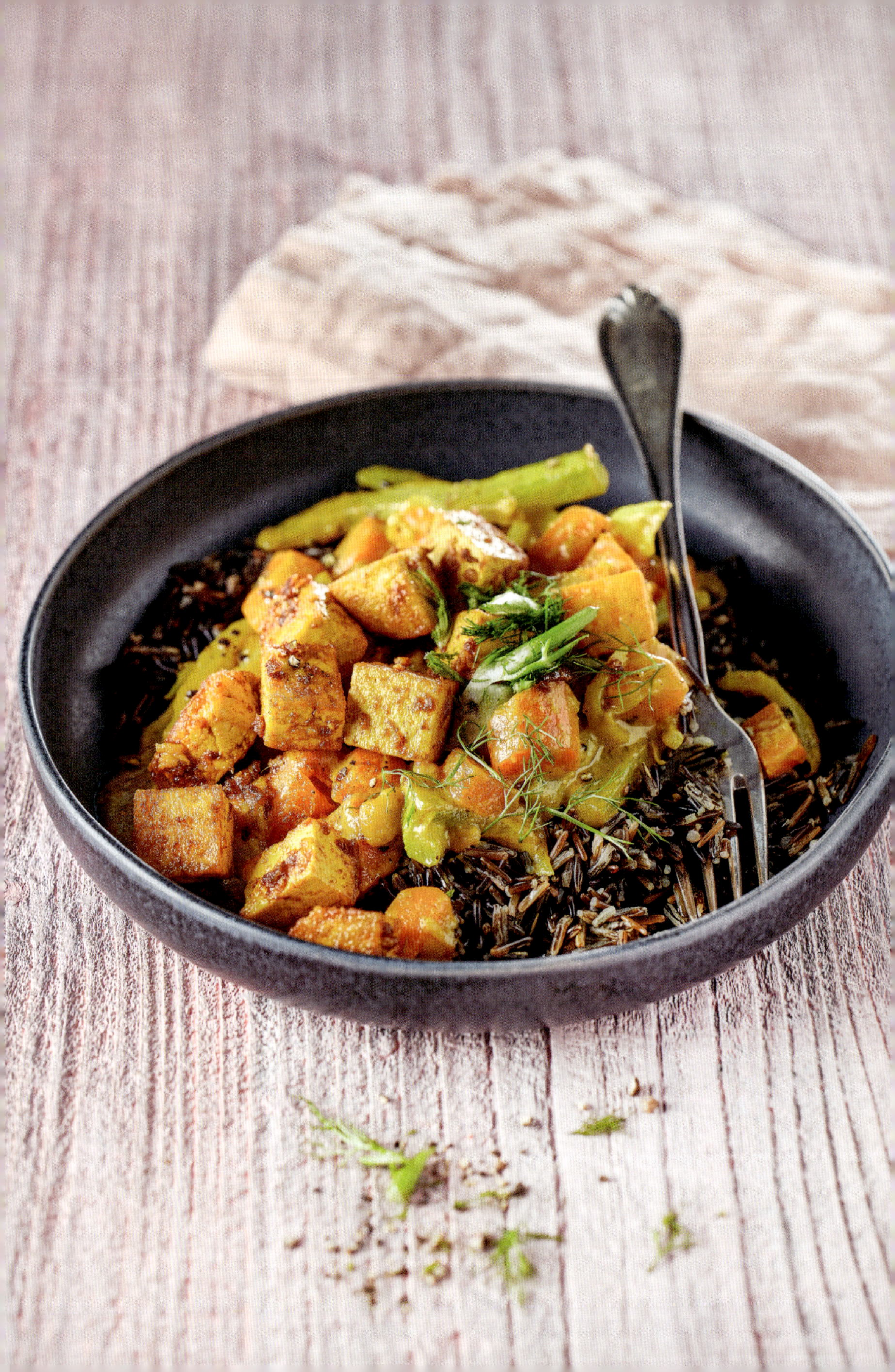

*Ein einfaches Vata-Gericht*

# KOKOSNUSS-TOFU-CURRY MIT WILDREIS

## Zutaten

» 1 TL Kokosöl oder Ghee
» 1 TL frisch geriebener Ingwer
» 250 g Tofu (Achtung, kein Seitan wegen Weizen)
» 2 TL Kurkuma
» 1 TL Kreuzkümmel
» 4 Karotten in Stücke,
» 1 Fenchelknolle in Streifen geschnitten
» ½ TL Salz
» ½ TL schwarzer Pfeffer
» 1 Tasse Gemüsebrühe, glutenfrei
» 1 Dose Kokosmilch

» Das Öl in einer großen Pfanne erhitzeIngwer, Kurkuma und Kreuzkümmel hineingeben und den klein gewürfelten Tofu darin anbraten.

» Gemüse, Salz und Pfeffer dazugeben und circa 5 Minuten weiterbraten.

» Mit Kokosmilch und Gemüsebrühe ablöschen und köcheln lassen, bis das Gemüse gar ist.

» Dazu Wildreis kochen und zusammen genießen.

# DIE BESTEN LEBENSMITTEL FÜR DAS PITTA-DOSHA

Die Pitta-Energie ist heiß, ölig und scharf. Um Pitta auszugleichen, benötigst du Lebensmittel mit der entgegengesetzten Qualität. Das sind Lebensmittel mit den Eigenschaften kalt, saftig, süß, bitter, herb und trocken. Speisen und Getränke sollten nicht zu heiß konsumiert werden. Menschen mit viel Pitta in der Konstitution sollten regelmäßig essen, um großem Hunger zu entgehen und der damit einhergehenden schlechten Stimmung. Lebensmittel mit diesen Eigenschaften können ein Ungleichgewicht wie Hyperazidität, fettige Haut, Sodbrennen, Magenschmerzen und alle entzündlichen Prozesse im Körper ausgleichen. Zum Würzen eignen sich Koriander, Kreuzkümmel, Kurkuma, Safran, Fenchel, Zimt, Nelken, Kardamom sowie kleine Mengen Ingwer.

Beim Obst sind süße Früchte wie Trauben, Feigen und Aprikosen besonders ausgleichend. Mit folgenden Lebensmitteln kann das Pitta-Dosha heruntergekühlt werden und der Körper kann sein natürliches Gleichgewicht finden.

| Geeignete Früchte | | |
|---|---|---|
| Ananas (süß) | Feigen | Orangen (süß) |
| Äpfel (süß) | Granatäpfel | Pflaumen |
| Aprikosen (süß) | Kirschen | Rosinen |
| Avocados | Kokosnüsse | Trauben (süß) |
| Beeren (süß) | Mangos | |
| Datteln | Melonen | |

| Früchte, die weniger zuträglich sind |
|---|
| Alle sauren Früchte, wie saure Ananas, saure Beeren, saure Trauben, Sauerkirschen und Zitrusfrüchte |

**Gemüse**

Da das Verdauungsfeuer erst einmal stabilisiert werden sollte, ist auch bei einem Pitta-Ungleichgewicht bereits gekochtes Gemüse zuträglicher. Jedoch kann die Pitta-Energie Rohkost grundsätzlich am besten verdauen. Zur Mittagszeit ist das Verdauungsfeuer am stärksten. Zu bevorzugen ist Gemüse, das süß, bitter oder zusammenziehend/herb schmeckt. Wähle häufig grüne und gelbe Gemüsesorten.

| Geeignetes Gemüse | | |
|---|---|---|
| Artischocken | Grüne Paprika | Spargel |
| Blattgemüse | Kohl | Sprossen |
| Blumenkohl | Petersilie | Süßkartoffeln |
| Brokkoli | Pilze | Weißkohl |
| Erbsen | Rosenkohl | Zucchini |
| Koriandergrün | Salatgurke | |
| Gelbe Paprika | Sellerie | |

| Gemüse, das weniger zuträglich ist |
|---|
| Radieschen, Auberginen, Knoblauch, Lauch, rohe Zwiebeln, Peperoni, Tomaten, Rettich, Rhabarber, Sauerkraut |

**Getreide**

Menschen mit vielen Pitta-Anteilen können ebenso wie Vata-Typen problemlos Getreide essen, da der süße Geschmack von Kohlenhydraten auf diese Energien beruhigend wirkt. Bei einem Pitta-Ungleichgewicht sind Getreidearten mit einer kühlenden Eigenschaft zu bevorzugen.

| Geeignetes Getreide | |
|---|---|
| Amarant | Quinoa |
| Basmati-Reis | Weizen |
| Couscous | Wildreis |
| Haferflocken | |

| Getreide, welches nicht zuträglich ist |
|---|
| Buchweizen, Mais/Polenta, Hirse, Roggen |

**Hülsenfrüchte**

Hülsenfrüchte stellen eine tolle pflanzliche Eiweißquelle dar und sie sind leichter zu verdauen als Fleisch.

| Geeignete Hülsenfrüchte | |
|---|---|
| (schwarze) Bohnen | Mungbohnen für Dal |
| Erbsen | Tempeh |
| Kichererbsen | Tofu |
| Linsen | |

**Milchprodukte**
Bei einem Pitta-Ungleichgewicht solltest du fermentierte Produkte nur in Maßen verzehren.

| Geeignete Milchprodukte | |
|---|---|
| Butter | Ziegenmilch, Ziegenkäse |
| Ghee | Ziegenjoghurt oder Kokosjoghurt in Maßen |

| Milchprodukte, die weniger zuträglich sind | |
|---|---|
| Buttermilch | Hartkäse |
| Gesalzene Butter | Joghurt |

**Nüsse und Samen**
Nüsse und Samen sind ein großartiger Snack. Jedoch sind sie auch sehr ölig und sollten nicht in großen Mengen verzehrt werden, wenn Pitta im Ungleichgewicht ist. Besser als Nüsse sind Chia-Samen, Leinsamen, Kürbiskerne, Sonnenblumenkerne.

**Tierische Produkte**

| Geeignete tierische Produkte | | |
|---|---|---|
| Eier | Hühnchen | Fisch |

| Fleischsorten, die weniger zuträglich sind | | |
|---|---|---|
| Lamm | Rind | Schwein |

| Öl | |
|---|---|
| Ghee | Kokosöl |
| Kaltgepresstes Olivenöl | Leinöl |

| Öle, die weniger zuträglich sind |
|---|
| Mandelöl, Maiskeimöl, Erdnussöl, Distelöl, Sesamöl |

# DIE BESTEN GEWÜRZE FÜR DAS PITTA-DOSHA

Pitta-Typen lieben häufig scharfe Gewürze, da sie ihr Verlangen nach innerlichem Feuer stimulieren. Allerdings bringt genau diese Schärfe sie aus dem Gleichgewicht. Pitta kommt mit vielen Gewürzen zurecht, solange sie nicht zu scharf sind. Die erhitzenden Gewürze, wie Kreuzkümmel, Kurkuma und Safran, sind trotz ihrer wärmenden Eigenschaft gut verträglich.

| Geeignete Gewürze | |
|---|---|
| Basilikum | Kurkuma |
| Dill | Minze |
| Fenchel | Petersilie |
| Ingwer (frisch oder Pulver) | Safran |
| Kardamom | Schwarzer Pfeffer (in kleinen Mengen) |
| Koriander | Vanille |
| Kreuzkümmelsamen (-pulver) | Zimt |

| Gewürze, die weniger zuträglich sind | |
|---|---|
| Cayennepfeffer | Gewürznelken |
| Chilipulver | Knoblauch |

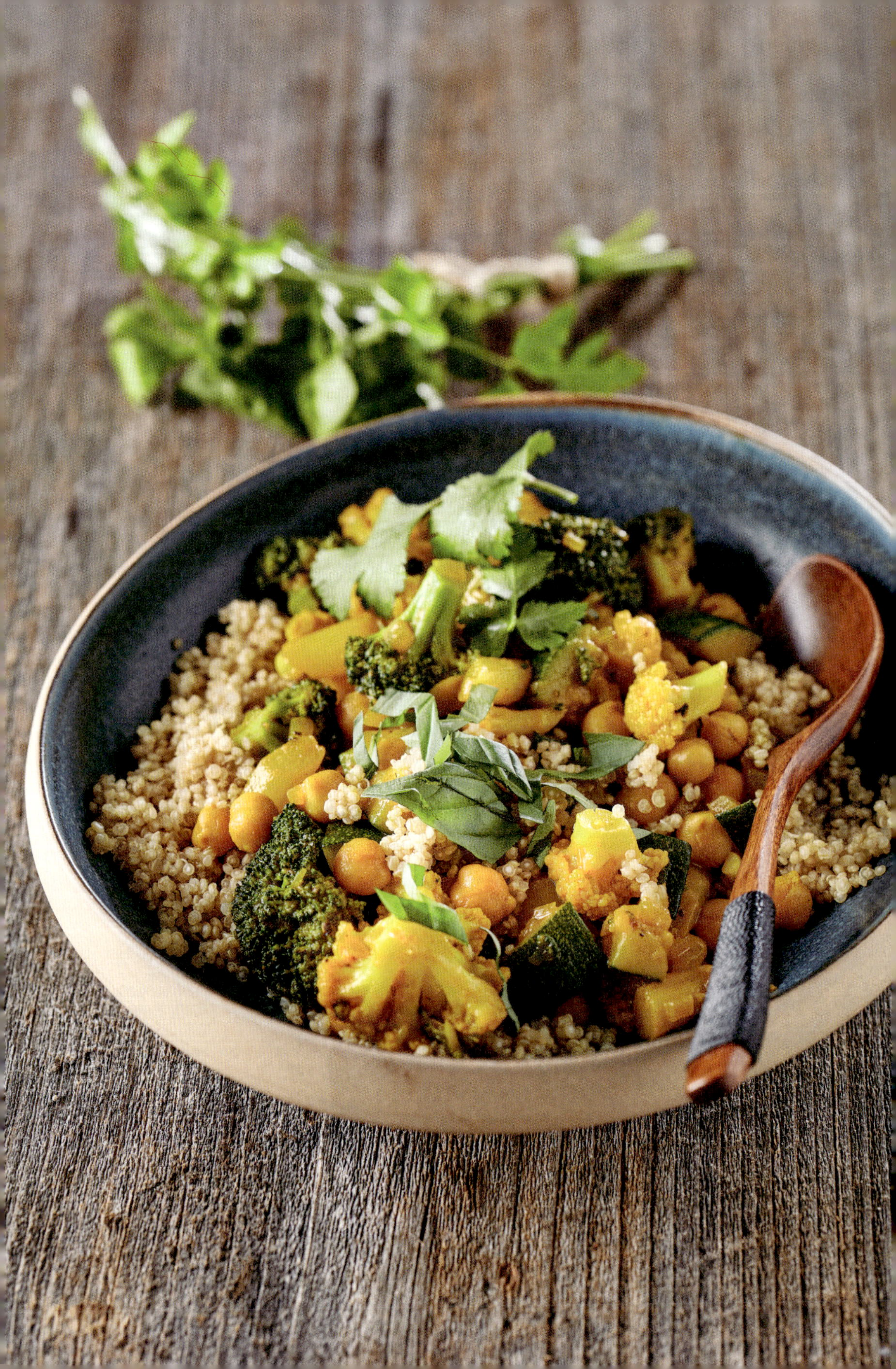

*Ein einfaches Pitta-Gericht*

# KICHERERBSEN UND GEMÜSE AUF QUINOA

## Zutaten

- 1 TL Kokosöl
- ½ Zwiebel
- 3 TL gemahlener Kreuzkümmel
- 2 TL Kurkuma
- ½ TL Kardamom
- 4 Tassen gewürfeltes Gemüse (z. B. Blumenkohl, Brokkoli, Spargel oder Zucchini)
- 2 Tassen Kichererbsen (gekocht)
- 1 Tasse Quinoa
- 2 ½ Tassen Wasser
- 1 TL Salz
- frische Kräuter wie Koriander, Basilikum, Petersilie zum Garnieren

» Das Kokosöl in einer großen Pfanne erhitzen.

» Die Zwiebel fein würfeln und mit 2 TL Kreuzkümmel und den restlichen Gewürzen (bis auf das Salz) andünsten.

» In der Zwischenzeit Quinoa in einem Topf mit 2 Tassen Wasser, Salz und 1 TL Kreuzkümmel garkochen.

» Das Gemüse und die Kichererbsen mit ½ Tasse Wasser hinzufügen und dünsten.

» Zusammen mit dem Gemüse anrichten und mit frischen Kräutern bestreut lauwarm genießen.

# DIE BESTEN LEBENSMITTEL FÜR DAS KAPHA-DOSHA

Die Kapha-Energie ist natürlicherweise dicht, schwer, ölig und süß. Menschen mit einer Kapha-Konstitution benötigen demnach Lebensmittel mit den entgegengesetzten Eigenschaften. Das bedeutet, Lebensmittel, die leicht, anregend, bitter, zusammenziehend und scharf sind. Grundsätzlich sollten Kapha-Typen wenig Salz verwenden. Warme und trockene, d. h. fettarme Lebensmittel sind besonders zu empfehlen. Solche Lebensmittel balancieren das Ungleichgewicht aus, das häufig bei Kapha-Störungen auftritt, z. B. Lethargie, Übergewicht, Schleimbildung, ein träger Stoffwechsel und eine sehr langsame Verdauung.

| **Geeignete Früchte** | | |
|---|---|---|
| Äpfel | Cranberrys | Kirschen |
| Beeren | Aprikosen (frisch) | Limetten |
| Birnen | Granatäpfel | Pfirsiche |
| | | Zitronen |

| **Früchte, die weniger zuträglich sind** |
|---|
| Avocados, Ananas, Papaya, Bananen, Kokosnussfleisch, Datteln, Mangos |

**Gemüse**

Gemüse sollte die Hauptnahrungsquelle darstellen. Sehr gut geeignet sind bittere und anregende Gemüsesorten im Gegensatz zu dichten, öligen und wässrigen Speisen wie Eintöpfe oder Kartoffelpüree. Da die Verdauung durch die Kapha-Energie sehr träge ist, sollte das Gemüse immer leicht gekocht oder gedämpft sein.

| **Geeignetes Gemüse** | | |
|---|---|---|
| Artischocken | Knoblauch | Sellerie |
| Auberginen | Kohl | Spargel |
| Blattgemüse | Paprika | Spinat |
| Blumenkohl | Pilze | Sprossen |
| Brokkoli | Radieschen | Zwiebeln |
| Erbsen | Rosenkohl | |
| Karotten | Rüben | |

| Gemüse, das weniger zuträglich ist |
|---|
| Oliven, Kartoffeln, Kürbis |

## Getreide

Menschen mit vielen Kapha-Anteilen sollten vorsichtig sein mit zu viel Getreide wegen der süßen Eigenschaft. Das Getreide sollte im besten Fall leicht und trocken sein. Nudeln, Brot & Co. sollten gemieden werden.

| Geeignetes Getreide | | |
|---|---|---|
| Amarant | Gerste | Quinoa |
| Buchweizen | Hirse | |

| Getreide, das nicht zuträglich ist |
|---|
| Pasta, Weizen, Reis, Hefebrot |

## Hülsenfrüchte

Hülsenfrüchte stellen eine tolle pflanzliche Eiweißquelle dar und sie sind viel leichter zu verdauen als Fleisch. Sie sind für Kapha-Typen sehr gut geeignet, da sie einen zusammenziehenden Geschmack haben. Weicht man sie vor der Zubereitung ein und gibt man ihnen Gewürze wie Kreuzkümmel hinzu, sind sie leichter zu verdauen.

| Geeignete Hülsenfrüchte | | |
|---|---|---|
| Erbsen | Mungbohnen für Dal | Tempeh |
| Kichererbsen | Schwarze Bohnen | Tofu |
| Linsen | | |

| Weniger zuträglich sind | | |
|---|---|---|
| Kidneybohnen | Sojabohnen | Sojasauce |

### Milchprodukte

Milchprodukte sind aufgrund ihrer Kälte und Schwere für die Kapha-Konstitution nicht geeignet und sollten möglichst vermieden werden. Manche Menschen vertragen trotz einem Kapha-Ungleichgewicht Ziegenmilchprodukte.

| Geeignete Milchalternativen |
|---|
| Kokosnuss- oder Mandeldrink |

### Nüsse und Samen

Nüsse und Samen sind ein großartiger Snack. Jedoch sind sie auch sehr ölig und sollten nicht zu häufig verzehrt werden, wenn Kapha im Ungleichgewicht ist. Mandeln können vorher eingeweicht und geschält gegessen werden. Besser als Nüsse sind Chia-Samen, Leinsamen, Kürbiskerne, Sonnenblumenkerne und Hanfsamen.

### Tierische Produkte

Kapha-Menschen benötigen weniger Protein und Fett als andere. Zudem sind tierische Produkte sehr schwer verdaulich und sollten wenig verzehrt werden.

| Geeignete tierische Produkte | | |
|---|---|---|
| Eier | Hühnchen | Fisch |

| Fleischsorten, die weniger zuträglich sind |
|---|
| Lammfleisch, Schweinefleisch, Rindfleisch |

| Öl | |
|---|---|
| Ghee | Mandelöl |
| Kaltgepresstes Olivenöl | Sonnenblumenöl (in kleinen Mengen) |
| Leinöl | |

| Öle, die weniger zuträglich sind |
|---|
| Rapsöl, Distelöl, Sojaöl |

# DIE BESTEN GEWÜRZE FÜR DAS KAPHA-DOSHA

Gewürze sind für Menschen mit vielen Kapha-Anteilen sehr wichtig, denn sie stimulieren das träge Verdauungsfeuer der Kapha-Energie und regen den Stoffwechsel an. Bis auf Salz sind alle Gewürze hervorragend geeignet. Besonders heilsam bei einem Ungleichgewicht sind Ingwer, Zimt, Koriander, Chilipulver und Cayennepfeffer.

| Geeignete Gewürze | | |
|---|---|---|
| Ajwan | Kardamom | Oregano |
| Anis | Knoblauch | Paprika |
| Asafoetida | Koriander | Rosmarin |
| Basilikum | Kreuzkümmel | Safran |
| Cayennepfeffer | Kurkuma | Schwarzer Pfeffer |
| Fenchel | Lorbeerblatt | Senfsamen |
| Gewürznelken | Minze | Zimt |
| Ingwer | Muskatnuss | |

| Gewürze, die weniger zuträglich sind |
|---|
| übermäßig viel Salz |

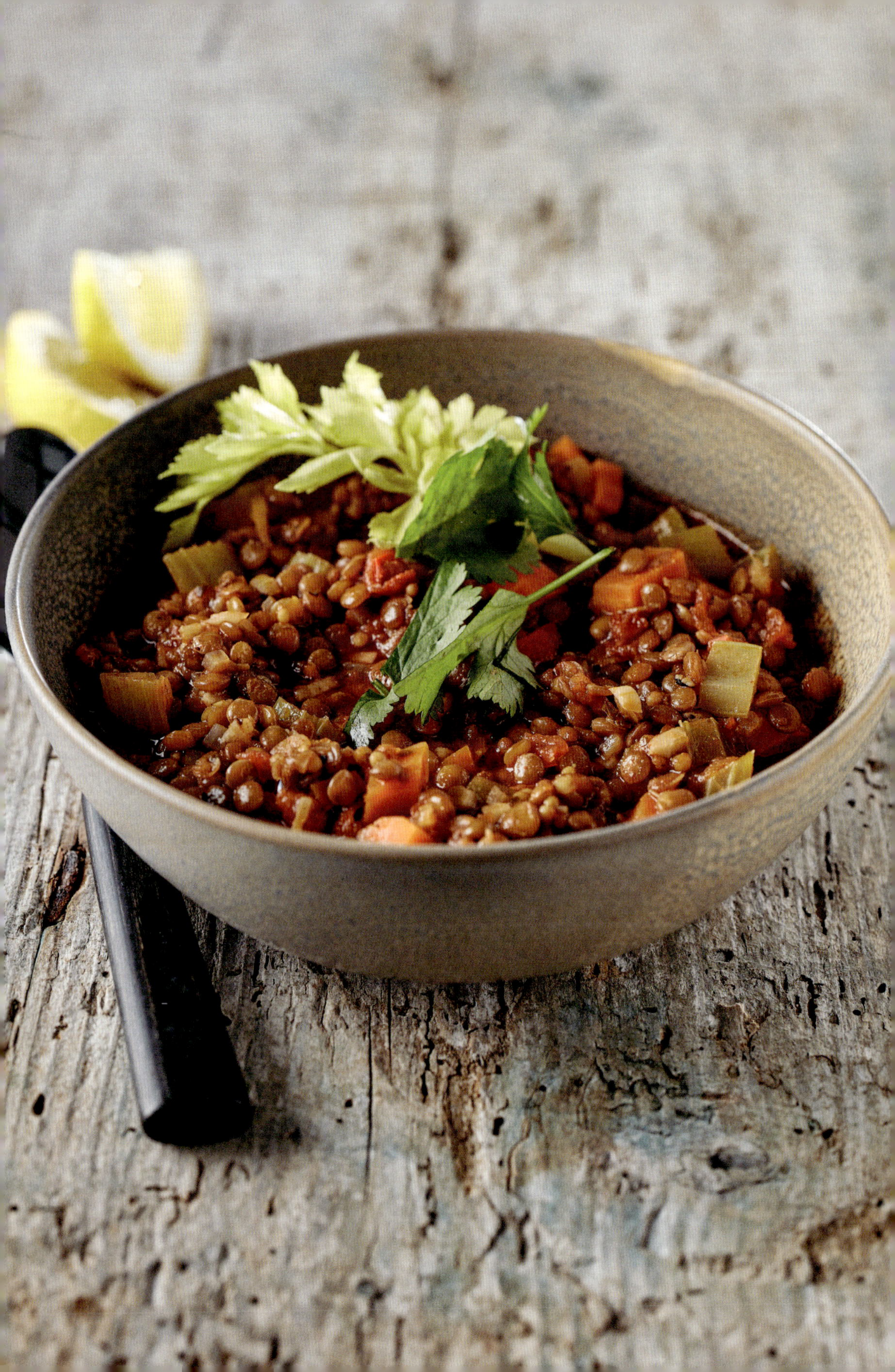

*Ein einfaches Kapha-Gericht*

# WÜRZIGE LINSEN-GEMÜSE-SUPPE

### Zutaten

- » 1 TL Olivenöl oder Ghee
- » 1 TL Senfsamen (optional)
- » 1 Zwiebel, gehackt
- » 2 Knoblauchzehen, gehackt
- » 4 Karotten in Scheiben
- » 200 g Sellerie in Stücken
- » 1 Tasse gehackte Tomaten
- » 1 Tasse braune Linsen
- » 1 TL frischer Ingwer
- » 1 TL gemahlener Kreuzkümmel
- » 1 TL getrockneter Oregano
- » ½ TL Cayennepfeffer
- » schwarzer Pfeffer nach Belieben
- » 1 TL Salz
- » 4–5 Tassen Wasser oder Gemüsebrühe (vorsichtig beim Salzgehalt)
- » 1 frische Zitrone und Kräuter nach Belieben

» Öl in einem großen Topf erhitzen und zuerst Senfsamen für 1–2 Minuten dazugeben. Sobald sie anfangen zu springen, sind sie aktiviert.

» Dann direkt Zwiebeln und Knoblauch hinzugeben und anschwitzen.

» Gemüse in den Topf geben und circa 5 Minuten weiter anschwitzen.

» Linsen, Gewürze und Wasser hinzufügen und zum Kochen bringen. Die Hitze reduzieren und circa 30 Minuten weiter köcheln lassen.

» Warm und mit einem Spritzer Zitrone und frischen Kräutern genießen.

# Die sechs
## GESCHMACKSRICHTUNGEN

Neben dem Ausgleich deines Verdauungsfeuers und einer Dosha-gerechten Ernährung helfen dir die Geschmacksrichtungen, die Elemente im Körper täglich auszubalancieren. Die Geschmacksrichtungen spielen im Ayurveda eine große Rolle bei der Zubereitung der Speisen. Ich liebe es, wie diese ganzheitliche Philosophie großen Wert auf verschiedenste Blickwinkel legt. Der Geschmack deiner Lebensmittel hat einen direkten Einfluss auf die Doshas und somit auf dein Gleichgewicht. Die Geschmacksknospen auf unserer Zunge sind in sechs Gruppen organisiert:

**süß, sauer, salzig, bitter, scharf, zusammenziehend**

Das Element Wasser ist die Basis für jegliche Geschmacksempfindungen. Die Zunge muss nass sein, um Geschmäcker wahrzunehmen. Das ist sie auch automatisch durch unseren Speichel. Aber versuche einmal, sie zu trocknen, und streue dann etwas Pfeffer oder Zucker auf sie. Schmeckst du einen Unterschied?

Die sechs Geschmacksrichtungen werden, wie alles im Ayurveda, von den fünf Elementen hergeleitet.

**Erde + Wasser** = süß → Eigenschaft: kühlend

**Erde + Feuer** = sauer → Eigenschaft: erhitzend

**Wasser + Feuer** = salzig → Eigenschaft: erhitzend

**Feuer + Luft** = scharf → Eigenschaft: erhitzend

**Luft + Raum** = bitter → Eigenschaft: kühlend

**Luft + Erde** = zusammenziehend → Eigenschaft: kühlend

Deine Geschmacksknospen auf der Zunge nehmen die einzelnen Geschmäcker wahr und senden ein entsprechendes Signal zum Gehirn. Von dort aus gehen Botschaften an die Verdauung, an den Stoffwechsel und an jede Zelle deines Körpers. Bevor du weiterliest, würde ich dich gerne ermutigen, einen Tag lang dein Essen ganz bewusst zu schmecken. Notiere dir auch gerne, in welche Geschmacksrichtung du die einzelnen Lebensmittel einordnest, und überprüfe mit den nachfolgenden Ausführungen deine Empfindungen.

Der **süße Geschmack** kommt in Nahrungsmitteln wie Reis, Zucker, Milch und Datteln vor. Die Eigenschaften süßer Speisen sind in der Regel ölig, kühlend und schwer. Süße Speisen in Maßen und in natürlicher Form wirken sich meist sehr positiv auf deinen Körper aus. Sie reduzieren Vata und Pitta. Ein Grund, warum wir in unserer bewegten, schnelllebigen Zeit so häufig Lust auf Süßes verspüren.

Der **saure Geschmack** findet sich in Nahrungsmitteln wie Zitrusfrüchten, saurer Sahne, Joghurt, Essig, Käse und fermentierten Lebensmitteln. Die Eigenschaften sind flüssig, leicht, erhitzend und ölig. Er reduziert Vata und erhöht Pitta und Kapha.

Die heiße Qualität der sauren Nahrungsmittel kann Entzündungen im Körper fördern. Das allgemein empfohlene Zitronenwasser am Morgen sollte deshalb nicht bei Erkrankungen wie Morbus Crohn oder Colitis ulcerosa getrunken werden.

Der **salzige Geschmack** findet sich nur in Salz und Algen wieder. Die Eigenschaften sind erhitzend, schwer und ölig. Bei mäßigem Verzehr verringert er Vata und erhöht Pitta und Kapha. Er kann verdauungsfördernd wirken und Krämpfe im Bereich des Dickdarms lindern. Salz stabilisiert das Elektrolyt-Gleichgewicht des Wassers im Körper und unterstützt die Absorption und das Ausscheiden von Abfallprodukten.

Der **scharfe Geschmack** ist in Nahrungsmitteln wie Rettich, Radieschen, Knoblauch, Senf, Zwiebeln, Ingwer und Pfefferarten (Cayenne, Chili, schwarzer Pfeffer) zu finden. Er hat die Eigenschaften leicht, trocknend und erhitzend. Er reduziert Kapha und erhöht Vata und Pitta.

Der **bittere Geschmack** kommt beispielsweise in Kaffee, Aloe vera, Rhabarber, Kurkuma, Bockshornklee, Löwenzahn, Kreuzkümmel und Sandelholz vor. Seine Eigenschaften sind kühlend, leicht und trocknend. Er reduziert Pitta und Kapha und fördert Vata. Das ist oft der Grund, warum Menschen in stressigen, pitta-lastigen Situationen zu Kaffee greifen. Leider wirkt dieser zusätzlich säuernd und die Pitta-senkende Wirkung hebt sich fast auf. Dafür wird Vata durch den Konsum von Koffein erhöht, wir gewinnen also keinen Vorteil, wenn wir in Stresssituationen auf Kaffee zurückgreifen. Besser genussvoll in entspannter Atmosphäre genießen.

Der **zusammenziehende Geschmack** findet sich in unreifen Bananen (besonders reich an resistenter Stärke und gutes Futter für unsere Darmbakterien), Granatäpfeln, Kichererbsen, grünen Bohnen, Kurkuma und Myrrhe (steckt oft in pflanzlichen Magen-Darm-Präparaten). Seine Eigenschaften sind kühlend, trocknend und rau. Er senkt Pitta und Kapha und erhöht Vata.

## Auswirkung auf die Doshas

- Süß, sauer und salzig senkt **Vata**
- Scharf, bitter, zusammenziehend erhöht **Vata**

- Süß, bitter, zusammenziehend senkt **Pitta**
- Sauer, salzig und scharf erhöht **Pitta**

- Scharf, bitter, zusammenziehend senkt **Kapha**
- Süß, sauer, salzig erhöht **Kapha**

Möchtest du bei deiner Ernährung die Geschmacksrichtungen allein vom Verstand her einbeziehen, kann das durch die oft gegensätzliche Wirkung verwirrend sein. Oft reicht das genannte Wissen, um die eigenen Vorlieben besser zu verstehen, und es empfiehlt sich, auf die eigene Intuition zu vertrauen. Erinnerst du dich an die Sätze, mit denen du dir diese Vorlieben bei jeder Mahlzeit bewusst machen kannst?

- Soll es herzhaft oder süß sein?
- Soll es warm oder kalt sein?
- Soll es saftig oder trocken sein?

Überprüfe zusätzlich einmal deine Speisen auf die verschiedenen Geschmäcker. Sind alle Geschmacksrichtungen in einer Mahlzeit vereint?

KAPITEL 7

# FINDE DEINE *Mitte*

Der Ayurveda führt uns zurück zu unserer Intuition. Wir lernen uns selbst besser kennen und können unsere Bedürfnisse besser erspüren, von denen wir uns oft entfernt haben. Dein Inneres neu zu entdecken und ihm Ausdruck zu verleihen, ist die Basis für eine entspannte Körpermitte.

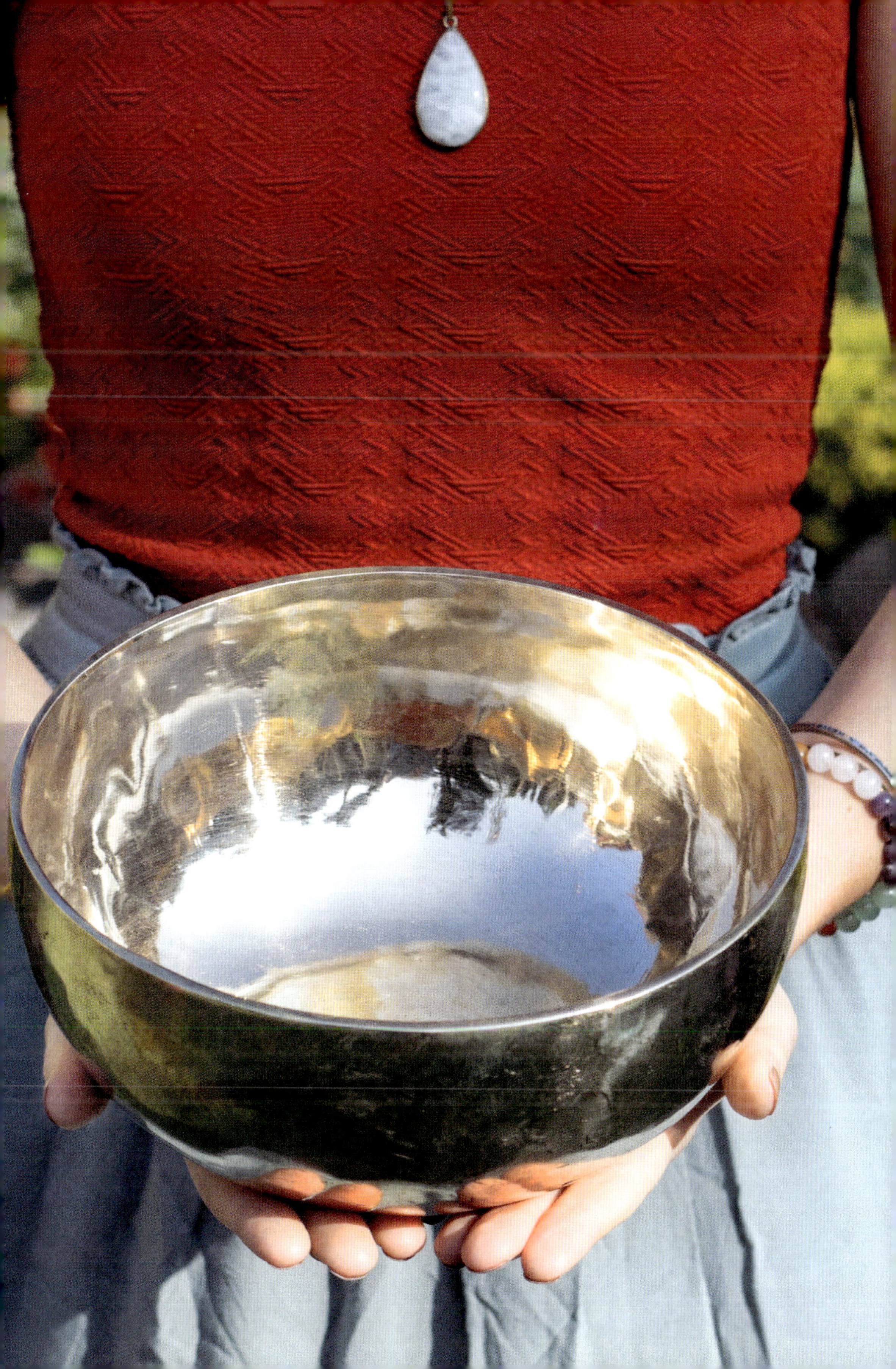

# Erkenne deine BEDÜRFNISSE

Du hast bereits gelesen, wie wichtig die Erfüllung deiner Bedürfnisse für deine Gesundheit ist. Doch was sind eigentlich Bedürfnisse? Die Bedürfnisse des Menschen sind grundsätzlich unbegrenzt und verändern sich im Laufe des Lebens. Nach der Dringlichkeit unterscheidet man Grundbedürfnisse, Kultur- und Luxusbedürfnisse. Kulturbedürfnisse sind Bedürfnisse des Menschen, die sein geistig-soziales Wesen betreffen (z. B. Bücher lesen). Luxusbedürfnisse müssen nicht unbedingt befriedigt werden, sie verbessern jedoch die Lebensqualität.

Die Bedürfnisforscher Len Doyal und Ian Gough definierten in den 1980er-Jahren ein Bedürfnis als etwas Notwendiges, das erfüllt sein muss, damit ein Mensch keine anhaltenden, schwerwiegenden körperlichen, seelischen oder geistigen Schäden erleidet. Man könnte auch sagen, es ist zunächst ein Mangelzustand oder das Erleben eines Mangels, und wir sind alle bestrebt, diesen Mangel zu beheben.

Abraham Maslow (1908–1970, amerikanischer Psychologe) ging davon aus, dass die Bedürfnisse der Menschen in einer ganz bestimmten Hierarchie angeordnet sind: körperliche Bedürfnisse, Sicherheit, soziale Bedürfnisse, soziale Anerkennung, Selbstverwirklichung. Dies hat er anschaulich in der bekannten Bedürfnispyramide dargestellt. Die menschlichen Bedürfnisse bilden die Stufen einer Pyramide und bauen dieser Theorie gemäß aufeinander auf. Der Mensch versucht demnach, zuerst die Bedürfnisse der niedrigsten Stufe zu befriedigen, bevor mit einem neuen Bedürfnis die nächste Stufe angegangen wird. Solange die Bedürfnisse einer niedrigeren Stufe nicht erfüllt sind, sind die der höheren Stufen latent vorhanden, aber noch nicht präsent. Erst aus einem inzwischen befriedigten Bedürfnis wächst die Motivation, ein weiteres zu befriedigen.

Wenn wir auf unseren Organismus und seine Bedürfnisse eingehen, geht es uns gut. Vernachlässigen wir ihn, geht es uns schlecht. Wenn dir deine Ernährung Probleme bereitet, will ein körperliches Bedürfnis vielleicht mehr beachtet werden. Wenn sich die Körpermitte mit Beschwerden meldet, deutet es in der Regel immer darauf hin, dass wir uns mit uns selbst beschäftigen sollen. Wir sollen nach innen hören und wieder in unsere

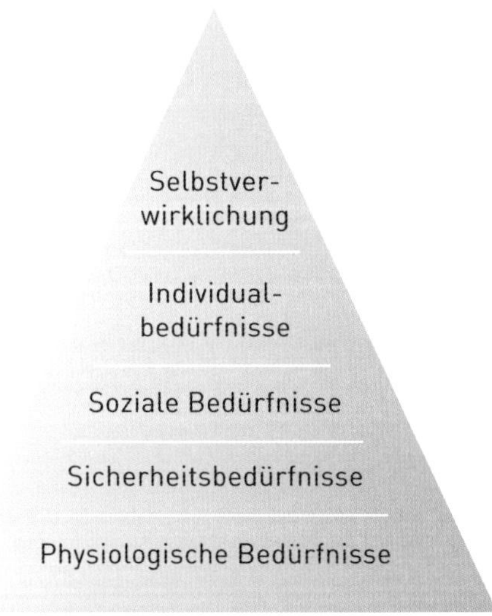

Mitte finden. Das Kennenlernen unserer Bedürfnisse ist die Voraussetzung dafür, dass wir den Weg dorthin finden.

Vielleicht nimmst du dir einen Moment Zeit und schaust dir die genannten Bedürfnisse an, um zu sehen, welche du in deinem Alltag erfüllst. Wir tragen alle unser ganz persönlich geprägtes Bedürfnis-Potpourri in uns. Vermutlich sind bei dir alle in gewisser Weise gut abgedeckt, aber dennoch geht es dir nicht richtig gut. Denn da gibt es ja noch Wertvorstellungen, deren Erfüllung ebenso eine wichtige Rolle für deine Gesundheit spielen. Deine Werte zu kennen und sie im Bewusstsein zu haben, erleichtert das Erfüllen deiner Bedürfnisse. Werte entstehen durch Charaktereigenschaften, Denkmuster, Glaubenssätze und Erziehung. Werte und Bedürfnisse gehen Hand in Hand – oder blockieren sich und damit uns. Einige unserer Werte sind nicht »selbstgemacht«, sondern wurden in der Kindheit von unseren wichtigsten Bezugspersonen an uns weitergegeben. So kann es durchaus sein, dass deine Werte deinen eigentlichen Bedürfnissen entgegenstehen. Ist dies der Fall, kann dein Organismus rebellieren, da Bedürfnisse nach Erfüllung drängen. Blockierst du die Erfüllung deiner eigenen Bedürfnisse aufgrund von übernommenen Wertevorstellungen, die dir nicht entsprechen, entsteht Druck. Dieser Druck kann sich in körperlichen oder seelischen Krankheiten manifestieren. Jahrelang habe ich den Wert Sicherheit gestillt. Sicherer Job, sichere Umgebung, ja nichts wagen, kein Risiko eingehen. Dabei habe ich mein Bedürfnis, mich in der Selbstständigkeit frei zu entfalten, unterdrückt. Meine Familie hatte keine positiven Vorstellungen von Selbstständigkeit. Es war demnach für mich vermeintlich sicherer, einen anderen Weg zu wählen. Zudem habe ich mich an das energetische Feld der Familie angepasst. Sicherheit ist für die Generationen vor mir ein wichtiger Aspekt. Meine Seele hat mir in Form von Verdauungsbeschwerden immer wieder Hinweise geschickt, dass ich mich davon lösen sollte. Leider habe ich erst sehr spät ein Verständnis dafür entwickelt und es kam zu meinem Leistungstief sowie diffusen körperlichen Beschwerden, die der Verstand nicht mehr fassen konnte. Meine Seele hat sich regelrecht Aufmerksamkeit eingefordert und meinen Bedürfnis-Wertekonflikt an die Oberfläche gebracht. Ich habe auf meinem Weg erkannt, dass ich nicht nach der Sicherheit im Außen streben sollte, um mich im Inneren sicher zu fühlen.

Die eigenen Bedürfnisse zu kennen ist nicht selbstverständlich. Wir sind einfach stark geprägt von unserem Umfeld und der Gesellschaft. Je nach ayurvedischer Konstitution kann es sein, dass du diese von außen kommenden Bedürfnisse als deine eigenen wahrnimmst. Ein hoher Anteil an Vata (Raum und Luft) lässt dich zum Beispiel sehr feinfühlig für solche Einflüsse sein. Es wird spannend, auf einer Entdeckungstour deinen Bedürfnissen auf den Grund zu gehen, und es lohnt sich, vor allem für deine Gesundheit. Ich übe heute noch jeden Tag, meinen Bedürfnissen genug Raum zu geben. Immer wenn ich mich nicht wohlfühle, kann ich Rückschlüsse darauf ziehen, dass ich mich im Mangel befinde. Im Alltag passiert es mir, dass ich ein Bedürfnis überhöre. In zwischenmenschlichen Beziehungen passiert es mir, dass ich Bedürfnisse unterdrücke. Aber wieso? Oft laufen diese Prozesse unbewusst ab. Wie du mit positiven Affirmationen Einfluss auf dein Unterbewusstsein nehmen kannst, wirst du in diesem Kapitel genau erfahren. Wir sollten uns nicht nur nach unseren Bedürfnissen erkundigen, sondern auch überprüfen, ob wir sie im Einklang mit unseren Werten befriedigen. Die folgende Übung wird dir helfen, deine aktuellen Werte herauszufinden, damit sie dir im Alltag immer präsenter werden. Für mich war es ein großer Gewinn, meine Werte zu entdecken. Ihnen nach und nach mehr Platz in meinem Leben zu schenken, beruhigte meinen Organismus. Die Ruhe, die es brauchte, um wieder zu Kraft zu kommen.

# Erkenne deine WERTE

Für die folgende Übung nimmst du dir am besten ein paar Minuten Zeit und Ruhe für dich alleine. Setze dich bequem hin und schließe zuerst deine Augen. Konzentriere dich auf deine Atmung und spüre in dein Herz hinein. Beobachte deinen Atem achtsam und komme ganz bei dir an. Stelle dir dann die Frage: »Was ist mir wirklich wichtig im Leben?«

Wenn du dich bereit fühlst, öffne deine Augen, nimm dir die Übersicht der Werte und kreise zehn Werte ein, die dir wichtig sind. Falls dir ein Wert fehlt, ergänze diesen. Höre dabei auf dein Gefühl. Wähle aus, ohne lange zu überlegen oder die Werte zu überdenken.

Kürze anschließend diese zehn Werte auf fünf. Vielleicht kannst du gewisse Werte zusammenfassen oder dir wird bewusst, welcher Wert dir noch wichtiger ist als ein anderer. Abschließend kannst du diese fünf Werte nach deiner Priorität sortieren. Schaue dir die ersten drei Werte an und mache dir bewusst, dass dies aktuell deine höchsten Werte im Leben sind. Deine Werte dürfen sich im Laufe deines Lebens ändern und haben sich vielleicht auch schon einmal geändert. Jetzt, wo du deine Werte kennst, kannst du prüfen, ob du diese Werte aktuell lebst.

- Welche drei Bereiche haben momentan Priorität in deinem Leben? Wo fließt deine Aufmerksamkeit hin?
- Lebst du in diesen drei Bereichen deine obersten Werte? Worauf möchtest du deine Energie und Zeit richten?

Dieses neue Bewusstsein wird dir helfen mehr zu dir zu finden und dich so in dein inneres Gleichgewicht bringen.

- Was war die letzte Situation, in der du nicht auf deine Bedürfnisse gehört hast?
- Gibt es einen Zusammenhang mit deinen körperlichen Beschwerden?

Wenn wir unsere Bedürfnisse hintanstellen, stecken oft innere Antreiber wie »Ich will es allen recht machen« dahinter. Werde dir im Folgenden deiner inneren Antreiber bewusst. So kannst du künftig erkennen, in welchen Situationen sie dich hindern, deine Bedürfnisse auszuleben.

## Übersicht Werte

Abenteuer
Aktivität
Akzeptanz
Anerkennung
Aufmerksamkeit
Ausdauer
Ausgeglichenheit
Beliebtheit
Bescheidenheit
Bewusstheit
Dankbarkeit
Demut
Disziplin
Ehrgeiz
Ehrlichkeit
Eigenständigkeit
Einfluss
Einfühlungsvermögen
Energie
Entschlossenheit
Entspannung
Erfahrung
Erfolg
Expertise
Fairness
Familie
Finanzielle Unabhängigkeit
Flexibilität
Freiheit
Freude

Gemütlichkeit
Geselligkeit
Gesundheit
Gewinnen
Glaube
Großzügigkeit
Herausforderung
Hilfsbereitschaft
Höflichkeit
Humor
Inspiration
Integrität
Intelligenz
Intuition
Klarheit
Komfort
Kontinuität
Kontrolle
Kreativität
Lebenskraft
Leidenschaft
Leistung
Lernen
Liebe
Loyalität
Macht
Mitgefühl
Motivation
Mut
Neugier

Offenheit
Optimismus
Privatsphäre
Pünktlichkeit
Reichtum
Respekt
Ruhe
Schönheit
Selbstvertrauen
Sensitivität
Sicherheit
Sinnlichkeit
Sparsamkeit
Spiritualität
Stabilität
Stärke
Tiefe
Träumen
Treue
Unabhängigkeit
Vergnügen
Vermögen
Vernunft
Vertrauen
Vielfalt
Wachstum
Wahrheit
Wissen
Zufriedenheit
Zugehörigkeit

# Mentale Strategien

## FÜR EINE HARMONISCHE KOPF-BAUCH-VERBINDUNG

### Deine inneren Antreiber verstehen

Innere Antreiber entstehen aus Glaubenssätzen und Überzeugungen, die wir teilweise so stark verinnerlicht haben, dass wir nicht bewusst wahrnehmen, wenn sie auf uns einwirken. Sie treiben uns umher und bestimmen unsere Verhaltensweisen. Das Modell der inneren Antreiber ist Teil der Transaktionsanalyse nach Eric Berne und Thomas Harris (1950). Ursprünglich ging es dabei um die Erforschung psychischer Krankheiten und Kommunikationsstörungen zwischen Menschen aufgrund ihrer inneren Haltungen und Einstellungen. Taibi Kahler entwickelte 1970 im Anschluss daran das Modell der inneren Antreiber. Er fasste bestimmte Verhaltensweisen in fünf Typologien zusammen – den fünf typischen inneren Antreibern. Du wirst hinter den Antreibern auch die Doshas wiedererkennen. Wir alle kennen die Perfektionistin, die Träumerin oder den Genießer des Lebens. Wir alle wissen auch, dass diese Anteile genau wie die Doshas in uns vorhanden sind – nur in unterschiedlicher Ausprägung. Nach Kahler besitzt jeder Mensch alle Antreiber, jedoch ist einer von ihnen besonders aktiv. Dies ist dann der »Primärantreiber«. In stressigen Situationen oder zwischenmenschlichen Beziehungen wird er besonders deutlich. Der Grundstein für die inneren Antreiber wird in der Kindheit gelegt. Sätze wie »Nur die Harten kommen in den Garten« oder »Ein Indianer kennt keinen Schmerz« nähren z. B. den inneren Antreiber »Sei stark«. Hast du als Kind Ordnung und Perfektionismus vorgelebt bekommen, ist unter Umständen der Antreiber »Sei perfekt« sehr ausgeprägt.

# DIE FÜNF TYPISCHEN ANTREIBER

## Sei stark!

**Innere Haltung:** Ich komme alleine zurecht. Ich bin auf das Schlimmste gefasst. Wie es in mir drinnen aussieht, geht keinen was an.

**Unbewusste Gedanken:** Mich erschüttert so leicht nichts. Beiß die Zähne zusammen! Zeig keine Gefühle.

## Mach es allen recht!

**Innere Haltung:** Es fällt mir schwer, Nein zu sagen. Akzeptiert zu werden ist wichtiger, als meine eigenen Interessen durchzusetzen. Positive Rückmeldungen sind mir sehr wichtig.

**Unbewusste Gedanken:** Sei liebenswürdig! Bloß keinen Streit! Sei freundlich zu allen.

## Mach schnell!

**Innere Haltung:** Ich bin ständig in Bewegung und dauernd beschäftigt. Ich mache gerne mehrere Dinge gleichzeitig. Ich fühle mich als Motor, der Dinge voranbringt.

**Unbewusste Gedanken:** Mach schnell! Sei immer auf Trab! Ich darf keine Zeit verschwenden.

## Sei perfekt!

**Innere Haltung:** Ich mag keine Schlamperei. Ich finde immer noch etwas zum Verbessern.

**Unbewusste Gedanken:** Mach bloß keine Fehler! Ich bin noch nicht gut genug! Ich muss noch besser werden!

## Streng dich an!

**Innere Haltung:** Wer nie aufgibt, erreicht alles. Erfolge muss man sich hart erarbeiten. Nur Schweres ist wertvoll. Bemühe dich bis zum Schluss.

**Unbewusste Gedanken:** Reiß dich zusammen. Ich muss es schaffen. Ich schaffe es auch ohne fremde Hilfe!

Im Grunde steht hinter jedem inneren Antreiber eine positive Eigenschaft. Stärke und Unabhängigkeit, Genauigkeit und Fehlerlosigkeit, Freundlichkeit und Liebenswürdigkeit, Schnelligkeit und die Fähigkeit, Chancen zu nutzen, Gründlichkeit und Durchhaltevermögen. Sie verhelfen dir einerseits zu sehr guten Leistungen, zu Erfolg und Ansehen. Andererseits bergen sie jedoch die Gefahr, dass du ausbrennst, dich verausgabst und etwas im Außen versuchst zu finden, was du nur in dir finden kannst. Die inneren Antreiber stehen in engem Verhältnis zu unseren Bedürfnissen. Kahler beschreibt, dass die Erfüllung der Grundbedürfnisse als Motivation hinter den Antreibern stecke Beispielsweise erfüllt der innere Antreiber »Sei perfekt« unser Bedürfnis nach Anerkennung. Immer wenn ein wichtiges Bedürfnis von uns nicht erfüllt ist, werden die inneren Antreiber aktiviert. Dies löst ungefragt ein erlerntes Verhaltensmuster in uns aus. Wird der Antreiber nicht reflektiert, ist er oft nicht angepasst an die jeweilige Situation und löst somit auch nicht unsere Bedürfnisse. Zumal es auch sein kann, dass z. B. Anerkennung gar nicht zu deinen Werten gehört. Durch den Automatismus, mit dem die Antreiber aktiv werden, erschweren sie uns den Alltag und das Miteinander mit anderen Menschen.

Häufig befinden wir uns in einem Kampf mit uns selbst, wenn es um das Thema Essen geht. Erfahren wir zu wenig Tiefe, emotionale Befriedigung und Sinn im Leben, fühlen wir uns nicht gesättigt und versuchen mit ungesunden Ernährungsgewohnheiten diese Gefühle abzumildern. Es kann auch sein, dass wir versuchen mit strikten Lebensmittelplänen etwas zu kontrollieren, um unangenehme Angstgefühle zu vermeiden. Das Geheimnis einer unbeschwerten Ernährung liegt darin, mit seinem inneren Ich eng verbunden zu sein. Der Pitta-Typ neigt zu Extremen und exzessivem Verhalten. Hat man zu viel Pitta, erkennt man kaum gesunde Grenzen. Bei einem Vata-Ungleichgewicht kann es dazu kommen, dass Essen zur Beruhigung der Nerven eingesetzt wird, was das sensible Agni schnell überfordern kann und Verdauungsprobleme zur Folge hat. Bei der gemütlichen Kapha-Konstitution kann es sein, dass Schokolade und Co. als Seelentröster ihre Dienste leisten und eine unterschwellige Depression in einem Meer an Süßkram ertränkt wird. Wird Essen zur Befriedigung der inneren Antreiber genutzt, verlieren wir das natürliche Gefühl dafür, welche Lebensmittel uns wirklich guttun. Oft werden dann Lebensmittel konsumiert, die uns sogar mehr schaden können als nutzen.

Die Lösung liegt darin, die inneren Antreiber zu erkennen, zu verstehen, woher sie kommen und wie man ihre Energie sinnvoll einsetzen kann. Selbstwahrnehmung ist hierfür eine wichtige Fähigkeit. Sind die inneren Antreiber identifiziert, können sie nach und nach durch positive Glaubenssätze entkräftet werden. Im Downloadbereich zu diesem Buch wartet ein Test auf dich, der dich beim Erkennen deiner Antreiber unterstützt.

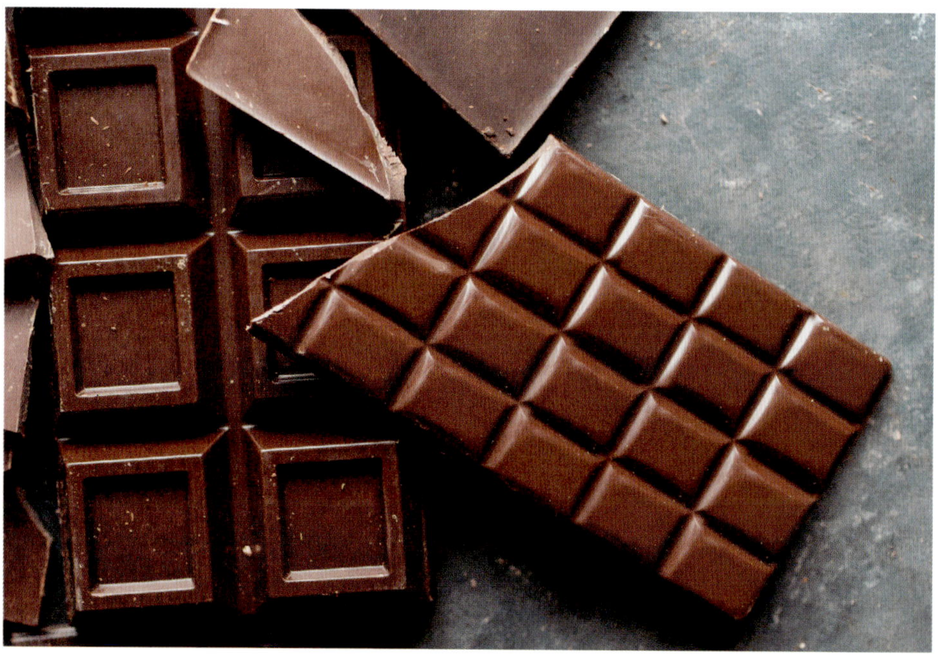

# POSITIVE EIGENSCHAFTEN HINTER DEN INNEREN ANTREIBERN

## Sei stark!

**Einfluss, Stärke, Unabhängigkeit**
Neue positive Glaubenssätze
können sein:

-> Ich darf um Hilfe bitten.
-> Ich darf mir und meinem Körper vertrauen.
-> Ich darf meine Gefühle zum Ausdruck bringen.

## Mach es allen recht!

**Freundlichkeit, Liebenswürdigkeit, Mitgefühl**
Neue positive Glaubenssätze
können sein:

-> Meine Bedürfnisse sind mir wichtig.
-> Ich bin selbst meine beste Freundin/ mein bester Freund
-> Ein Nein zu anderen ist ein Ja zu mir.

## Mach schnell!

**Schnelligkeit, Zeit und Chancen nutzen, Zielbewusstsein**
Neue positive Glaubenssätze
können sein:

-> Ich habe alle Zeit der Welt.
-> Ich darf mich regenerieren und mir Pausen gönnen.
-> Das Gras wächst nicht schneller, wenn man daran zieht.

## Sei perfekt!

**Korrektheit, Genauigkeit, Fehlerlosigkeit**
Neue positive Glaubenssätze
können sein:

-> Ich bin gut, so wie ich bin.
-> Ich darf Fehler machen.
-> Niemand ist perfekt.

## Streng dich an!

**Durchhaltevermögen, Gründlichkeit, Ausdauer**
Neue positive Glaubenssätze
können sein:

-> Es darf leicht sein.
-> Ich schütze meine Energie.
-> Jeder Tag ist ein neuer Anfang.

# POSITIVE AFFIRMATIONEN UND GLAUBENSSÄTZE

Von der Kraft positiver Affirmationen hast du sicher schon gehört. Im Ayurveda verwenden wir Mantras, um unsere Energie zu verändern, um in Kontakt zu kommen mit unserem Unterbewusstsein und unsere Seele zu nähren. Affirmationen und Mantras wirken ähnlich. Es sind positive Wörter oder Sätze, die wir eine längere Zeit wiederholen, um so unser Unterbewusstsein zu beeinflussen. Du kannst es dir auch als eine Art Selbsthypnose vorstellen. Diese Selbsthypnose nutzen wir tatsächlich schon jeden Tag für uns, leider unterbewusst in Form von negativen Gedanken, die wir uns häufig in Dauerschleife erzählen. Der Ayurveda beschreibt, dass hinter dem Singen von Mantras eine stark heilende Energie steckt. Wir singen wiederholt ein Mantra aus vollem Herzen und spüren anschließend in der Stille die Vibrationen unseres Gesangs.

Worte verändern unsere Körpersprache sowie unsere Empfindung. Wiederhole doch mehrmals laut das Wort Stress. Wie fühlt sich dein Körper danach an? Schüttle die Empfindung ab und wähle jetzt ein positiv besetztes Wort für dich und wiederhole es mehrmals laut. Kannst du einen Unterschied in deinem Körper wahrnehmen? Du solltest wissen, dass alleine das Aussprechen von positiven Affirmationen etwas bewirkt, aber noch nicht kraftvoll genug ist für eine Veränderung. Wir müssen die Affirmationen fühlen und eine innerliche Bestätigung erfahren. Die allumfassende, positive Affirmation »Ich bin kerngesund« wird dir nicht helfen, wenn du dich weit weg von Gesundheit befindest und dir die Aussage lächerlich vorkommt. Es wurde in Studien von Joanne Wood, Elaine Perunovic und John Lee von den Universitäten Waterloo und New Brunswick sogar nachgewiesen, dass allumfassende Affirmationen bei Menschen mit geringem Selbstwertgefühl das Empfinden verschlechtern können. Besser ist es in diesem Fall, moderat positive Sätze zu wählen. Du könntest versuchen mit der Affirmation »Ich werde von Tag zu Tag gesünder« zu arbeiten, und spüren, ob sie sich für dich stimmig anfühlt.

Die Sozialpsychologin Amy Cuddy beschreibt in einem ihrer Bücher, dass wir uns sogar themenfremd mit Affirmationen bestärken können, die unseren Fähigkeiten entsprechen. Vielleicht bist du eine unglaublich tolle Tortenbäckerin und die Affirmation »Ich bin eine tolle Bäckerin« hört sich für dich stimmig an. Mehr noch, du stimmst ihr absolut zu! Wenn du diese Affirmation in einer täglichen Praxis mehrere Male wiederholst, wirst du mit der Zeit mehr Selbstvertrauen gewinnen und überzeugter auftreten und handeln. Dieses Vertrauen wirkt sich dann automatisch auf deine Gesundheit aus.

- Was sind deine Stärken? Was kannst du besonders gut?

Mache es dir zum mentalen Training, dich täglich mit deinem gesunden Zukunfts-Ich zu verbinden, und erschaffe dir die Möglichkeit, dass genau dieses Ich im Hier und Jetzt für dich erlebbar wird. Im Downloadbereich zu diesem Buch findest du eine Audiodatei zur Unterstützung.

# EIN NEIN ZU ANDEREN IST EIN JA ZU DIR

Nach der Sprache der Symptome können sich Menschen mit Darmproblemen häufig nicht gut abgrenzen. Der Darm stellt genau wie unsere Haut eine Grenze dar. Die Darmschleimhaut ist eine wichtige physikalische Barriere, die das Körperinnere von der Außenwelt trennt. Zu den Aufgaben der Darmschleimhaut zählt der Stofftransport von gewünschten Substanzen wie Nährstoffe und Wasser in den Körper hinein. Ist deine Darmschleimhaut zu durchlässig, gelangen Substanzen ins Innere, die Beschwerden verursachen. Ganz häufig wird an der äußersten Körperhülle sichtbar, wenn wir unseren Bedürfnissen mehr Beachtung schenken sollten.

Meine Harmoniebedürftigkeit war schon in vielen Situationen dafür verantwortlich, dass ich nicht auf meine Bedürfnisse geachtet habe und Bauchschmerzen mich darauf aufmerksam machten. Ein Klassiker für viele ist z. B. das Essen der Oma, das wir nicht ablehnen möchten, um sie nicht zu verletzen. Die meisten Menschen, die schlecht Nein sagen können, haben die magische Gabe, sofort zu erspüren, was andere erwarten, und dann fällt es ihnen sehr schwer, diese Erwartungen nicht zu erfüllen. Ist das Erkennen fremder Erwartungen erst zur Gewohnheit geworden, fällt es nicht leicht, diese abzulegen. Der erste Schritt ist das Bewusstwerden. Es kann helfen, sich anfänglich vor jeder Entscheidung die Frage zu stellen: »Was will ich eigentlich?«, und dann zu prüfen, ob die Erwartungen der anderen mit deinen Vorstellungen übereinstimmen.

Mangelnde Abgrenzungsfähigkeit kann mit der Angst vor Ablehnung verbunden sein, was wiederum zu gesteigerter Hilfsbereitschaft führen kann. Es ist durchaus gut und ehrenwert, anderen zu helfen und zu dienen, aber wir haben auch eine Verpflichtung uns selbst gegenüber.

Was kannst du bei Angst vor Ablehnung tun? Prüfe, ob diese Angst real ist! Wirst du wirklich abgelehnt, wenn du deine Bedürfnisse lebst?

Lege eine Bedenkzeit ein, wenn du zum Helfen oder Mitmachen aufgefordert wirst. Schaffe Verständnis bei deinen Mitmenschen. Wenn mein Glas nicht aufgefüllt ist, kann ich anderen nichts einschenken.

Wie du auf physiologischer Ebene deine Grenze stärken kannst, hast du schon erfahren. Schauen wir uns jetzt einmal die Situationen an, in denen dir dein Darm helfen will, deine Grenzen zu ziehen. Notiere dir die Situationen, die dir in den Sinn kommen

Neben dem Aufbau deiner Darmschleimhaut auf physiologischer Ebene solltest du gleichzeitig lernen, Grenzen zu setzen. Warum ist das so wichtig? Wir brauchen Grenzen. Sie sind nötig, um uns als eigene Persönlichkeit wahrnehmen zu können und uns nicht zu überfordern. Berechtigte Grenzen setzen zu können bedeutet sein Leben selbstbestimmt zu gestalten. Gesund ist das dann, wenn wir an der richtigen Stelle und zum richtigen Zeitpunkt »Ja« oder »Nein« sagen können. Nein sagen gehört nicht zu meinen Stärken, aber ich habe begonnen, es zu lernen. Das kannst du auch! Gesunde Grenzen ziehen zu können bedeutet auch die eigenen Bedürfnisse zu respektieren. Ein Nein ist immer ein Bekenntnis zu sich selbst und eine Erkenntnis für alle anderen. Du stehst zu deinen Überzeugungen und dein Umfeld darf dies respektieren. Für die Umsetzung braucht es dein Bewusstsein, Geduld, Selbstakzeptanz und die Akzeptanz und Toleranz deiner Mitmenschen.

## Mögliche Gründe, warum wir Ja sagen, wenn wir Nein meinen:

- ein hohes Sicherheitsbedürfnis
- das Gefühl, gebraucht zu werden, bzw. die Angst vor Ablehnung
- das Bedürfnis nach Zugehörigkeit
- das Bedürfnis nach Bestätigung
- der Wunsch nach Harmonie, sprich niemand verletzen zu wollen
- nicht als egoistisch oder faul angesehen werden wollen
- keine Angriffsfläche bieten wollen aus Angst vor Kritik

## Was kannst du konkret tun, um das Grenzensetzen zu üben?

- Mache dir zuerst bewusst, dass du immer eine Wahl hast. Du kannst dich jederzeit für dich entscheiden.
- Wenn du nur Ja zu anderen sagst, lehnst du dich ständig mit einem Nein ab. Stell dir vor, du sagst einem/einer guten Freund*in ständig ab. Wird dies eure Beziehung fördern?
- Schreibe dir deine Prioritäten auf. Was ist dir wirklich wichtig? Werde dir immer wieder aufs Neue darüber klar, was du dir wünschst in deinem Leben.
- Lasse dir Zeit beim Antworten. Schlafe eine Nacht darüber, bevor du dich entscheidest, oder verschaffe dir Bedenkzeit.
- Kommuniziere deine Grenzen.
- Mache dir bewusst, dass du weiterhin die gleiche Anerkennung verdient hast, auch wenn du etwas ablehnst.
- Arbeite an deinen negativen Glaubenssätzen (z. B. »Ich gehöre nicht dazu.«).
- Fühle dich nicht schuldig und entschuldige dich nicht für deine Entscheidung, zu dir zu stehen.
- Beschäftige dich mit deinen Bedürfnissen.

# DAS LEBEN VERDAUEN

Wenn die Verdauung Beschwerden macht, wird oft außer Acht gelassen, dass so mancher Blähbauch gar nicht durch die Nahrung ausgelöst wird. Ich möchte damit nicht revidieren, dass auch einmal nur der Blumenkohl oder ein anderes Lebensmittel daran schuld ist, dass du dich aufgebläht fühlst. Wir sollten jedoch immer in Betracht ziehen, dass auch andere Aspekte unseres Lebens nicht gut verdaulich für uns sein können. Das können ursächlich physiologische Aspekte sein, wie eine falsche Atmung, gekrümmtes Sitzen, mangelhaftes Kauen oder digitale Reize, schlechte Nachrichten und zu viel Lärm. Oft kommt es mir selbst so banal vor. Doch diese Punkte haben einen enormen Effekt auf unseren Verdauungstrakt. Besondere Beachtung sollten wir dem Einfluss unserer Gedanken auf unsere Verdauung schenken.

**»Ändere deine Gedanken und du wirst die Bedingungen, in denen du lebst, ändern. Da nur du allein für deine Gedanken verantwortlich bist, so kannst nur du allein sie ändern.«**

P. Yogananda

Der Ayurveda lehrt uns, dass wir keine schlechten Gedanken beim Zubereiten und Essen unserer Nahrung haben sollten. Vielleicht tröstet dich manchmal die Schokolade am Nachmittag über einen unerfüllten Job hinweg oder ab und an lässt ein Glas Wein am Abend alles leichter wirken. Hin und wieder etwas Schokolade oder ein Glas Wein alleine beeinflussen unseren Darm nicht so negativ wie manche emotionalen Auslöser, die uns dazu verleiten, aus Frust dazu zu greifen. An dieser Stelle kannst du noch mal reflektieren, ob es aktuell neben deiner Ernährung noch andere Faktoren gibt, die deine Verdauung beschweren. Ein zu voller Kalender, ständiges Scrollen auf Social Media, Zeitdruck im Job, ein ungelöstes Thema in der Familie, ein negatives Selbstbild?

- Was musst du in deinem Leben gerade alles verdauen?

Den Blick bewusst darauf zu lenken ist hilfreich, da täglich so viel auf uns einprasselt, was wir nur nebenbei oder unbewusst wahrnehmen. Das Unterbewusstsein hat eine höhere Kapazität und integriert neue Informationen (Sinneseindrücke, Erinnerungen, Empfindungen) binnen Sekunden, damit wir bessere Entscheidungen treffen können. Dein bewusster Verstand wäre mit dieser Informationsflut völlig überfordert. Für dein Unterbewusstsein ist es ein leichtes Spiel. Es fällt innerhalb kürzester Zeit eine Entscheidung und teilt sie dir durch das sogenannte Bauchgefühl mit. Dabei werden Informationen wie zum Beispiel Körperhaltung, Körpersprache, Stimmlage und Wortwahl berücksichtigt, die dein Verstand niemals bewusst berücksichtigen würde. Das AHA-Erlebnis, die plötzliche Eingebung, der richtige Riecher

– hinter all dem steckt unsere Intuition. Intuition kommt aus dem Lateinischen »intueor« und bedeutet »etwas betrachten, erwägen«. Es ist eine Eingebung, die aus dem Unterbewussten entsteht. »Aus dem Bauch heraus entscheiden« ist eine bekannte Redewendung. Wieso also nicht das Bauchgefühl befragen, wenn es um eine unbeschwerte Ernährung für ein gutes Bauchgefühl geht? Es geht darum, deinem Bauchgefühl wieder zu vertrauen. Woran erkennst du, ob etwas eine Entscheidung des Unterbewusstseins ist, also eine Bauchentscheidung, oder eine Kopfentscheidung?

**Der Bauch liefert niemals Argumente, der Kopf hingegen immer.**

Lass das Buch weiterhin deinen Verstand füttern, aber entscheide dich jetzt einmal dafür, deine nächste Mahlzeit aus dem Bauch heraus auszuwählen. Nach meinen Erfahrungen kannst du dir ganz sicher sein, dass du eine gute, gesunde Lebensmittelauswahl treffen wirst. Ich habe noch nie einen/eine intuitiven Esser*in erlebt, der oder die sich ungesund ernährt. Natürlich kann es anfangs schwierig sein, bei Beschwerden darauf zu vertrauen, aber mit Geduld und Zuversicht sowie dem ayurvedischen Wissen wird es klappen, denn du siehst dich jetzt hoffentlich mehr und mehr als den einzigartigen geistigen, seelischen, sozialen, körperlichen und wundervollen Menschen, der du bist.

Wenn wir uns eine unbeschwerte Ernährung wünschen, müssen wir es uns selbst wert sein, ein Leben zu leben, das wir leicht verdauen können. In jeder Ernährungstherapie notiere ich den höchsten Wunsch und Anspruch der Patient*innen an die Sitzungen. Leichtigkeit steht bei fast jedem an erster Stelle. Das bedeutet, dass die meisten Menschen mit Verdauungsbeschwerden eine Schwere in sich tragen. Dabei ist diese Schwere äußerlich oft nicht sichtbar. Egal ob sich die Schwere im Körper in Form von Übergewicht zeigt oder nicht, frage dich einmal:

Wo sitzt deine Schwere? Wo wünschst du dir mehr Leichtigkeit? Beim Essen und der Lebensmittelauswahl sicherlich, aber wo noch?

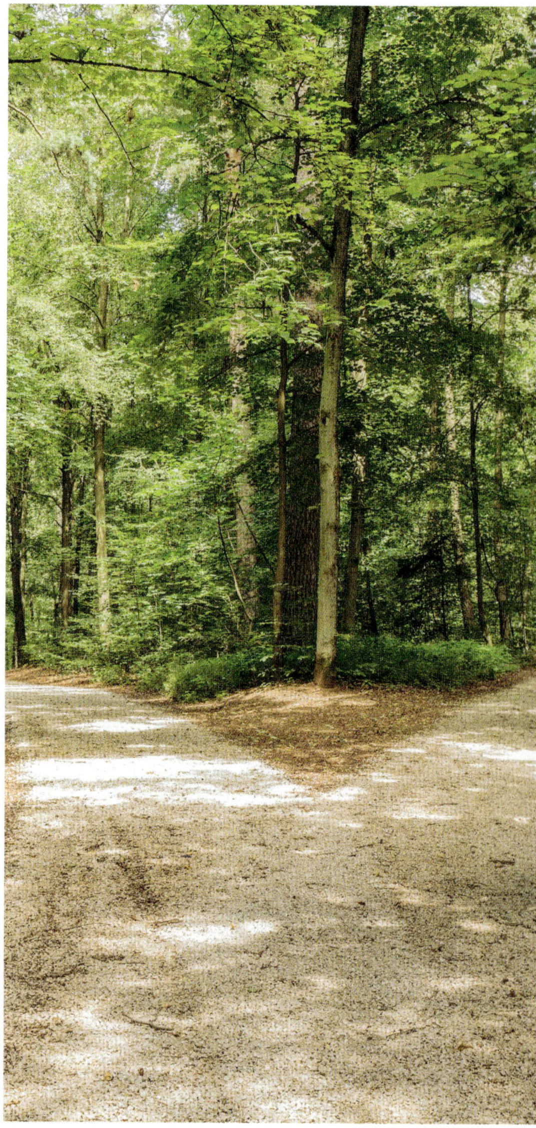

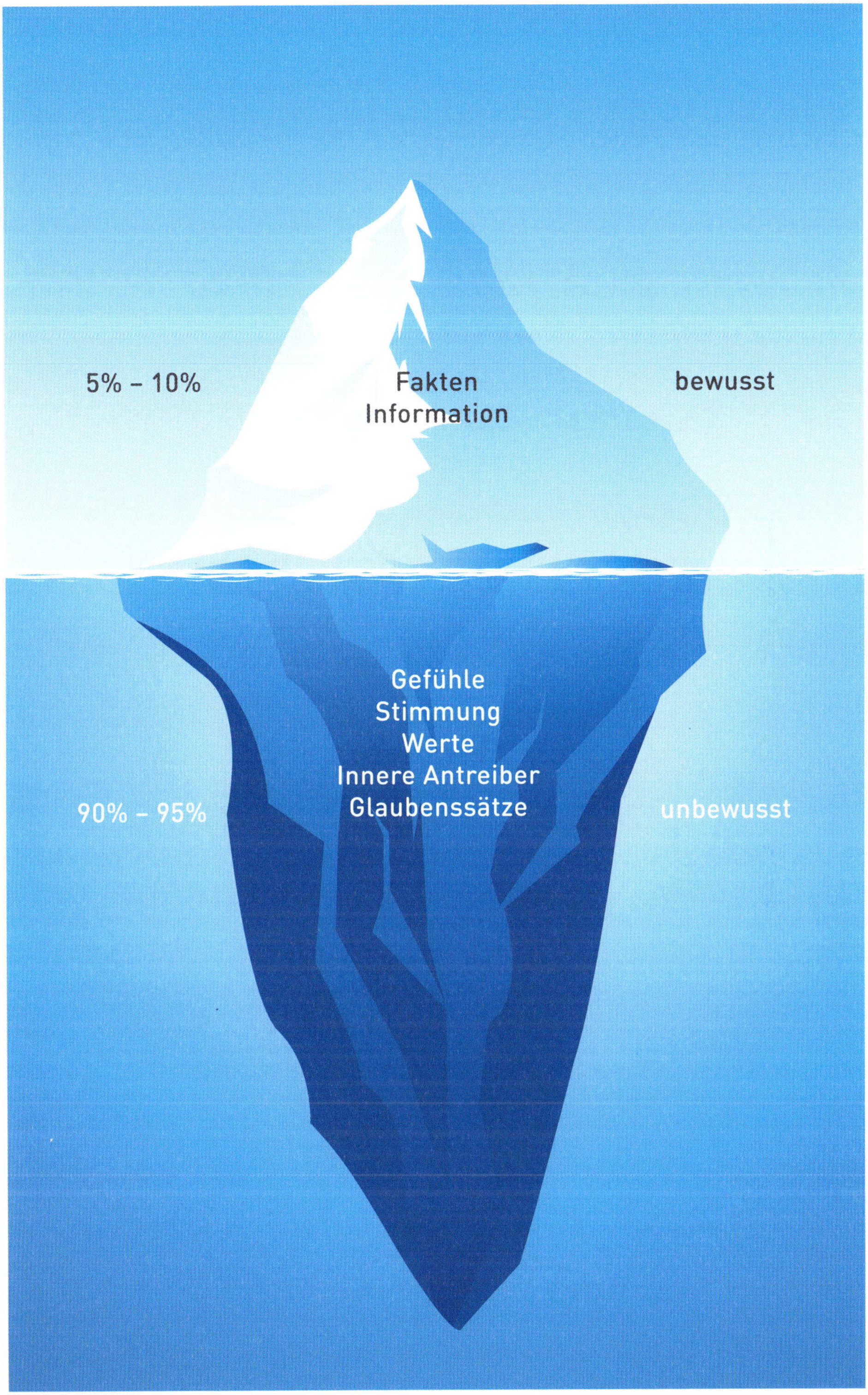
5% – 10%
Fakten
Information
bewusst
Gefühle
Stimmung
Werte
Innere Antreiber
Glaubenssätze
90% – 95%
unbewusst

KAPITEL 8

# Wie Yoga DEM DARM HILFT

Unser Darm wird oft auch als das zweite Gehirn bezeichnet. Von der Speiseröhre bis hin zum Darmausgang zieht sich ein komplexes Nervensystem, das eng mit unserem Kopfhirn verbunden ist. Diese Verbindung zwischen Bauch und Kopf und deren konstanten Informationsaustausch sollten wir unbedingt im Blick haben, wenn wir uns eine entspannte Verdauung wünschen. In diesem Kapitel erfährst du, wie du diese meist unwillkürlich ablaufenden Prozesse mit Atemübungen, Asanas und Meditation positiv beeinflussen kannst.

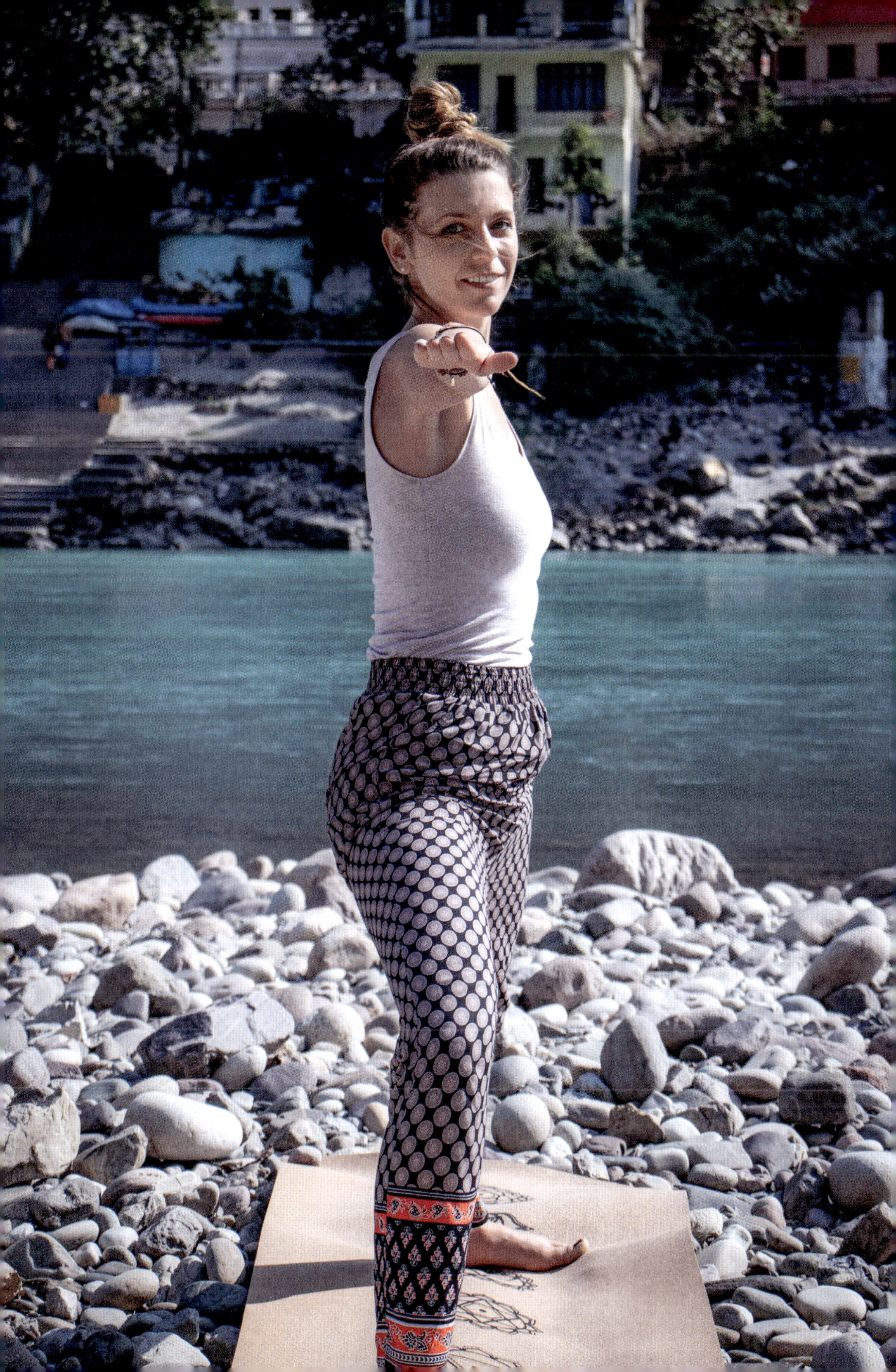

# Darm über Kopf –
## WENN DIE DARM-HIRN-ACHSE AUSSER TAKT GERÄT

In den vergangenen Jahren entstand eine neue Disziplin innerhalb der klinischen Gastroenterologie, die Neurogastroenterologie. Sie umfasst die Forschung über die Beziehungen und Störungen zwischen Gehirn, Rückenmark sowie den Anteilen des Nervensystems im Verdauungstrakt. Diese komplexen Interaktionen werden als die »Darm-Hirn-Achse« bezeichnet. Zum Beispiel kann Stress über dieses System Einfluss auf die Funktionen des Verdauungstraktes ausüben: Er wirkt sich auf die Durchlässigkeit der Darmwand aus und auf die Immunfunktionen des Darmes. Durch die Forschung verstand man, dass Stress nicht nur bei den funktionellen gastrointestinalen Störungen eine wesentliche Rolle spielt, sondern auch bei chronisch entzündlichen Darmerkrankungen.

Das Nervensystem des Verdauungstraktes, auch enterisches Nervensystem (ENS) genannt, bildet die größte Ansammlung von Nervenzellen außerhalb des zentralen Nervensystems (ZNS). Daher wird es auch als »Bauchhirn« bezeichnet. Dieses Netzwerk kontrolliert die Funktionen des Verdauungstrakts und hat ähnlich wie bei einer Datenbank Programme für verschiedene Muster von Verdauungsabläufen gespeichert. Deine Darmbewegungen werden also unabhängig von deinem Gehirn gesteuert, unterliegen aber dennoch Impulsen aus dem Zentralnervensystem. Das heißt, dein Darm reagiert auch auf deine Emotionen. Deshalb kann vor angstvollen Situationen (beispielsweise Prüfungsangst) unser Magen-Darm-Trakt schon mal verrücktspielen. Bauchschmerzen, Übelkeit, Durchfall oder Erbrechen können Reaktionen auf emotionalen Stress oder traumatische Ereignisse sein. Umgekehrt können auch deine Stimmungen und Hirnfunktionen, einschließlich der Schmerzempfindung, vom Verdauungstrakt selbst beeinflusst werden, der Informationen über Sättigung, Übelkeit, Bauchschmerzen oder Blähungen an das Gehirn sendet. Ja, ein Blähbauch hat mir früher schon so manchen Tag vermiest. Wissenschaftliche Erkenntnisse zeigen, dass die Verbindung zwischen Kopfhirn (ZNS) und Bauchhirn (ENS) vor allem über den Corticotropin-Releasing-Factor (CRF) und seine Rezeptoren in der Darmwand läuft. Dabei kann es zur Sensibilisierung (viszeralen Hypersensitivität) und Steigerung der intestinalen Permeabilität (Durchlässigkeit der Darmwand) im Verdauungstrakt kommen.

Merken können wir uns, dass unser Darm und unser Gehirn konstant Informationen austauschen. Das geschieht über eine Verbindung, die du dir als Autobahn vorstellen kannst und die als Vagusnerv bezeichnet wird. Der Vagusnerv ist der Teil deines Nervensystems, der die Kommunikation zwischen Darm und Gehirn sowie jedem Organ, das auf dieser Strecke liegt, steuert. Dieser Nerv spielt eine große Rolle für unsere Atmung, die Herzfrequenz, unsere Immunantwort und die Verdauung. Stress beeinflusst diese Verbindungsstelle. Der Vagusnerv ist der größte Nerv des parasympathischen

Nervensystems und ist zuständig für den Ruhe-und-verdauen-Modus (Rest and Digest-Modus), in dem du im Gegensatz zum Kämpfe-oder-fliehe-Modus (Fight or Flight-Modus) deine Nahrung richtig gut verdauen kannst.

Sympathikus und Parasympathikus sind Teil des vegetativen Nervensystems. Sie sind funktionell gesehen meist Gegenspieler: Während der **Sympathikus** in Stresssituationen den Organismus auf eine Aktivitätssteigerung (»fight or flight«) einstellt, überwiegt der **Parasympathikus** in Ruhe- und Regenerationsphasen (»rest and digest«).

Wir finden also auch in der westlichen Medizin ausreichend Belege für den wechselseitigen Einfluss zwischen Seele, Geist und Verdauung, den der Ayurveda beschreibt. Ein weiterer spannender Fakt ist, dass unser enterisches Nervensystem (unser Bauchhirn) Stress abspeichert. Selbst wenn unser Kopfhirn den Stress längst losgelassen hat, ist unsere Darmaktivität noch von zurückliegenden, meist langanhaltenden Stresssituationen beeinflusst. Ungeklärte Themen, Ängste und Sorgen wirken sich konstant, auch unbewusst auf unsere Verdauung aus. Dies geschieht direkt über das enterische Nervensystem, sprich den Vagusnerv, oder über gewisse Stresshormone wie den Corticotropin-Releasing-Factor (CRF), die eine wichtige Rolle bei mehreren entzündlichen und funktionellen Erkrankungen des Verdauungstraktes spielen.

Es fällt uns oft leichter, bei Beschwerden unsere Ernährung zu optimieren, als unseren Lebensstil zu hinterfragen. Wir greifen bei akuten Schmerzen auf Heilpflanzen oder im schlechteren Fall auf Medikamente zurück, anstatt an der gestörten Kommunikation zwischen Darm und Gehirn zu arbeiten. In einer Untersuchung mit Reizdarmpatient*innen wurde der Effekt der FODMAP-Diät, die aus wissenschaftlicher Sicht die einzige Ernährungstherapie ist, die sich positiv auf die Reizdarmsymptomatik auswirkt, einem Training der Darm-Hirn-Achse (mittels kognitiver Verhaltenstherapie, Entspannungsverfahren, Hypnose und Yoga) ohne ernährungstherapeutische Maßnahmen gegenübergestellt und untersucht. Das Ergebnis: Beide Maßnahmen wirkten sich im gleichen Maße positiv auf die Beschwerden aus. Stell dir doch mal den Effekt vor, wenn du an beiden Ebenen arbeitest. Dafür solltest du dir nur etwas Zeit und Geduld einräumen. Gerade das Training deiner Darm-Hirn-Achse solltest du für mindestens 12 Wochen durchführen, um langfristig positive Effekte zu spüren. Da diese Übungen allerdings mit einer so großen Lebensbereicherung einhergehen, sind sie bei den meisten Menschen nach dieser Zeit ein fester Bestandteil im Alltag. Anstatt nur auf der äußersten Nahrungshülle Lebensmittel wegzustreichen, arbeitest du mit den Maßnahmen für deine Darm-Hirn-Achse an der tieferliegenden Ursache für deine Beschwerden. Im Downloadbereich zu diesem Buch findest du einen Fragebogen, der dich herausfinden lässt, ob deine Beschwerden durch diese Verbindung stark oder weniger stark beeinflusst sind.

## Aus der Spirale von negativen Wahrnehmungen, Gedanken und Gefühlen aussteigen

Alleinige Änderungen im Außen, zum Beispiel auf der Ernährungsebene, reichen einfach nicht aus, um dein Erleben neu auszurichten und unbeschwert zu leben. Das liegt daran, dass 90% unserer täglichen Gedanken immer die gleichen sind. Über den Tag verteilt haben wir ungefähr 80.000 Gedanken und davon sind uns die wenigsten wirklich bewusst. Dadurch, dass wir immer die gleichen Gedanken hegen, führen sie immer wieder die gleichen Entscheidungen in unserem Leben herbei. Das kann Auswirkungen auf unsere Auswahl der Ernährung haben oder dazu führen, dass wir zu Dingen »Ja« sagen, obwohl wir »Nein« meinen. Diese Gedanken und Entscheidungen bringen uns folglich ins Handeln und wir essen beispielsweise etwas, das uns nicht bekommt. Die Handlungen führen dann wieder zu Situationen in unserem Leben, die Emotionen auslösen. Schließlich lösen diese Emotionen bestimmte Energiebewegungen in unserem Körper aus, die unsere Körperfunktionen beeinflussen, und diese wiederum können negative Gedanken in uns auslösen. Du kannst es dir also wie eine Art Kreislauf vorstellen. In der Neurowissenschaft geht man davon aus, dass das, was wir sind, aus unseren Erinnerungen entsteht, die immer wieder die gleichen Reaktionen auslösen.

Kennst du die negative Beschwerden-Spirale?

**Empfindung/Symptome → Beachtung/ Angstentstehung → negative Gedanken → negative Gefühle → gesteigerte Aufmerksamkeit → vermehrt negative Gedanken → gesteigerte Empfindung/ Symptome**

Wir können mit unseren Gedanken unsere Beschwerden verschlimmern, aber auch verbessern! Es gibt einige Möglichkeiten, deine Gedanken zu beobachten und immer wieder zu erkennen, dass du nicht das bist, was dir deine Gedanken weismachen wollen. Meine Lieblingstools sind Meditation, Pranayama (Atemübungen), Yoga und Hypnose. Bei tieferliegenden Ängsten und Traumata empfiehlt sich Hypnotherapie mit einem ausgebildeten Therapeuten sowie eine entsprechende Psychotherapie. Eine beliebte Meditation aus meiner Praxis ist der Bodyscan. Er hilft deinem Körper in eine tiefe Entspannung zu kommen, denn dein Körper ist nicht dafür gedacht, ständig unter Anspannung zu stehen. Wenn du längere Zeit unter Anspannung stehst, erhöht sich das Stresslevel in deinem Körper, deine Resilienz wird geschwächt und schließlich dein Darm negativ beeinflusst. Entspannte Pausen sind also unabdingbar für unsere physische und psychische Gesundheit.

## Der Bodyscan

Mit dem Bodyscan kannst du täglich deine Darm-Hirn-Achse gezielt ansprechen und die Kommunikationsstörungen nach und nach auflösen. Im Downloadbereich zu diesem Buch steht dir eine Audiodatei zur Anleitung zur Verfügung. Wenn du den Bodyscan ohne diese Anleitung durchführen möchtest, stelle dir vorab folgende Fragen:

- Wie fühlt sich dein Körper an? Kannst du Anspannungen wahrnehmen? Atmest du flach oder tief in den Bauch hinein?
- Wie ist deine Stimmung gerade? Bist du müde oder besorgt? Hast du das Gefühl, du verschenkst deine Zeit mit der Übung?
- Welche Gedanken sind sehr präsent? Denkst du an deine To-do-Liste? Zählst du die Minuten, bis die Übung vorbei ist?

Alle Wahrnehmungen und Empfindungen sind genau richtig. Versuche sie nicht zu bewerten. Du darfst dich einfach entspannen bei der Reise durch deinen Körper. Richte jetzt nach und nach die Aufmerksamkeit auf jedes einzelne Körperteil, beginnend von den Füßen bis zur Kopfspitze. Beziehe auch deine inneren Organe ein, deine Haut, deine Haare und entspanne deinen Kiefer. Du kannst bei jedem Körperteil folgenden Satz gedanklich wiederholen: »Ich erkenne dich an und du darfst dich entspannen!« Mit jedem Atemzug sinkst du tiefer in die Unterlage ein und lässt alles los. Wenn du dich völlig losgelöst fühlst, fast körperlos, kannst du deine Aufmerksamkeit auf den Raum um dich herum richten. Je länger du es schaffst, nur den Raum um dich herum wahrzunehmen, dich körperlos zu fühlen, desto besser. Stelle dir zum Abschluss ein wunderbares heilsames Licht vor, das jetzt deinen ganzen Körper durchdringt. Genieße dieses heilsame Gefühl. Wenn du so weit bist, kannst du nach und nach wieder alle Körperteile wahrnehmen. Du kannst dich bewegen, räkeln und strecken. Ganz langsam kommst du wieder ganz in deinem Körper an und spürst noch einen Moment nach.

Diese Übung deckt häufig deine innere Einstellung gegenüber dir selbst auf. Vielleicht steigen Glaubensätze in dir auf wie zum Beispiel »Das ist nichts für mich. Ich verausgabe mich lieber beim Sport« oder »Was denken andere von mir, wenn ich jeden Tag faul rumliege«. Wir unterscheiden jedoch körperliche Entspannung von psychischer Entspannung. Beide Formen sind wichtig für einen gesunden Darm. Reflektiere die Gedanken und Gefühle, die an die Oberfläche kommen. Entlarve deine inneren Antreiber und wähle für deinen kommenden Tag bessere Überzeugungen für dich aus. Ganz häufig sind wir unglaublich streng und gemein zu uns selbst. Mit einer guten Freundin würden wir nie so kommunizieren wie mit uns selbst. Wir verurteilen uns regelmäßig und werten uns ab. Es ist wichtig, dass du künftig bei allem was du tust einen liebevollen Blick auf dich richtest. Die Frage »Was ist dir in der Vergangenheit passiert, dass du jetzt so handelst?« hilft oft, Mitgefühl gegenüber einem selbst zu entwickeln. Du kannst dir auch einen Brief schreiben, so als würdest du ihn an deinen besten Freund oder deine beste Freundin richten. Verändere den Blick auf dich selbst!

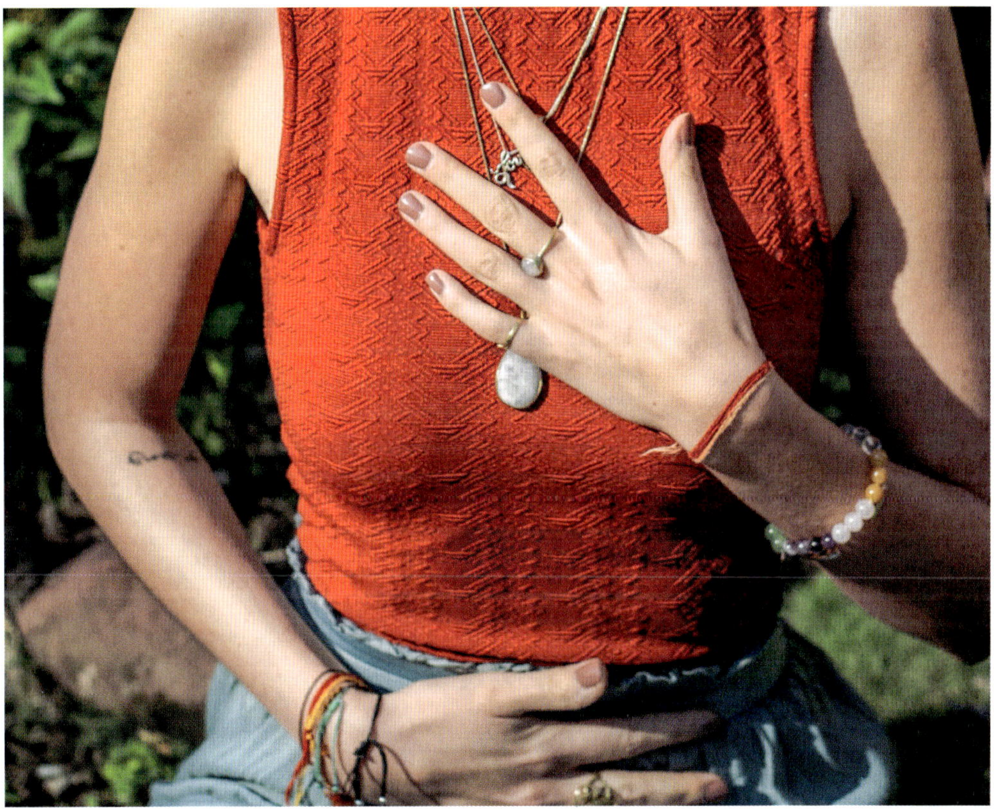

# Die besten Asanas

## FÜR DEINE AUSGEGLICHENE VERDAUUNG

Yoga ist die Schwesterphilosophie des Ayurveda, beide begründet in der Samkhya-Philosophie. Es ist eine jahrtausendealte Praxis für den Körper und den Geist. Den Ayurveda verbinden wir häufig mit der Ernährung und den Yoga mit den Asanas (Körperübungen). In Indien studiert man der Tradition nach zuerst den Ayurveda und seinen Körper, bevor man mit der yogischen Lebensphilosophie und der Entdeckung der eigenen Spiritualität beginnt. Yoga bringt den Menschen, wie Ayurveda auch, in seinen natürlichen, ausgewogenen Zustand zurück. Er wird in Indien für seine heilende und präventive Wirkweise wertgeschätzt. Mittlerweile untermauern westlich-wissenschaftliche Studien die gesundheitsfördernde Wirkung des Yoga. Erwähnenswert ist, dass Yoga viel mehr ist als die Körperübungen. Diese sind nur einer von acht Punkten auf dem achtgliedrigen Yoga-Pfad nach Patanjali. Durch die Asanas soll der Körper auf das lange Sitzen in der Meditation vorbereitet werden. Durch Pranayama lernen wir eine flache, unregelmäßige Atmung zu verlängern und beruhigen.

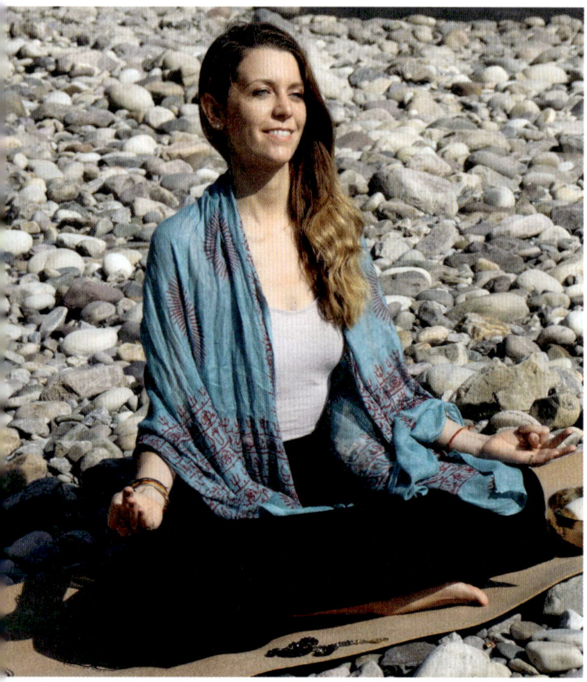

Der 8-stufige Pfad im Überblick:

- **Yama** – Verhaltensregeln im Umgang mit der Natur und anderen Menschen
- **Niyama** – Verhaltensregeln im Umgang mit uns selbst
- **Asana** – Körperübungen
- **Pranayama** – Atemübungen
- **Pratyahara** – der Rückzug der Sinne nach innen
- **Dharana** – Konzentration und Ausrichtung des Geistes
- **Dhyana** – Meditation
- **Samadhi** - vollkommene Erkenntnis, Einheitserfahrung

Im Folgenden greifen wir Asana, Pranayama und Meditation heraus, die dich maßgeblich auf deinem Weg in eine unbeschwerte Ernährung unterstützen werden. Das bedeutet nicht, dass die anderen Stufen nicht genauso wichtig sind. Sie bauen schließlich aufeinander auf. Die Körper- und Atemübungen sowie die Meditation und der Rückzug der

Sinne sind gut in unsere täglichen Routinen zu integrieren.

In jeder Asana ist eine tiefe, bewusste Atmung förderlich. Eine häufig angewandte Atemtechnik ist der Ujjayi. Du kannst dir dabei vorstellen, dass du mit geschlossenem Mund bei der Ausatmung versuchst einen Spiegel an deinem Gaumen anzuhauchen. Bei der Ausatmung entsteht ein wellenartiges Geräusch. Dein Atem hilft dir dabei, dein parasympathisches Nervensystem zu aktivieren und in den sogenannten Rest and digest-Modus zu gelangen. Er hilft dir neue, ungewohnte Wahrnehmungen in deinem Körper zu kontrollieren, während du die Asanas übst.

Im Alltag kann die vollständige yogische Atmung (Full Yogic Breath) bei Bauchschmerzen oder anderen Verdauungsbeschwerden eingesetzt werden. Der Yoga-Atem beginnt mit einer tiefen und flüssigen Einatmung, die drei Bereiche in deinem Körper ausfüllt. Zuerst atmen wir in den Unterbauch, dann in den Mittelteil des Rumpfes ein, dabei senkt sich das Zwerchfell nach unten und die Rippen dehnen sich aus, während das Einatmen fortgesetzt wird, und schließlich ziehen wir den Atem in die obere Brust und die Schultern. Auf dieses langsame und zielgerichtete Einatmen folgt ein langes, langsames, sanftes Ausatmen, bei dem der Atem in umgekehrter Reihenfolge aus denselben drei Abschnitten des Rumpfes ausgestoßen wird und die obere Brust, dann das Zwerchfell und die Rippen und schließlich der Unterbauch entspannt werden. Du kannst diese Atemzüge in einem aufrechten Sitz oder auch auch im Liegen ausprobieren. Nach wenigen Runden wirst du die Entspannung spüren, die in deinen Körper eintritt. Probiere es gerne direkt aus!

Die fließenden Körperübungen, die sanften Kompressionen und das Dehnen während einer Asana-Praxis sendet dem Darm Impulse. Das beruhigt die allgemeine Stimulation der Muskeln und Nerven und kann beispielsweise eine Gasansammlung im Dickdarm freisetzen. Zudem hat die Endentspannung nach jedem Üben in der abschließenden Entspannungshaltung Savasana (»Totenstellung«) eine positive Auswirkung auf unsere Darm-Hirn-Achse. Es gibt verschiedene Yogastile und Arten zu praktizieren. Mit den folgenden Übungen kannst du einen kleinen Yoga-Flow für deinen Darm kreieren und ihn in deine tägliche Morgenroutine einbauen.

**Vor ein paar Jahren noch habe ich fast täglich Sport getrieben und mich dabei sehr verausgabt. Im Gegensatz zu meinen heutigen Laufrunden bin ich immer mehrere Kilometer gerannt, habe Spinning-Kurse geleitet und meine dünnen Arme beim Krafttraining gequält. Das alles innerhalb einer Woche. Ich würde lügen, würde ich sagen, dass es mir nicht unglaublich viel Freude bereitet hätte. Es war nur viel zu viel und hat meinen Körper auf Dauer belastet statt gefördert. Sport ist immer noch etwas, das zu mir gehört. Meine tägliche Bewegung ist nur viel ausgleichender als früher. Wenn ich an einem Tag meine Muskeln gut gefordert habe, folgen Tage mit Spaziergängen in der Natur oder Yoga, und die werden abgelöst durch aerobes Lauftraining. Als Frau ist es sehr hilfreich, seine Bewegungen auf den Zyklus abzustimmen. In beschwerdereichen Phasen sind extreme Sportarten und Belastungen eher kontraproduktiv und bringen dich nicht zurück in deine Mitte. Denn wir erinnern uns, dass alles im Universum eine Wirkung hat.**

# Katze-Hund

## CHAKRAVAKASANA

Komme auf deiner Yogamatte in den Vierfüßlerstand. Die Schultern sind über den Handgelenken und die Knie unter den Hüften platziert. Mit der Einatmung kippst du dein Becken nach vorne, bewegst deinen Bauchnabel Richtung Boden, öffnest deinen Brustkorb und hebst deinen Blick. Bring die Schulterblätter nahe zusammen und achte darauf, den Hals nicht zu überstrecken.

Mit der Ausatmung bewegst du dich in die entgegengesetzte Richtung und wirst rund. Bringe dein Kinn zu deiner Brust und verschaffe deinen Schulterblättern Platz. Stell dir vor, du würdest deinen Bauchnabel in Richtung deiner Wirbelsäule ziehen. Versuche die Bewegung in Harmonie mit deiner Atmung zu bringen.

Nach ein paar Wiederholungen kannst du intuitiver werden und noch mal die Bewegung durchführen, die dir guttut (z. B. das Kreisen der Hüften). Komme danach in die Stellung des Kindes.

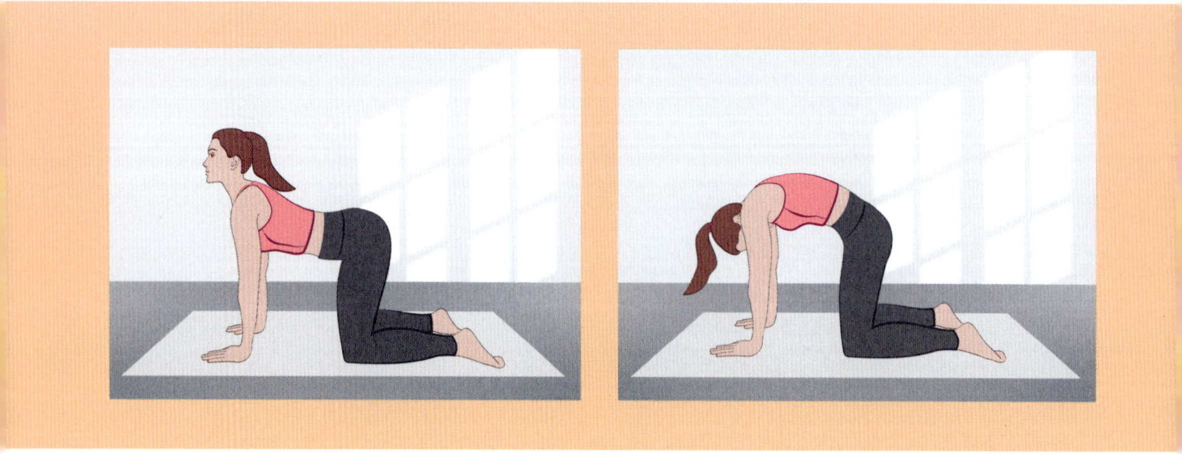

# Stellung des Kindes

## GARBHASANA

Deine Knie sind mattenbreit auseinander, dein Po senkt sich nach hinten zum Boden. Deine Arme sind weit nach vorne gestreckt. Die Unterarme sind abgelegt. Der Rücken wird ganz lang. Deine Stirn kann entspannt auf der Matte abgelegt werden.

Nimm ein paar tiefe Atemzüge in den Bauch hinein und lasse diese erdende Übung auf dich wirken. Alternativ kannst du deine Beine geschlossen halten, um gegen die Beine zu atmen und die Verdauung zu aktivieren.

Streckst du in dieser Position die Arme nach vorne, werden zusätzlich deine Schultern gedehnt. Zur Entspannung der Arme kannst du sie nach hinten zu deinen Füßen nehmen oder die Ellbogen weit auseinanderbringen.

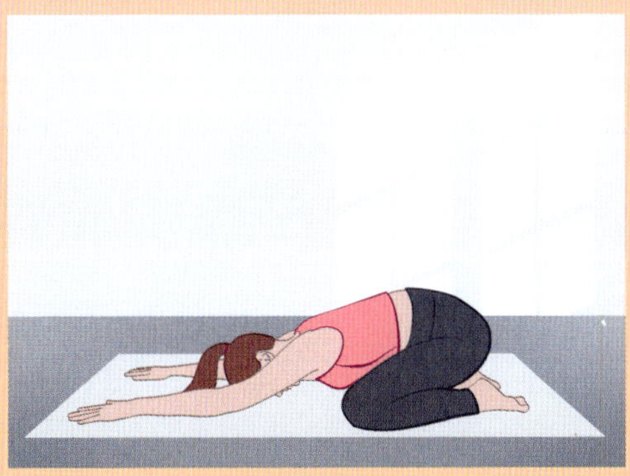

# Herabschauender Hund

## ADHO MUKHA SAVANASANA

Komme für die nächste Übung wieder in den Vierfüßlerstand. Stelle deine Zehen auf und hebe die Knie vom Boden ab. Deine Brust zieht in Richtung deiner Oberschenkel.

Dein Steißbein zieht hoch in Richtung Decke und du kannst langsam, in deiner Flexibilität, deine Beine strecken. Du kannst versuchen die Fersen zum Boden zu bringen. Wichtig ist, dass der Rücken gerade bleibt. Wirst du rund, beuge deine Knie wieder etwas mehr und ziehe das Steißbein noch mal hoch zur Decke.

Mit jedem Atemzug kannst du versuchen, dein Brustbein Richtung Oberschenkel zu ziehen und die Dehnung im Rücken, vor allem zwischen den Schulterblättern, zu vergrößern. Verweile hier für fünf tiefe Atemzüge.

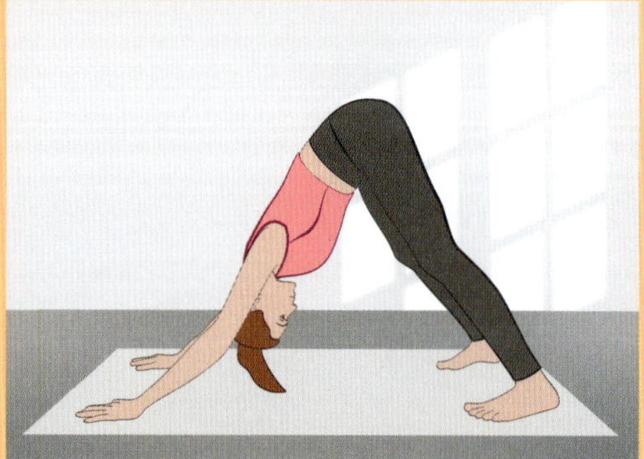

# Heraufschauender Hund

## URDHVA MUKHA SHVANASANA

Vom herabschauenden Hund kannst du dein Gewicht nach vorne verlagern, bis deine Schultern über deinen Handgelenken positioniert sind. Die Finger sind gespreizt und das Gewicht auf der ganzen Hand verteilt. Die Arme sind gestreckt, die Oberarme rotieren leicht nach außen.

Schiebe jetzt den Brustkorb zwischen den Armen hindurch nach vorne, die Ellenbogen eng am Körper vorbei. Die Füße kommen mit dem Fußrücken zum Boden. Die Knie heben leicht vom Boden ab. Die Oberschenkel rotieren nach innen. Dein Blick geht leicht zur Decke, dabei bleibt der Nacken lang.

Von hier aus kannst du dich über die Stellung des Kindes wieder in den heraufschauenden Hund schieben und die beiden Übungen wiederholen oder du kommst direkt in die Bauchlage für die nächste Übung.

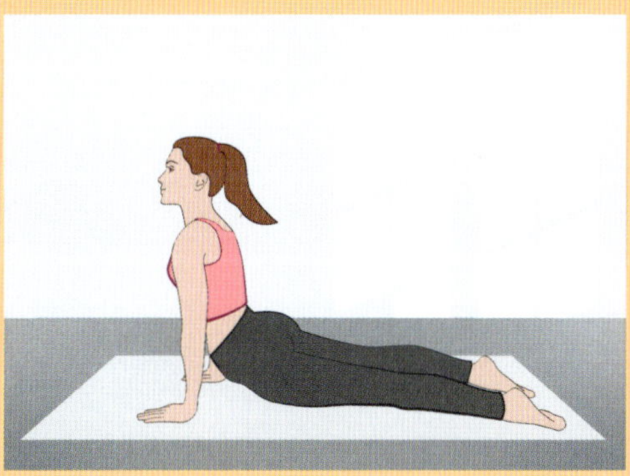

# Kobra

## BHUJANGASANA

Du bist jetzt in Bauchlage und legst deine Unterarme eng neben den Oberkörper. Deine Hände sind auf Höhe deiner Schultern.

Mit der nächsten Ausatmung hebst du deinen Oberkörper weg vom Boden, möglichst aus der Kraft des Rückens heraus. Deine Unterarme halten den Kontakt zur Matte. Spanne deine Beine und deine Pomuskulatur an. Öffne deinen Brustkorb. Die Schultern ziehen weg von den Ohren.

Entspanne dich und bringe den Oberkörper wieder zum Boden und wiederhole die Übung.

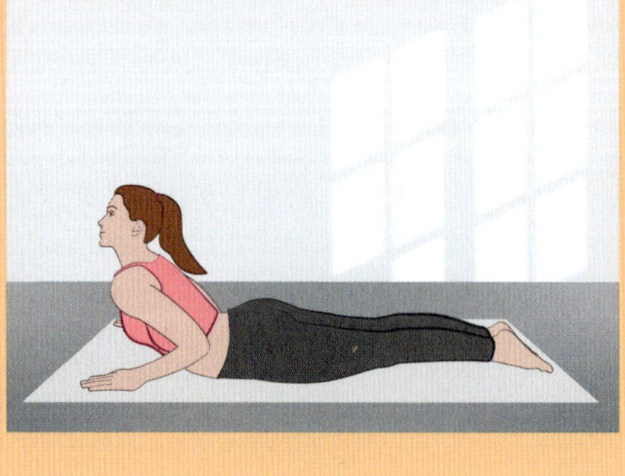

# Heuschrecke

## SHALABHASANA

Ausgangsposition ist die Bauchlage. Die Arme liegen flach neben deinem Körper auf dem Boden. Die Handflächen zeigen nach unten.

Mit der Einatmung baust du Körperspannung auf und hebst die Beine so weit wie möglich nach oben. Die Arme heben ebenfalls ab. Atme tief und gleichmäßig. Bleibe so lange wie möglich in der Haltung.

Mit der Ausatmung legst du die Beine wieder ab und spürst in einer entspannten Bauchlage der Wirkung der Asana nach.

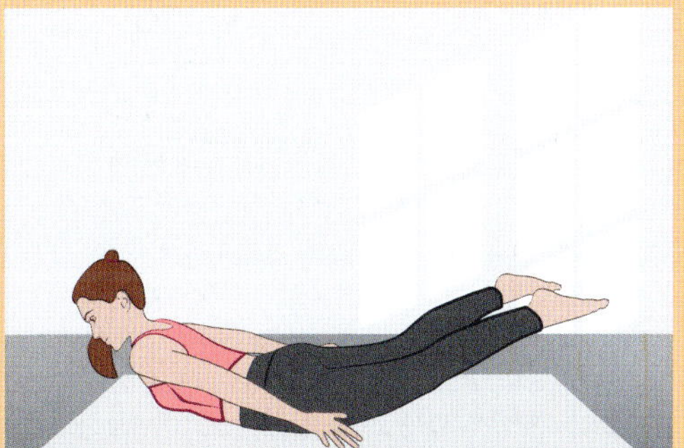

# Taube

## KAPOTASANA

Anschließend kannst du über die Stellung des Kindes wieder in den Vierfüßlerstand kommen. Für die Taube winkelst du das linke Bein an und legst es auf der Matte ab. Das rechte Bein wird nach hinten ausgestreckt. Deine Hände stützt du auf dem Boden auf. Der rechte Fußrücken liegt auf dem Boden auf. Je nach Flexibilität nimmt dein Knie einen 15- bis 90-Grad-Winkel ein. Um den 90-Grad-Winkel zu erreichen und die Hüftöffnung zu verstärken, kannst du den Unterschenkel nach vorne wegschieben, sodass die Außenkante des Fußes aufliegt und vielleicht sogar parallel zum äußeren Mattenrand ausgerichtet ist.

Lasse dein Körpergewicht gleichmäßig in beide Hüften sinken. Mit jeder Ausatmung kannst du etwas tiefer senken. Das rechte Bein drückt dabei in die Matte und gleicht die Hüfte aus. Wiederhole das Ganze auch auf der anderen Seite.

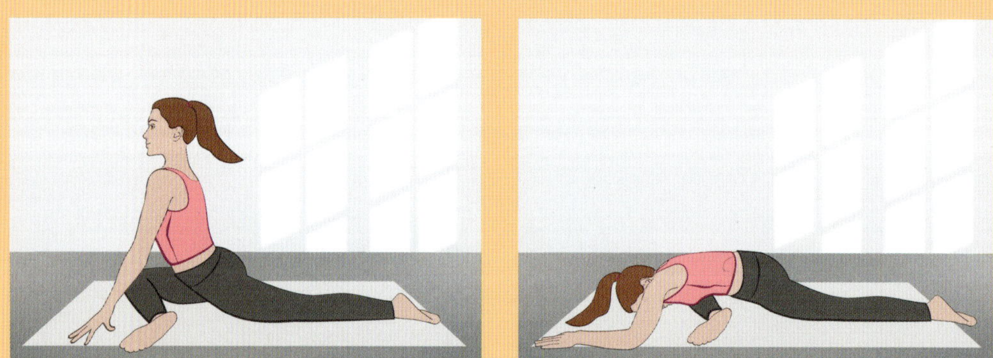

# Drehsitz

## ARDHA MATSYENDRASANA

Nach der Taube kannst du das hintere Bein nach vorne schwingen und mit beiden Beinen nach vorne gestreckt in einen aufrechten Sitz kommen. Winkle jetzt dein linkes Bein an und stelle es über dein rechtes Bein. Die linke Hand kannst du hinter deinem Gesäß aufstellen.

Versuche mit der Einatmung den Rücken lang zu machen und mit der Ausatmung drehst du dich nach links. Dein rechter Ellenbogen kommt zu deinem linken Knie. Mit jedem Atemzug kannst du die Drehung vertiefen und deine Bauchorgane massieren. Mit der Einatmung schaffe Länge in der Wirbelsäule, mit der Ausatmung komme vielleicht etwas tiefer in die Drehung. Wiederhole die Drehung auf der anderen Seite.

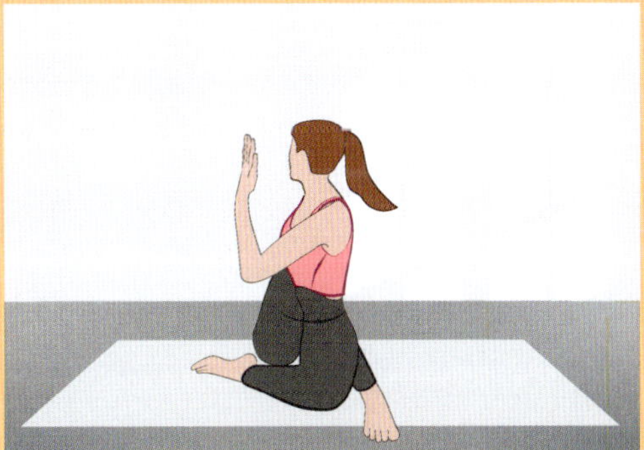

# Krokodilhaltung

## MAKARASANA

Komme nun in Rückenlage und ziehe beide Knie zu deiner Brust. Mit leichten Bewegungen von Seite zu Seite kannst du deine Rückenmuskulatur massieren.

Strecke beide Beine noch mal nach vorne und ziehe jetzt nur das rechte Bein zu dir ran. Führe das rechte Knie zur linken Seite Richtung Boden, dabei bleibt die rechte Schulter am Boden und dein Blick geht nach rechts. Wiederhole diese liegende Drehung auf der anderen Seite.

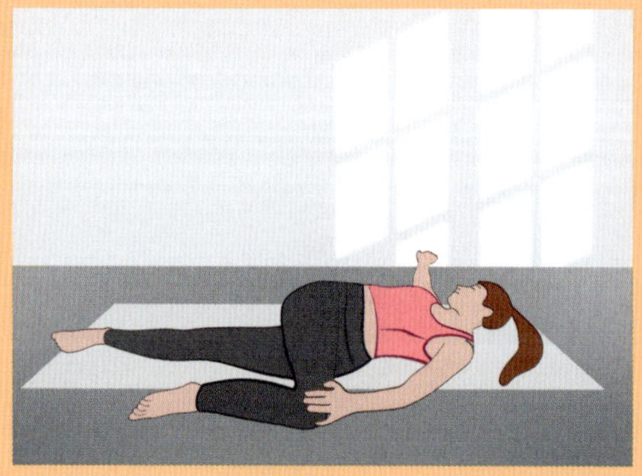

# Schulterbrücke

## SETU BANDHA SARVANGASANA

In der Rückenlage kannst du beide Füße hüftbreit aufstellen, sodass du mit den Fingerspitzen deine Fersen berühren kannst. Erde dein Kreuzbein und die Schulterblätter und aktiviere deinen Beckenboden.

---

Hebe langsam deine Hüften nach oben und Wirbel für Wirbel deine Wirbelsäule vom Boden ab, sodass nur noch deine Schultern auf dem Boden aufliegen. Die Beine bleiben aktiv und parallel. Du kannst deine Arme parallel neben deinem Körper liegen lassen oder die Schulterblätter weiter zusammenbringen und die Hände unter deinem Po verschränken. Die Arme bleiben gestreckt. Dein Kinn ist zu deiner Brust gesenkt.

---

Atme hier für fünf Atemzüge, bevor du deinen Rücken Wirbel für Wirbel wieder ablegst.

---

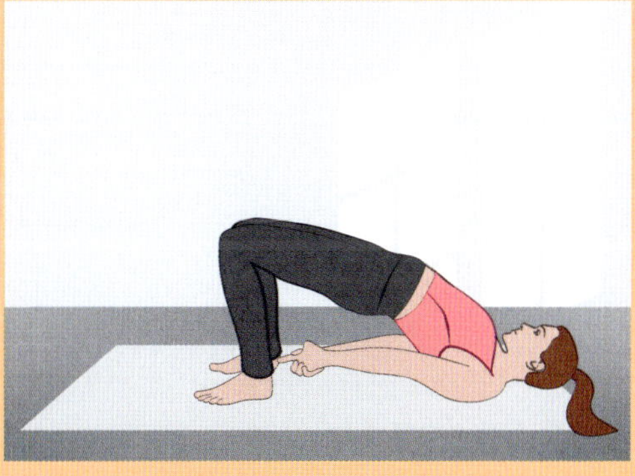

# Fisch

## MATSYASANA

Die Beine sind in der Rückenlage geschlossen und ausgestreckt. Schiebe deine Arme unter den Rücken, sodass die Handflächen unter deinem Gesäß auf dem Boden aufliegen und die Ellbogen dicht zusammenkommen.

Beim Einatmen hebst du den Oberkörper und den Kopf an. Der Blick ist nach vorne gerichtet und das Gewicht ist auf den Ellbogen und Unterarmen verteilt. Mit der Ausatmung legst du den Hinterkopf oder den Scheitel sanft auf dem Boden ab. Das Gewicht deines Oberkörpers bleibt dabei auf den Armen, sodass der Nacken Platz hat und die Belastung nicht zu groß ist.

Um die Haltung aufzulösen, hebe mit der Einatmung wieder den Kopf und mit der Ausatmung legst du den Rücken wieder auf dem Boden ab. Befreie dann die Arme vom Körpergewicht.

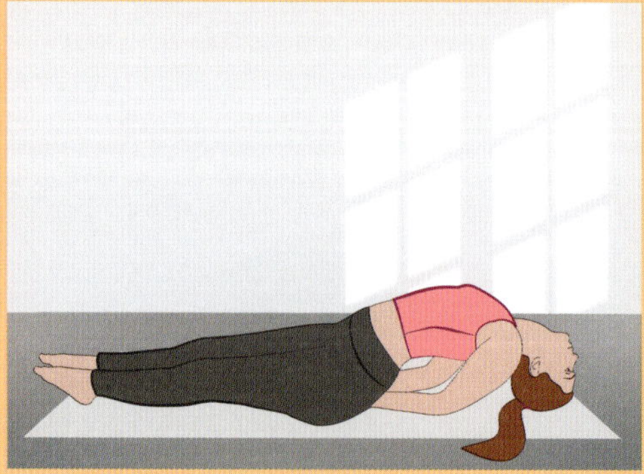

# Kniepresse

## PAVANMUKTASANA

Bringe wie beim Krokodil die Beine zusammen und ziehe mit der Einatmung die Knie zu deiner Brust. Deine Oberschenkel drücken auf den Unterbauch.

Hebe mit der Ausatmung den Kopf an und bringe dein Kinn zu deinen Knien. Halte die Position für ein paar tiefe Atemzüge. Sanfte Bewegungen nach vorne und hinten oder von Seite zu Seite geben dem Rücken erneut eine schöne Massage. Du kannst sie auch jeweils mit einem Bein ausführen und zum Abschluss noch mal mit beiden Beinen, bevor du wieder in der Rückenlage entspannst.

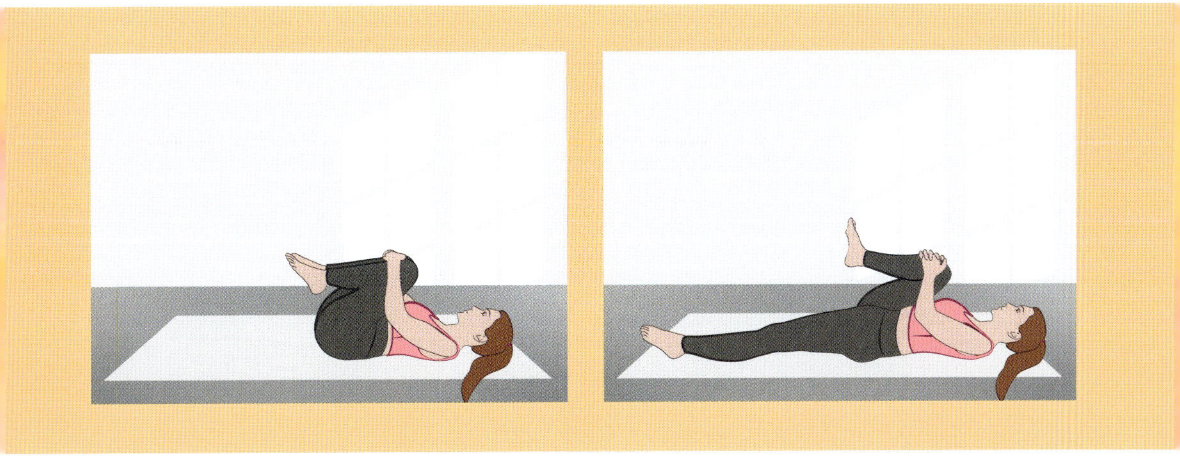

# Kopf-zum-Knie-Stellung

## JANU SHIRSHASANA

Komme für diese Übung in einen aufrechten Sitz mit ausgestreckten Beinen. Den rechten Fuß stellst du nah am Gesäß auf und legst das angewinkelte Bein zur Seite ab.

Mit der Einatmung hebst du deine Arme nach oben und mit der Ausatmung beugst du den Oberkörper nach vorne über das gestreckte Bein. Bewege dich von deiner Hüfte ausgehend, halte die Wirbelsäule gestreckt und den Brustkorb offen. Die Hände legst du dort ab, wo sie ankommen.

Wenn es für dich möglich ist, greife zum Fuß und lege deinen Oberkörper auf dem ausgestreckten Bein ab. Dann bist du in der Kopf-Knie-Stellung. Wiederhole dies auf der anderen Seite.

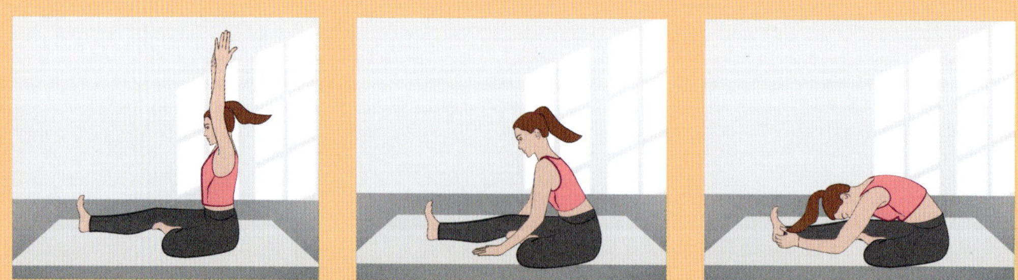

# Totenstellung

## SHAVASANA

Um den Körper in Shavasana gut entspannen zu können, legst du dich bequem auf den Rücken. Die Beine sind mindestens hüftbreit geöffnet und deine Füße lässt du locker nach außen fallen. Die Arme sind etwas vom Oberkörper entfernt, sodass die Achseln frei sind. Deine Handinnenflächen zeigen nach oben. Der Kopf liegt in Verlängerung der Wirbelsäule auf dem Boden.

Atme langsam und tief durch die Nase ein und aus. Während du einatmest, hebt sich der Bauch und bei der Ausatmung sinkt der Bauch wieder. Spüre, wie dein Körper mit jeder Ausatmung schwerer wird und in die Unterlage sinkt. Du kannst dich hier vollständig entspannen.

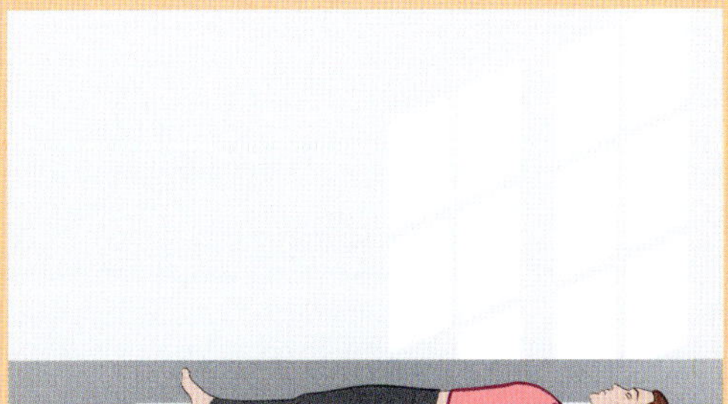

## Yogapraxis nach den Doshas

Du kannst deine Yogapraxis auch an deinem Dosha-Ungleichgewicht ausrichten. Hierbei berücksichtigt die Asana den Sitz der einzelnen Doshas.

**Vata** ist das Bewegungsprinzip und hat seinen Sitz im Dickdarm und Becken, es kann Blockaden im Bereich der Hüften, Lendenwirbel und im Kreuzbein auflösen. Dafür eignen sich langsame, erdende Übungen am Boden. Die Konzentration darf durch meditative Haltungen gefördert werden. Da Vata die Eigenschaft kalt mitbringt, darf während den einzelnen Übungen ruhig etwas Hitze entstehen.

Übungen, die den Dickdarm stimulieren und Vata senken, sind beispielsweise Kobra, Heuschrecke, Kniepresse und Totenstellung, für fortgeschrittene Yogis bietet sich noch der Schulterstand an.

**Pitta** ist das Transformationsprinzip, produziert Hitze und hat seinen Sitz im Dünndarm. Alle Asanas, die den Nabelbereich stimulieren, sind förderlich und stärken das Verdauungsfeuer (Agni). Es empfehlen sich kühlende, langsame Übungen, um das Feuer nicht noch weiter ansteigen zu lassen.

Ein Pitta-Ungleichgewicht senkst du beispielsweise durch Fisch, Krokodilhaltung und Totenstellung, für fortgeschrittene Yogis bietet sich noch der Schulterstand an.

**Kapha** steht für Stabilität und Struktur. Diese Bioenergie sitzt in Höhe des Magens und ragt in die Brust hinein. Asanas, die den Magen stimulieren und Energie in unsere Lunge und den Kopf bringen, sind bei einem Ungleichgewicht sehr geeignet. Da Kapha von Natur aus eine sehr träge, stabile Energie mitbringt, darf die Yoga-Praxis bei einem Ungleichgewicht erhitzend sein. Du darfst also gerne ins Schwitzen kommen und solltest deine Flexibilität fördern.

Geeignete Übungen sind Drehsitz und Kopf-zum-Knie-Stellung, für fortgeschrittene Yogis bietet sich noch der Schulterstand an.

## Vorteile von Bewegung

Bewegung im Allgemeinen kann bei den verschiedensten Arten von Verdauungsbeschwerden helfen. Dein Darm liebt die Bewegungsarten, die dir Freude bringen, solange wir regelmäßig wöchentlich für 30 Minuten unsere Herzrate nach oben bringen. Es sollte dir dabei nicht um die perfekte Fitness gehen oder die Form deines Körpers. Beachte bei den nächsten Sporteinheiten doch einmal, was sich dein ganzes Sein und vor allem dein Darm wünscht. Mit gezieltem Training für deinen Beckenboden kannst du deine Verdauung sogar positiv beeinflussen. Der ist eine Muskelschicht, die wie eine Art Trampolin zwischen Steißbein und Schambein aufgespannt ist. Er hilft den Darm an Ort und Stelle zu halten und ist wichtig für eine intakte Darm- und Urinkontinenz. Vermutest du, dass deine Beschwerden damit zusammenhängen, lohnt sich ein Besuch bei einem/einer Osteopath*in oder einer Physiotherapeut*in. Ebenso können Darmbewegungen über eine Massage des Bauches Symptome lindern, denn unser Verdauungstrakt ist sehr muskulös. Eine tägliche Bauchmassage über acht Wochen kann unterstützend wirken bei Beschwerdebildern wie Verstopfung, Schmerzen und Krämpfen.

# Darmmassage

3 x von der rechten Beckenschaufel bis unterhalb des rechten Rippenbogens zum linken Rippenbogen und linken Beckenschaufel streichen.

10 x von der rechten Beckenschaufel bis unterhalb des rechten Rippenbogens zum linken Rippenbogen und linken Beckenschaufel streichen.

Jeweils an den eingezeichneten Punkten 3 x kreisen für 10 Runden.

Zum Abschluss erneut 3 x von der rechten Beckenschaufel bis unterhalb des rechten Rippenbogens zum linken Rippenbogen und linken Beckenschaufel streicheln.

**Hinweis:** In der Schwangerschaft, bei chronisch entzündlichen Darmerkrankungen oder früheren Operationen im Bauchraum sollte die Darmmassage vorab ärztlich abgeklärt werden.

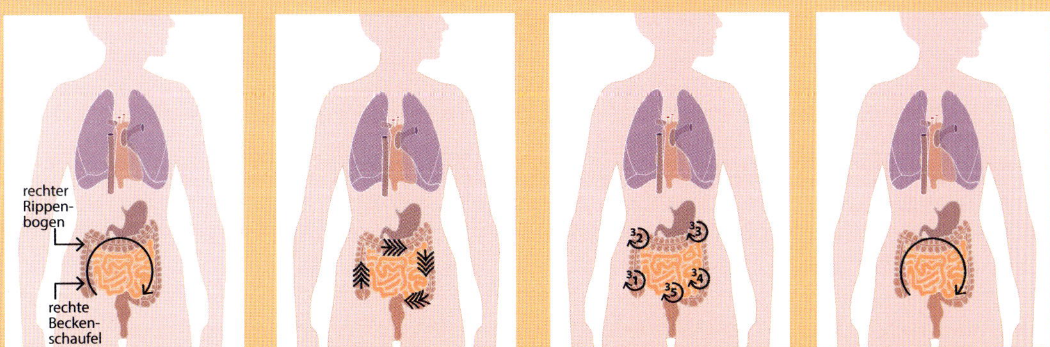

# Die besten Pranayama-

## ÜBUNGEN FÜR DEINE AUSGEGLICHENE VERDAUUNG

Der Sanskrit-Begriff Pranayama setzt sich zusammen aus Prana (Lebensenergie/Atmung) und Ayama (kontrollieren/beherrschen). Wir kontrollieren mit einer Pranayama-Praxis unseren Atem und somit unsere Lebensenergie. Je nach Atemtechnik können wir eine gezielte Wirkung auf unseren Körper ausüben. Pranayama unterstützt die Lungen und reinigt die Energiebahnen (Nadis) in unserem Körper. Die Nadis durchziehen wie ein Netzwerk unseren ganzen Körper und versorgen uns mit Prana. In den alten Schriften wird von über 72.000 verschiedenen Nadis geschrieben. Vielleicht hast du schon mal von den drei wichtigsten Energiebahnen gehört: Sushumna, Ida und Pingala. Sushumna ist der Zentralkanal. Er verläuft mitten durch unser Rückenmark – vom Wurzelchakra zum Kronenchakra – und stellt unser Bewusstsein dar. Ida verläuft auf der linken Körperseite, steht für das Weibliche und für das Mondprinzip. Pingala entspringt auf der rechten Körperseite, steht für das Männliche und symbolisiert das Sonnenprinzip. Auf der physischen Ebene entspricht Pingala-Nadi dem sympathischen Nervensystem, Ida-Nadi dem parasympathischen Nervensystem und Sushumna-Nadi dem Zentralnervensystem. Mit Hilfe des Atems können wir unsere Nadis aktivieren und harmonisieren.

Laut dem Ayurveda erfahren wir durch das Üben der Atemtechniken unser reines Selbst und lernen die wahre Bedeutung von Frieden und bedingungsloser Liebe kennen. Es bringt gesundheitliche Vorteile mit sich, die unter anderem auch in Studien mit COPD-Patient*innen (dauerhaft atemwegsverengte Lungenerkrankung) und depressiven Patient*innen bestätigt wurden. Die Wirksamkeit von Pranayama ist nicht zu unterschätzen. Bei bestehenden Krankheiten wie z. B. Bluthochdruck oder auch in der Schwangerschaft sollten die Übungen nur unter Anleitung durchgeführt werden. Es ist zudem wichtig, dass wir beim Üben vorsichtig und geduldig vorgehen. Übe lieber erst wenige Runden mit vielen Pausen, bevor du im Laufe der Zeit deine Praxis ausweitest. Als Anfänger empfiehlt es sich, auch die Praxis mit einem erfahrenen Lehrer zu beginnen, bevor man sie in seine täglichen Routinen aufnimmt.

> **»Pranayama beinhaltet die Regulierung der Ausatmung, der Einatmung und der Atemverhaltung. Diese drei Prozesse werden reguliert, indem wir das Verhältnis ihrer Länge zueinander bestimmen, dieses Atemverhältnis über eine gewisse Anzahl von Atemzügen beibehalten, unseren Geist auf diesen Prozess ausrichten und dadurch einen langen und gleichförmigen Atem erreichen.«**
>
> Yogasutra 2.50

Neben der vollständigen yogischen Atmung können wir die Atemtechniken auf unser Dosha ausrichten. Bei allen Verdauungsbeschwerden und zur Stärkung des Bauchgefühls empfiehlt sich eine tiefe Bauchatmung (Zwerchfellatmung).

### Tiefe Bauchatmung

Komme dazu in einen aufrechten und bequemen Sitz. Mit einem Kissen oder Polster kannst du deinen Rücken entlasten.

Atme noch einmal ganz bewusst tief ein und lang und vollständig aus. Entspanne in der Ausatmung deinen Nacken und die Schultern.

Lege nun eine Hand auf deinen Bauch und eine Hand auf deine Brust. Beginne mit einem entspannten, tiefen Einatemzug durch die Nase, beobachte, welche deiner Hände sich hebt, bevor du durch die Nase wieder ausatmest.

Mit deinem nächsten Atemzug atme tief in den Bauch hinein, sodass sich die Hand auf deinem Bauch hebt. Deine Rippen weiten sich, die Hand auf deiner Brust bewegt sich nicht. Nach wenigen Runden kannst du bereits einen beruhigenden Effekt spüren.

Mit dieser Bauchatmung starte ich meine tägliche Pranayama-Praxis (drei bis fünf Runden). Je nach Befinden und Dosha-Ungleichgewicht kannst du anschließend folgende Techniken anwenden:

### Pranayama bei einem Pitta-Ungleichgewicht

Spürst du eine Wärme in deinem Körper oder hast du Beschwerden, die auf ein Pitta-Ungleichgewicht zurückzuführen sind, kannst du in den nächsten Runden deine rechte Hand vor dein Gesicht bringen (diese Anleitung geht davon aus, dass du Rechtshänder*in bist, du kannst aber natürlich auch die linke Hand nehmen).

Nun klappst du Zeigefinger und Mittelfinger nach innen und verschließt mit deinem Daumen das rechte Nasenloch, genau dort wo die knöcherne Nase endet, und atmest nur durch das linke Nasenloch ein, dann verschließt du links und atmest rechts aus.

Nun verschließt du rechts und atmest wieder links ein. Wiederhole dies für fünf bis sieben Runden. Die Energiebahn Ida wird aktiviert sowie deine weibliche Seite. Egal ob männlich oder weiblich, alle Menschen tragen diese Energien in sich. Vor deinem inneren Auge kannst du dir dazu den Mond vorstellen und einen reinigenden, kühlenden Effekt auf deinen Körper.

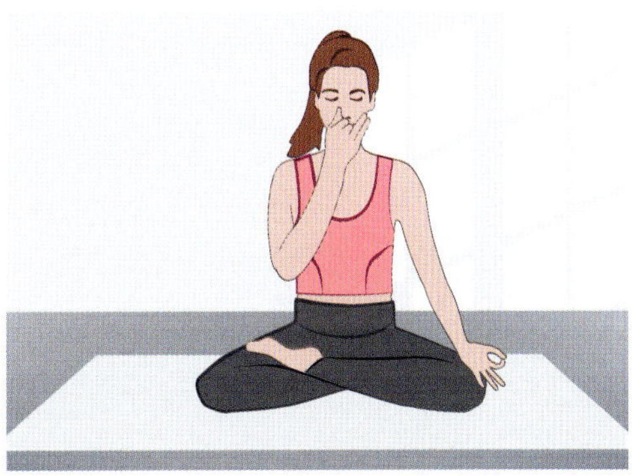

### Pranayama bei einem Kapha-Ungleichgewicht

Da Kapha die Eigenschaften kalt und träge mitbringt, kannst du zum Ausgleich deine Sonnenseite aktivieren. Du verschließt diesmal mit deinem Ringfinger das linke Nasenloch und atmest nur durch das rechte Nasenloch ein und durch das linke aus. Diese Übung kreiert Wärme in deinem Körper und aktiviert die männliche Energie. Probiere beide Seiten direkt mit ein paar Atemzügen einmal aus und konzentriere dich dabei auf deine Nasenlöcher. Spürst du den abwechselnd wärmenden und kühlenden Effekt, je nachdem durch welches Nasenloch du ein- und ausatmest?

Eine weitere erhitzende Übung ist die Feueratmung (Kapalabhati), bei der auf eine langsame Einatmung eine schnelle, stoßartige Ausatmung folgt. Die Einatmung geschieht dabei automatisch und die Ausatmung wird forciert. Diese Technik regt den Stoffwechsel an und kann einer trägen Verdauung entgegenwirken. Du kannst sie bis zu einer Minute durchführen, danach eine Minute Pause anschließen und bis zu fünf Minuten praktizieren. Für Anfänger sind ein bis zwei Runden erstmal ausreichend. Du kannst die Runden mit der Zeit erhöhen. Bei Schwindel oder Unwohlsein solltest du die Übung stoppen.

### Pranayama bei einem Vata-Ungleichgewicht

Der aktiven Vata-Energie begegnen wir mit der bekanntesten Pranayama-Übung: Nadi Shodhana – die Wechselatmung.

Atme noch einmal ganz bewusst tief ein und lang und vollständig aus. Entspanne in der Ausatmung wieder deinen Nacken und die Schultern. Bringe deine Hand wieder vor dein Gesicht, klappe Zeigefinger und Mittelfinger nach innen und lege die Kuppe deines Ringfingers an dein linkes Nasenloch. Den Daumen bringst du an dein rechtes Nasenloch.

Verschließe dein rechtes Nasenloch nun mit dem Daumen, hebe deinen Ringfinger leicht vom linken Nasenloch ab und atme tief durch das linke Nasenloch ein. Vielleicht magst du dabei bis drei oder vier zählen (natürlich kannst du auch länger zählen, wenn dir das angenehm ist).

Verschließe dann dein linkes Nasenloch wieder mit dem Ringfinger und hebe den Daumen leicht von deinem rechten Nasenloch ab. Atme nun auf der rechten Nasenseite aus. Versuche dabei, genausolang zu zählen wie bei deiner Einatmung. Lass das rechte Nasenloch geöffnet und atme rechts wieder ein.

Lege dann den Daumen wieder auf das rechte Nasenloch, öffne das linke Nasenloch und atme links aus. Diese Anleitung entspricht einer Runde Nadi Shodana. Versuche zu Beginn, etwa fünf bis sieben Runden so wie oben beschrieben zu atmen. Das Zählen kann helfen, deine Atemzüge jeweils gleichlang zu gestalten. Verweile anschließend noch einige Zeit im aufrechten Sitz oder in der Rückenlage und spüre nach.

**Variante:** Die Wirkung der Übung ändert sich, wenn du länger ein- als ausatmest- oder länger aus- als einatmest. Gestaltest du deine Einatmung länger als die Ausatmung, wirkt die Übung energetisierender. Atmest du länger aus als ein, wirkt sie beruhigender. Die zweite Variante eignet sich besonders gut bei Unruhe, Einschlafstörungen oder bei Reizüberflutung. Zusätzlich hast du für eine fortgeschrittene Praxis die Möglichkeit, den Atem nach der Ein- bzw. Ausatmung über mehrere Zähleinheiten anzuhalten.

> »Die regelmäßige Praxis von Pranayama verringert die Blockaden, die uns an einer klaren Wahrnehmung hindern.«
>
> Yogasutra 2.52

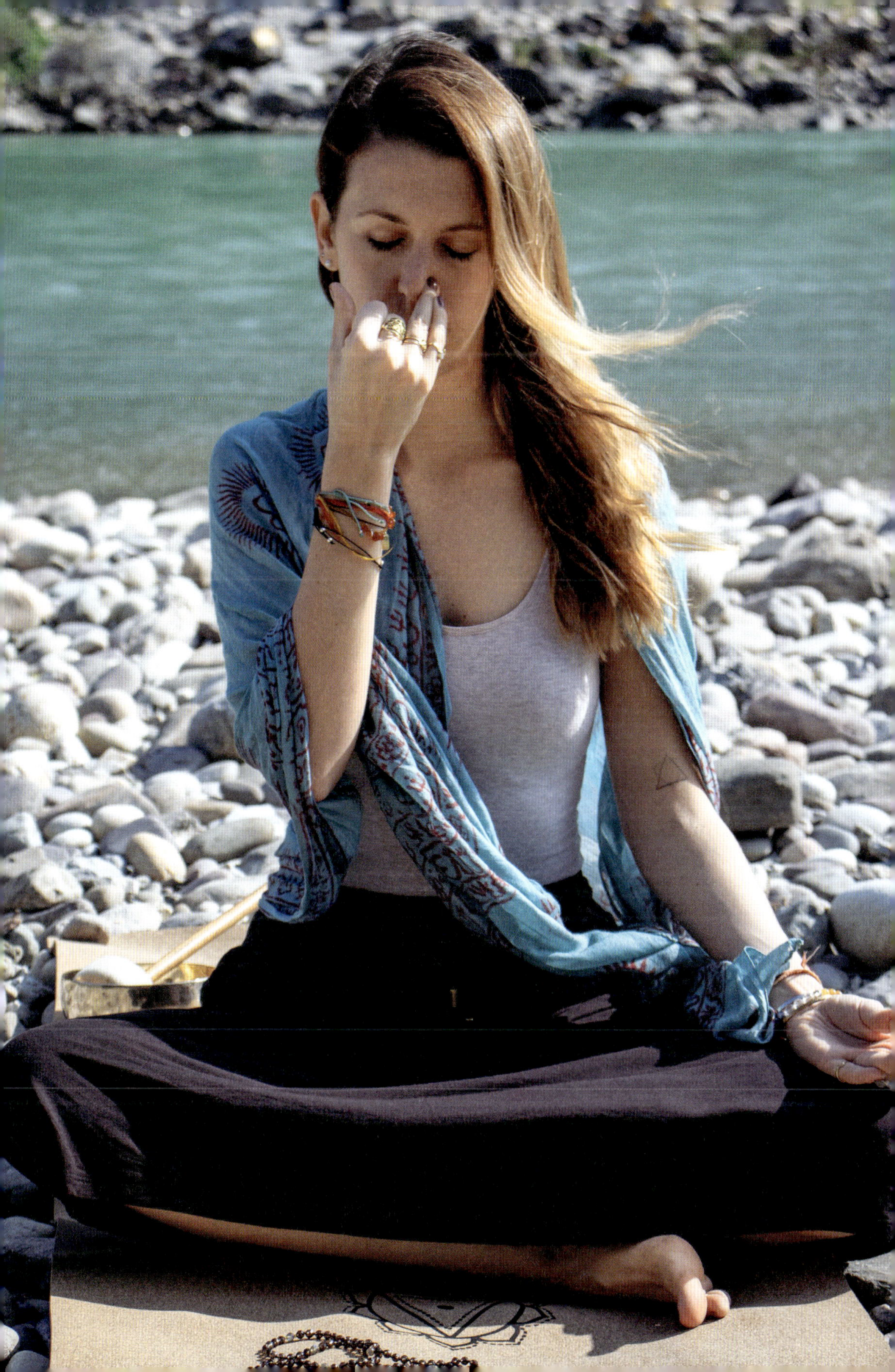

# Meditation

An dieser Stelle im Buch kommen wir zu meinem absoluten Lieblingstool – der Meditation. Falls du dem Thema keine Beachtung schenken möchtest, weil du negative Erfahrungen gemacht hast, Meditieren langweilig, vielleicht auch zu schwierig findest, lese bitte trotzdem weiter und verinnerliche die Quintessenz, damit Meditation wirklich eine körperliche Veränderung für dich bewirkt. In diesem Kapitel möchte ich dir meiner Empfindung nach das Kraftvollste mitgeben, was uns die Meditation zu bieten hat.

Aus ayurvedischer Sicht lehrt uns das Meditieren Achtsamkeit sowie Harmonie und bringt unser Sein wieder in natürliche Ordnung. Es erweckt deine innere Intelligenz, die dir ein glückliches, friedvolles und zufriedenes Leben ermöglicht. Es stärkt deine kreative Seite und lässt dich ganz bei dir ankommen. Wie heilsam das Entdecken der eigenen Innenwelt sein kann, ist nach den vorherigen Kapiteln sicher ausreichend beschrieben. Meditation ist für mich zum einen eine Reise in mein Inneres und zum anderen die Verbindung zu einer höheren geistigen Welt.

Die Wirkung von Meditation ist auch wissenschaftlich fundiert. Sie verbindet unseren Körper, Geist und unsere Seele. Die Meditation hat das Potenzial, dass du mit ihr deine Wirklichkeit verändern kannst. Durch Meditation wirst du dir deiner Erinnerungen und deiner Gedanken bewusst und kannst sie dadurch aktiv beeinflussen. Das führt dazu, dass du dir selbst mehr vertraust, dich besser kennenlernst und dir eine neue Wirklichkeit erschaffen kannst.

Meditation führt dich zurück zu deinem wahren Selbst. Sobald du in einer Meditation sitzt und deinen Gedanken lauschst, wird dir bewusst, was in deinem Kopf los ist. All die Gedanken, die du im Alltag durch Beschäftigungen, Gespräche oder Social Media übertönen kannst, zeigen sich nun. Am Anfang kann es ein wenig unangenehm sein, da du nun dort hinschaust, wo du sonst lieber wegschaust. Das können unangenehme Gedanken sein wie, »Ich kann das nicht«, »Ich bin nicht gut genug« oder »Ich bin krank«. Doch das Hinhören ist wichtig und wird dir in Zukunft helfen zu wachsen.

Gerade am Anfang, wenn es dir zunächst noch schwerfallen könnte, dich deinen Gedanken zu stellen, ist es entscheidend, wahrzunehmen ohne zu bewerten. Wenn du zum Beispiel am Morgen meditierst und negative Gedanken auftauchen, solltest du diesen kein Gewicht geben oder ihnen nicht erlauben, dir den Tag zu vermiesen. Im Gegenteil, die Meditationspraxis soll dir dazu dienen, Bewusstsein zu erlangen und deine Bedürfnisse im Alltag besser wahrzunehmen. Akzeptiere deine Gedanken und unterdrücke sie nicht. Nach und nach kannst du sie in der Meditation ändern und so deine Handlungen, Ergebnisse und Emotionen beeinflussen. Sobald du nämlich deine Gedanken und Überzeugungen bewusst erkannt hast, kannst du deine Geschichte umschreiben und deinen unbeschwerten Weg bereits in Gedanken gehen.

Spannend daran ist, dass dein Gehirn nicht unterscheiden kann, ob du bereits in diesem unbeschwerten Zustand lebst oder nicht. Du kannst also mithilfe von Gedankenarbeit und Meditation einen neuen Geisteszustand erzeugen.

## Welche Herausforderungen können dabei auftreten und was hilft dir dabei?

Die größte Herausforderung ist, dass du diesen Zustand in deinem Körper fühlen musst. Was sich zunächst schwierig anfühlen kann, wenn Beschwerden deine Gefühlswelt bestimmen. Nimm daher die Tage, an denen du dich gut gefühlt hast, oder die Vorstellung der besten Version von dir als Anker und orientiere dich an diesem Gefühlszustand. Damit du in der Meditation einen tiefen Entspannungszustand erreichst, kann Musik, beispielsweise »Brain Waves«, hilfreich sein.

Mach dir im Vorfeld zudem bewusst, dass während der Meditation deine Innenwelt wichtiger werden darf als deine Außenwelt. Dass der Wille, etwas zu verändern, stärker wird als die frustrierende Beschwerdestory, die dir dein Verstand auftischt. Dadurch kann dein Körper gelegentlich rebellieren, da er sich in einem Veränderungsprozess befindet und er keine Veränderungen mag. Versuche in diesen Situationen deinen Körper mit deiner Atmung zu beruhigen und werde dir bewusst, dass es sich nur um Energie handelt, die ins Fließen kommen möchte. Lass diese Energie in deine Gesundheit fließen. Denn überall, wo du deine Energie hinfließen lässt, entsteht mehr davon. Dein Körper darf sich in diesem Schritt nun vom gewohnten Zustand lösen und in die Neuausrichtung gehen.

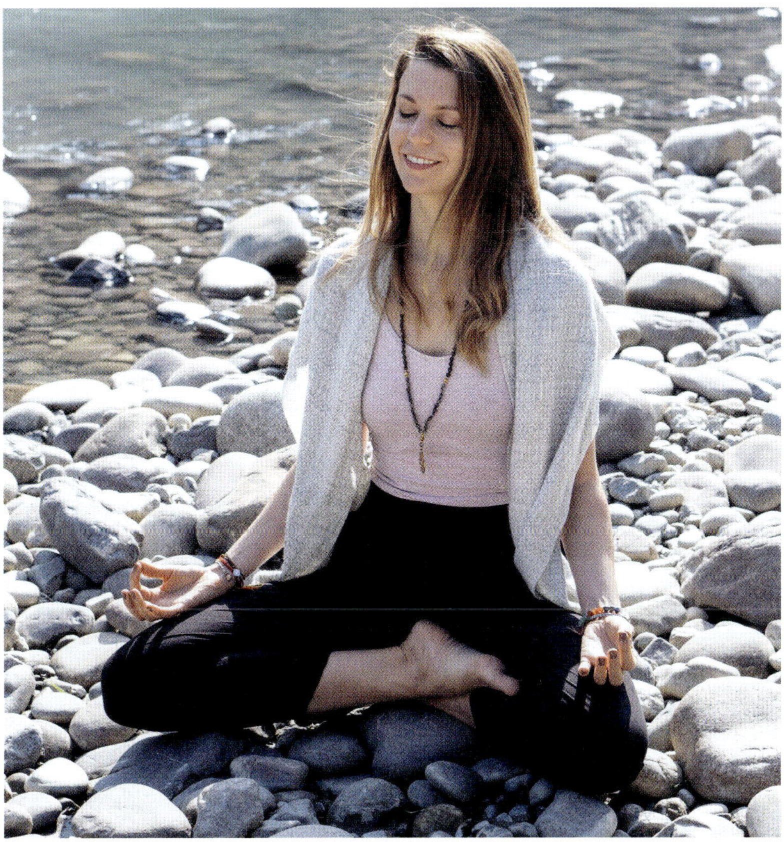

KAPITEL 9

# Hilfreiche Wegweiser ZUM SCHLUSS

In die innere Mitte zu finden und seinem wahren Selbst Ausdruck zu verleihen ist kein Prozess, der von heute auf morgen geschieht. Du darfst an dieser Stelle den Druck rausnehmen, dir erlauben, deinen Weg in deinem ganz eigenen Tempo zu gehen. Im folgenden Kapitel findest du weitere Inspirationen und ein paar hilfreiche Wegmarkierungen.

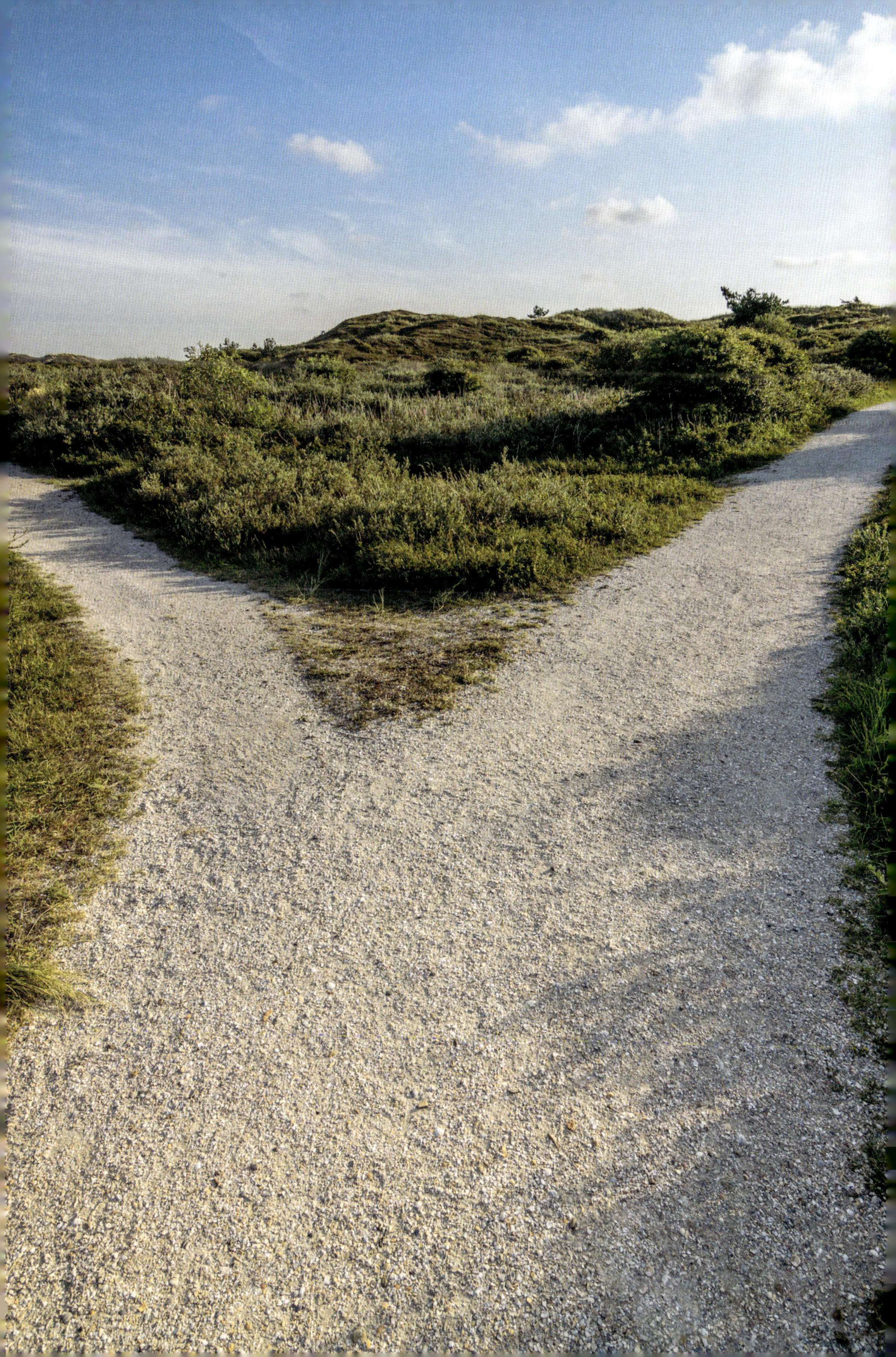

# Selbsthilfeprogramm

## BEI AKUTEN BESCHWERDEN

Akute Verdauungsbeschwerden können so plötzlich und unerwartet auftreten, dass dir das so manchen Strich durch deine Pläne macht.

Du freust dich auf einen schönen Abend mit deinen Freunden, ihr geht essen und du bestellst ein Gericht mit Zutaten, die dir normalerweise keine Probleme bereiten. Wenige Minuten nach dem Essen spürst du, wie dein Bauch grummelt, immer mehr sticht und sich immer weiter aufbläht. Vielleicht musst du auch zur Toilette rennen und aus dem geplanten schönen Abend mit Freunden wird ein vorzeitiger Abend mit Wärmflasche und Fenchel-Kümmel-Anis-Tee auf der Couch. Möglicherweise ist dein Magen-Darm-Trakt nach so einem Erlebnis auch für mehrere Tage gereizt und du fühlst dich einfach nur unwohl und energielos. Diese Tage kenne ich noch zu gut und ich weiß wie es sich anfühlt, wenn man so aus seiner Wohlfühlzone katapultiert wird. Das Wichtigste in diesen Situationen ist, dass du sie annimmst, so schlimm sie sich auch anfühlen mögen. Selbstakzeptanz ist der erste Schritt zur Besserung. Verurteile dich nicht dafür, dass du einfach einen Abend mit Freunden genießen und weniger streng mit dir sein wolltest. Fühle dich nicht falsch oder stufe dich nicht als überempfindlich ein. Die negativen Selbstgespräche, die wir mit uns und unserem Körper führen, verbessern Beschwerden nicht. Im Gegenteil: Sei jetzt ganz liebevoll mit dir, gönne dir Ruhe und unterstütze deinen Körper.

Wähle dir aus den folgenden Therapievorschlägen deinen eigenen kleinen Notfallplan aus. Nur das, was dich anspricht und was zu dir passt, verschafft dir auch Besserung. Das größte Heilmittel bei Verdauungsbeschwerden ist, auf sich selbst zu hören und darauf zu vertrauen, dass die Befriedigung der eigenen Bedürfnisse die beste Therapie ist.

- Frage dich, nach was du dich gerade sehnst.

Ich sehne mich bei akuten Beschwerden beispielsweise nach kuscheligen Klamotten, einem beruhigenden Tee und Trost. Wenn es mir nicht gut geht, bin ich nicht gerne alleine. Lange Zeit habe ich meine sensible Seite als Schwäche angesehen und gedacht, es mache mich als Frau unattraktiv, so zu sein, wie ich

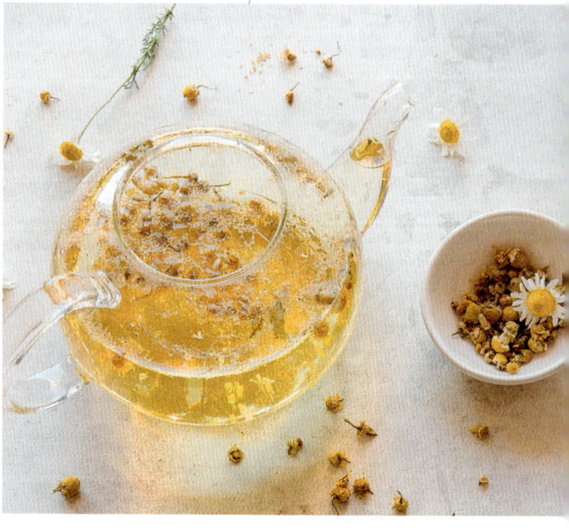

bin. Ich versuchte in den Situationen, in denen es mir schlecht ging, immer noch stark zu sein und habe meine weinerliche Seite, die sich nach Zuneigung und Trost sehnte, unterdrückt. Diese Ablehnung meiner selbst führte dazu, dass ich mich noch weiter von mir entfernte. Und wie lautet mein Lieblingsspruch: »Nur wenn du in deiner Mitte bist, wird dir deine Körpermitte keine Probleme mehr bereiten.«

## Teemischungen und Kräuter, die Linderung verschaffen können

**Blähbauch/Blähungen**
1 TL Fenchelsamen, 1 TL Koriandersamen, 1 TL Kreuzkümmelsamen in einem Teebeutel mit heißem Wasser übergießen und über den Tag verteilt lauwarm trinken.

**Verstopfung**
Die ayurvedischen Gewürzmischungen Hingvashtaka und Triphala können bei Vata-bezogenen Verdauungsbeschwerden gut eingesetzt werden.

**Sodbrennen**
Leinsamen-Aufguss: 1 EL (ca. 10 g) helle Leinsamen (Goldleinsamen) in einem Teesäckchen verpackt in einen Becher geben, mit kochend heißem Wasser übergießen und 20 Minuten quellen lassen. Teesäckchen mithilfe eines Teelöffels ausdrücken und dann entfernen. Den leicht nussig schmeckenden Aufguss in kleinen Schlucken über den Tag verteilt trinken.

**Übelkeit**
Heilerde wirkt für manche Menschen bei einem Pitta-Ungleichgewicht. Besonders bei der Gallensäure-Malabsorption. Da die Einnahme oft über mehrere Wochen geschehen muss bis zu einer spürbaren Linderung, empfiehlt sich reines ätherisches Pfefferminzöl zur schnellen Linderung.

**Reizdarm**
Flohsamenschalen

Diese besondere Ballaststoffquelle hat die Fähigkeit, harten Stuhl weich und breiigen Stuhl fester werden zu lassen. Die regelmäßige Verwendung kann auch weitere Symptome wie Blähungen oder unvollständige Darmentleerung verbessern. Wenn der Verzehr allerdings vermehrt Blähungen auslöst, kann es hilfreich sein, auf Akazienfasern umzusteigen, wobei deren Wirkung noch nicht so gut belegt ist. In der Praxis mit meinen Patienten*innen hat es aber eine gute Wirkung gezeigt.

Anwendung: Beginne mit ½ Teelöffel (3 g) pro Tag und beobachte eine Woche lang, wie es dir damit geht. Wenn du die Flohsamen gut verträgst, erhöhe in der zweiten Woche auf 1 Teelöffel am Tag. Wenn auch das gut funktioniert, kannst du die Menge bis auf 3 Teelöffel am Tag steigern. Wenn du nach einem Monat keine Verbesserung spürst, solltest du wieder darauf verzichten.

Bei einer erhöhten Ballaststoffzufuhr kann sich dein Appetit verringern. Wenn du untergewichtig bist, solltest du die empfohlene Menge noch malhalbieren.

Auch hier kannst du reines ätherisches Pfefferminzöl für akute Beschwerden einsetzen.

**Durchfall**
Reiswasser

Zutaten: ¼ Tasse Reis, 1 l Wasser

Zubereitung: Wasser aufkochen, Reis hineinschütten, gut 20 Minuten köcheln lassen, bis er fast zerkocht ist. Abseihen und dabei das Wasser abfangen. Du kannst den Reis auch mit mehr Wasser kochen. Das Reiswasser lässt sich im Kühlschrank bis zu drei Tagen aufbewahren. Frisch und lauwarm getrunken ist es am besten genießbar.

## Ätherische Öle

Die vorteilhafte Wirkung von Pfefferminzöl bei Beschwerden, ausgelöst durch das Reizdarmsyndrom oder eine sensible Verdauung, ist wissenschaftlich belegt. Pfefferminzöl wirkt krampflösend und entspannt den Darm. Es kann außerdem helfen, Blähungen und Schmerzen zu reduzieren. Wichtig ist, dass es reines Öl ist, in magensaftresistenten Kapseln. Studien empfehlen drei Kapseln à 0,2 ml täglich, 30–60 Minuten vor einer Mahlzeit. Das entspricht circa 4 Tropfen Pfefferminzöl. Allgemein wird Pfefferminzöl gut vertragen, aber bei einer längerfristigen Einnahme lohnt sich nach 4 Wochen die Rücksprache mit einem/einer Ärzt*in, da es noch keine Langzeitstudien dazu gibt.

Bei Verstopfung und Blähungen können folgende Mischungen Linderung bringen:

- 2 Tropfen Majoran und 2 Tropfen Fenchel auf 1 EL Trägeröl. Damit den Bauch sanft im Uhrzeigersinn massieren- 3 Tropfen Pfefferminze, 4 Tropfen Fenchel, 4 Tropfen Koriander und 4 Tropfen Kümmel auf 50 ml Sesamöl. Damit den Bauch sanft massieren.

Bei Durchfall kann folgende Mischung Linderung bringen:

- 2 TL Kokosöl und 6 Tropfen Nelkenöl

## Selbstmassage

In der Sprache des Ayurveda ist der Nabel der Mittelpunkt des Körpers, ein »Brahmasthan« also der absolute Ruhepunkt, die Quelle von Ordnung und Gesundheit. Wenn das Nabelmarma – Marmapunkte kannst du dir als hochsensible Vitalpunkte im Körper vorstellen –Nabhi in Harmonie ist, sind wir zu Hause in unserem Körper und fühlen uns in unserer Mitte. Über den Nabel werden wir vor der Geburt durch die Plazenta der Mutter ernährt. Diese ernährende Funktion behält der Nabel auf energetischer Ebene unser ganzes Leben lang. Das Nabelmarma gilt als Prana-Zentrum (Prana = Energie), von dem die vedischen Texte sagen, dass aus ihm alle 72 000 Energiebahnen (Meridiane) unseres Körpers hervorgehen. Im Nabelmarma berühren wir demnach die Wurzeln unseres Seins. Eine Selbstmassage des Marmapunktes Nabhi (sitzt direkt um den Bauchnabel) mit Sesamöl und einem ätherischen Fenchel- oder Korianderöl kann somit bei Verdauungsstörungen, Bauchkrämpfen, innerer Unruhe, Ängsten, Darmentzündungen, Morbus Crohn, Colitis ulcerosa, Blähungen und Verlust der Lebensmitte sehr beruhigend wirken.

## Erdungsübung

Eine Erdungsübung am Morgen gibt Stabilität und hilft ein Vata- und Pitta- Ungleichgewicht auszugleichen. Wenn deine Füße das erste Mal am Morgen den Boden berühren, kannst du eine tiefe Bauchatmung praktizieren und dir vorstellen, wie aus deinen Füßen Wurzeln wachsen, die dich fest mit der Erde verbinden. Immer wenn du bewusst den Boden unter dir wahrnimmst und die Intention hervorrufst, dich mit der Erde zu verbinden, wird dir das auf energetischer Ebene mehr Halt und Sicherheit geben. In anderen Kulturen sitzt man häufig zum Essen auf dem Boden, für die Verdauung ist das definitiv förderlich.

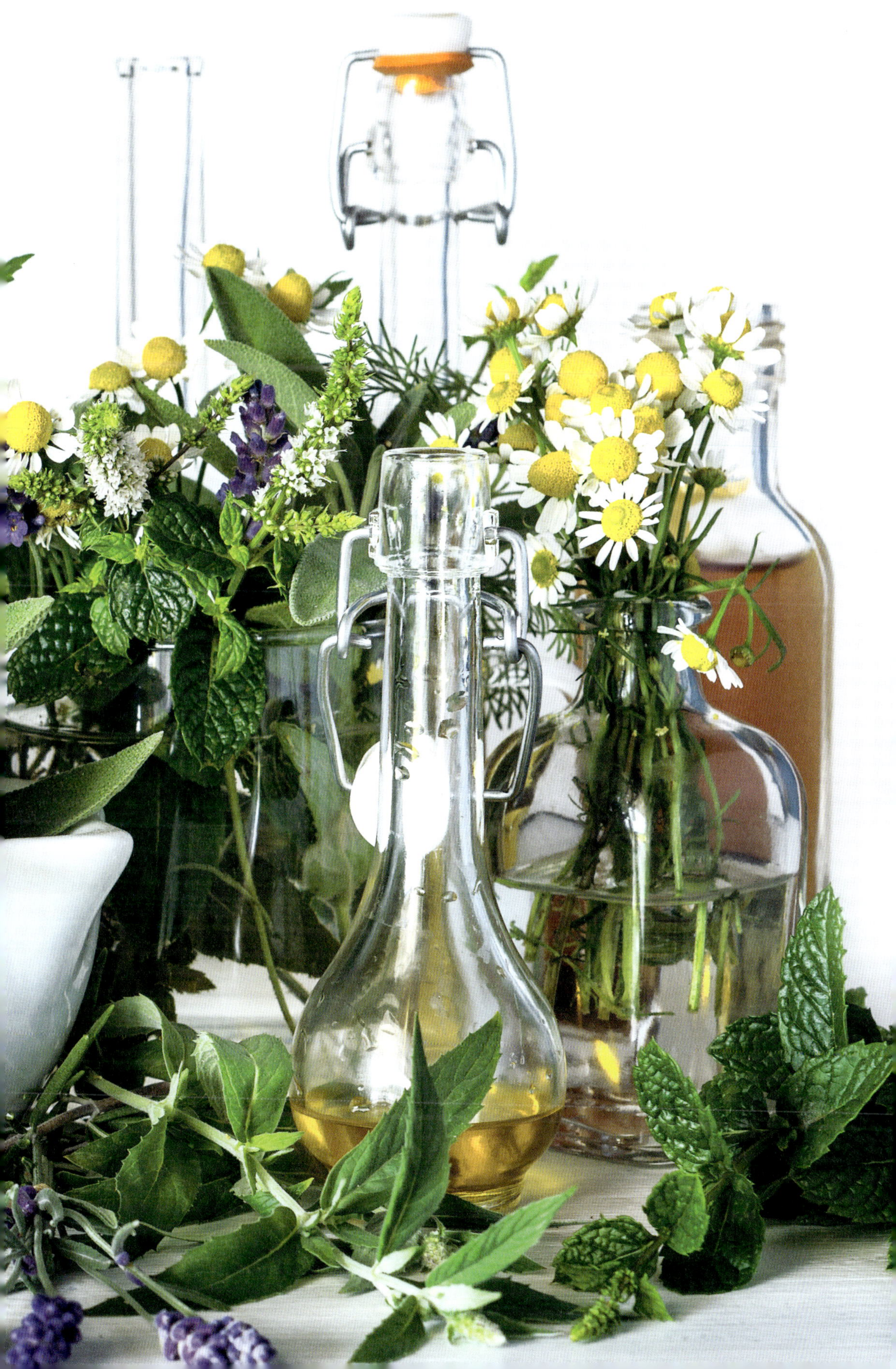

# Dein persönlicher Weg

## ZU EINER UNBESCHWERTEN ERNÄHRUNG

Auf den vorangegangenen Seiten sind viele Informationen auf dich eingeprasselt, die du in diesem Kapitel einmal für dich sortieren kannst. Starte jetzt deine Veränderung, indem du das Wissen für dich priorisierst und individuell anwendest. Verbinde dich dafür mit deiner inneren Stimme und nutze die folgenden Checklisten zur Umsetzung. In den kommenden 12 Wochen kannst du die folgenden 12 Punkte im Alltag integrieren, um so eine spürbare Verbesserung deiner Beschwerden zu erreichen. Bevor du damit beginnst, schaue dir nochmal deine Intention an und frage dich, was du in dieser Zeit für dich verändern möchtest. Beginne mit Minischritten und nimm dir nicht zu viel vor. Wir wollen ja, dass du bei der Umsetzung so oft wie möglich im Rest-and-digest-Modus verweilen kannst, damit deine Verdauung entspannter wird.

**1. Der ganzheitliche Blick auf dein Sein**
Auf welches der fünf Koshas konzentrierst du dich zuerst?

- Nahrungskörper
- Energiekörper
- Mentalkörper
- Intuitionskörper
- Glückskörper

Was wirst du dafür als Erstes tun?

Wobei brauchst du Unterstützung?

**2. Diagnostik deiner Beschwerden**
Was sind deine Hauptbeschwerden?

Gibt es noch Untersuchungen, die wichtig sind?

Welche Empfehlungen aus dem Kapitel 3 wirst du umsetzen?

**3. Dein Stuhlprotokoll**
Beobachte und dokumentiere deinen täglichen Stuhlgang mithilfe des Arbeitsblattes aus dem Downloadbereich.

- Häufigkeit:
- Uhrzeit:
- Konsistenz:
- Farbe:
- Größe:

Was möchtest du verändern?

Was hilft dir dabei?

**4. Ausgleich deines Verdauungsfeuers**
Braucht dein Verdauungsfeuer einen Ausgleich? Reflektiere hier das Ergebnis der Agni-Checkliste auf S. 74.

Wann wirst du die Entlastungstage machen?

Welche Faktoren willst du langfristig verändern, damit dein Verdauungsfeuer nicht mehr so schnell aus dem Gleichgewicht gerät?

**5. Stärkung deiner Intuition**
Wie fühlt sich dein Bauchgefühl an?

Wann hast du das letzte Mal darauf vertraut? War es eine positive Erfahrung?

Welche Fähigkeit brauchst du, um mehr auf dein Bauchgefühl zu vertrauen? Wie kannst du diese Fähigkeit stärken? Erinnere dich, dass alles bereits in dir liegt.

**6. Deine Ayurveda-Routinen (Kapitel 5)**
Welche neuen Routinen wirst du für dich integrieren? (Denk dran: Weniger ist hier mehr.)

Wie kannst du die Routinen an der Dosha-Uhr ausrichten?

**7. Deine langfristige, intuitive Ernährung (Kapitel 6)**
Welche Elemente und deren Eigenschaften darfst du für dich aktuell besonders beachten?

Welche Geschmacksrichtungen gehören dazu? (S. 117)

- süß
- salzig
- sauer
- scharf
- bitter
- zusammenziehend/herb

**8. Lebe deine Bedürfnisse im Einklang mit deinen Werten**
Was sind aktuell deine wichtigsten drei Werte? Wie kannst du diese in deinem Alltag leben? (S. 120)

Welchem Bedürfnis wirst du in den nächsten Wochen besondere Aufmerksamkeit schenken?

**9. Deine positiven Affirmationen (Kapitel 7)**
Formuliere drei individuelle, positive Sätze, die dich auf deinem Weg unterstützen.

**10. Training deiner Darm-Hirn-Achse (Kapitel 8)**
Welches der drei Tools wirst du über die nächsten 12 Wochen umsetzen?

- Meditation
- Pranayama
- Yoga

Wie konkret wirst du es in deinen Alltag integrieren?

Welche Hindernisse könnten aufkommen?

Wie willst du darauf reagieren?

**11. Bewegung (Kapitel 8)**
Was möchtest du in diesem Bereich verändern?

Wann genau wirst du dich in deinem Alltag bewegen?

**12. Selbsthilfeprogramm (Kapitel 8)**
Gibt es etwas, was dir jetzt schon besonders gut hilft in akuten Situationen?

Wann schenkst du deinem Darm die nächste Massage?

Gibt es etwas Neues, das du das nächste Mal ausprobieren möchtest?

# Was es noch braucht

## FÜR DEINEN UNBESCHWERTEN WEG

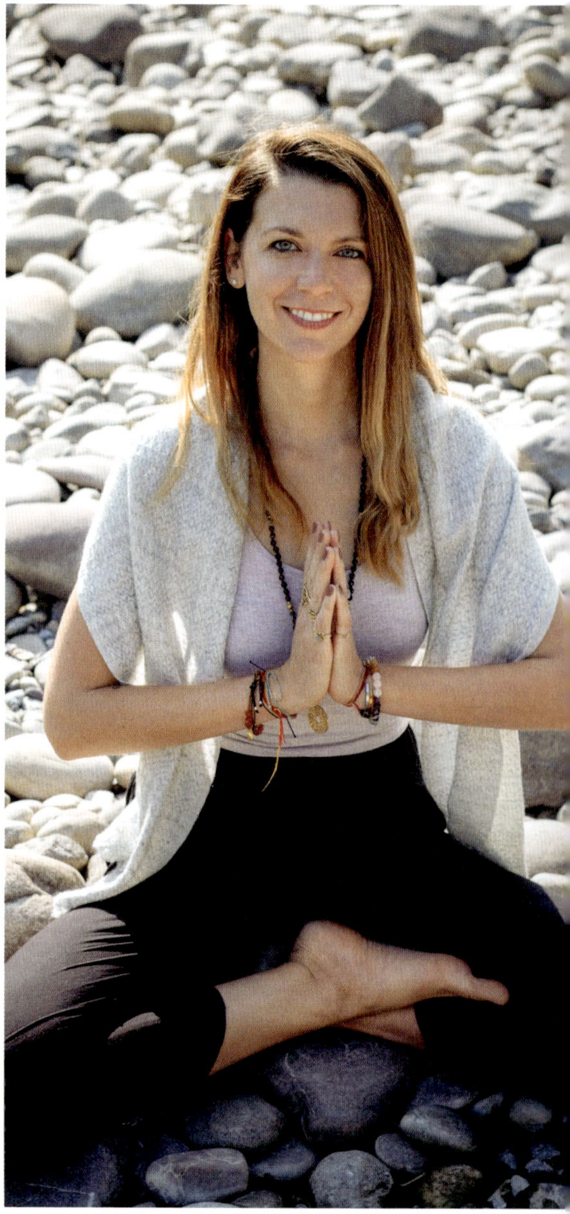

Du bist am Ende des Buches angekommen und ich hoffe, du konntest viele Erkenntnisse sammeln für deinen Weg. Dein Darm ist ein absolutes Meisterwerk und die ganzheitliche Betrachtungsweise auf dein Sein wird dir echte Lebensqualität schenken. Du hast dich in jedem Kapitel mit dir selbst beschäftigt und kannst jetzt voller Eigenermächtigung die nächsten Schritte gehen. Der Grundstein für deine unbeschwerte Ernährung ist hiermit gelegt! Der Inhalt des Buches darf dich immer wieder inspirieren und dich daran erinnern, dass wir immer die Chance haben, das Beste aus jeder Situation im Leben zu machen. Das Leben bietet uns Dualität. Wo Sonne ist, sehen wir Schatten, auf den hellen Tag folgt die dunkle Nacht und auf unbeschwerte Tage folgen vielleicht auch mal weniger gute Tage. Nimm dir die Last und den Druck, dass immer alles perfekt und reibungslos laufen muss, und schenke deinem Körper unendliches Vertrauen. Schenke dir Liebe und Mitgefühl. Nimm Herausforderungen an und lerne aus Rückschlägen. Lasse dein altes Ich los und entdecke dich freudig neu. Zeige dich verletzlich und übe dich in Geduld.

Vielleicht fragst du dich noch, wie mein Weg nach dem Zusammenbruch weiterging? Nach der schmerzlichen Erfahrung, dass mein Körper völlig schlapp gemacht hat, habe ich fast ein halbes Jahr nicht richtig arbeiten können und hatte viel Zeit, um die Reise ins Innere anzutreten. Alles Gewohnte, das mich davon ablenken konnte, war mir nicht mehr möglich. Kein Sport, keine Nebenbeschäftigung, keine Reisen oder Unternehmungen mit Freunden. Ich hatte fast nur Kontakt zu Menschen, bei denen ich einfach nur Ich sein durfte, ohne gut gelaunt und hilfsbereit zu sein. Ich war so sehr mit mir beschäftigt, dass ich mich auf wenig sonst konzentrieren konnte. Mein Körper hat mir schließlich nach weiteren drei Monaten mit vielen Schwindelanfällen geholfen, den Schritt aus der damaligen ungeliebten Festanstellung zu tun. Mit viel Willenskraft habe ich mein Ernährungstherapie-Studium beendet und bin dann im Frühjahr des darauffolgenden Jahres nach Vietnam gereist. Die Freiheit hat mir einen großen Schub nach vorne gegeben und dennoch waren nicht all meine Symptome verschwunden. Meine Verdauung war zwar hervorragend, da ich den ganzen Sommer nach dem Zusammenbruch fast überwiegend im Rest-and-digest-Modus auf dem Liegestuhl im Garten meiner Eltern verbracht hatte, aber der jahrelange chronische Stress hatte meinen Hormonhaushalt sehr ins Ungleichgewicht gebracht und das war noch bis zu zweieinhalb Jahre danach spürbar. Im Sport war ich auf einmal die Letzte statt Vorturnerin und ich hatte immer wieder heftige Leistungseinbußen, wenn ich mich überanstrengte. Heute laufe ich zufrieden im Mittelfeld und gestalte mein Sportprogramm nach meinem Wohlbefinden. Mein Körper zeigt mir viel deutlicher die Grenzen, die ich liebevoll annehme. Ich habe gelernt, mit meiner Feinfühligkeit umzugehen. Diese macht manche Situationen im Alltag nur dann schwerer, wenn mein Unterbewusstsein alte Programme abspielt und ich meinen Kalender mal wieder so vollgepackt habe, dass ich keine Luft mehr bekomme. Mein Körper hilft mir also, bei mir zu bleiben, meinen Bedürfnissen Raum zu schenken und meine Werte zu leben. Ich versuche täglich, mir meine beste Freundin zu sein und mein Körper dankt es mir in Form von Gesundheit und Energie. Mittlerweile ist mein Energielevel auch so stabil, dass ich auch die letzten Ängste und Zweifel um meine Gesundheit hinter mir lassen konnte. Stabilität und Sicherheit sind Gefühle, die man sehr vermisst, wenn der Körper verrücktspielt und die Kontrolle verschwindet. Die Kontrolle zuerst abzugeben, bevor sie uns genommen wird, schenkt uns innere Sicherheit und erspart uns den Stress im Außen. Ich versuche erst gar nicht mehr, alles zu regeln oder tausend Pläne zu machen. Das mag teilweise etwas chaotisch wirken, schenkt mir aber die Freiheit in meinem Leben, die ich früher nur auf langen Reisen gespürt habe. Gerade die Gesundheit ist etwas, was wir nicht kontrollieren können und wir sollten unbedingt damit aufhören, dies zu versuchen. Sonst sendet uns das Leben immer mehr Aufgaben, an denen wir üben dürfen, die Kontrolle loszulassen. Ich habe mich für einen unbeschwerten Weg entschieden, aber das bedeutet nicht, dass ich 365 Tage im Jahr einen Ironman durchlaufen könnte. Ich bemühe mich um Wohlbefinden, wertschätze meinen Körper und unterstütze ihn, schenke meiner Seele Raum und lasse mich von meinem Herzen leiten.

Mein Wunsch für dich ist es, dass du deinen Weg genießen kannst und dein Vertrauen in dich so stark wird, dass du dir keine großen Gedanken mehr über deine Ernährung machen musst. Du sollst dich intuitiv ernähren können, ohne Ängste und Sorgen. Die Erfahrungen aus meiner Praxis, meine persönliche Geschichte und das Wissen, das ich mit dir teilen durfte, soll dich genau dabei unterstützen. Ich habe mit viel Freude aus vollem Herzen für dich geschrieben und wünsche dir, dass dein Herz dadurch noch mehr aufblühen kann, dass du dich an Kraft und Energie erfreuen und künftig deine Ernährung mit viel Leichtigkeit genießen wirst.

**Namasté**

**Deine Lena**

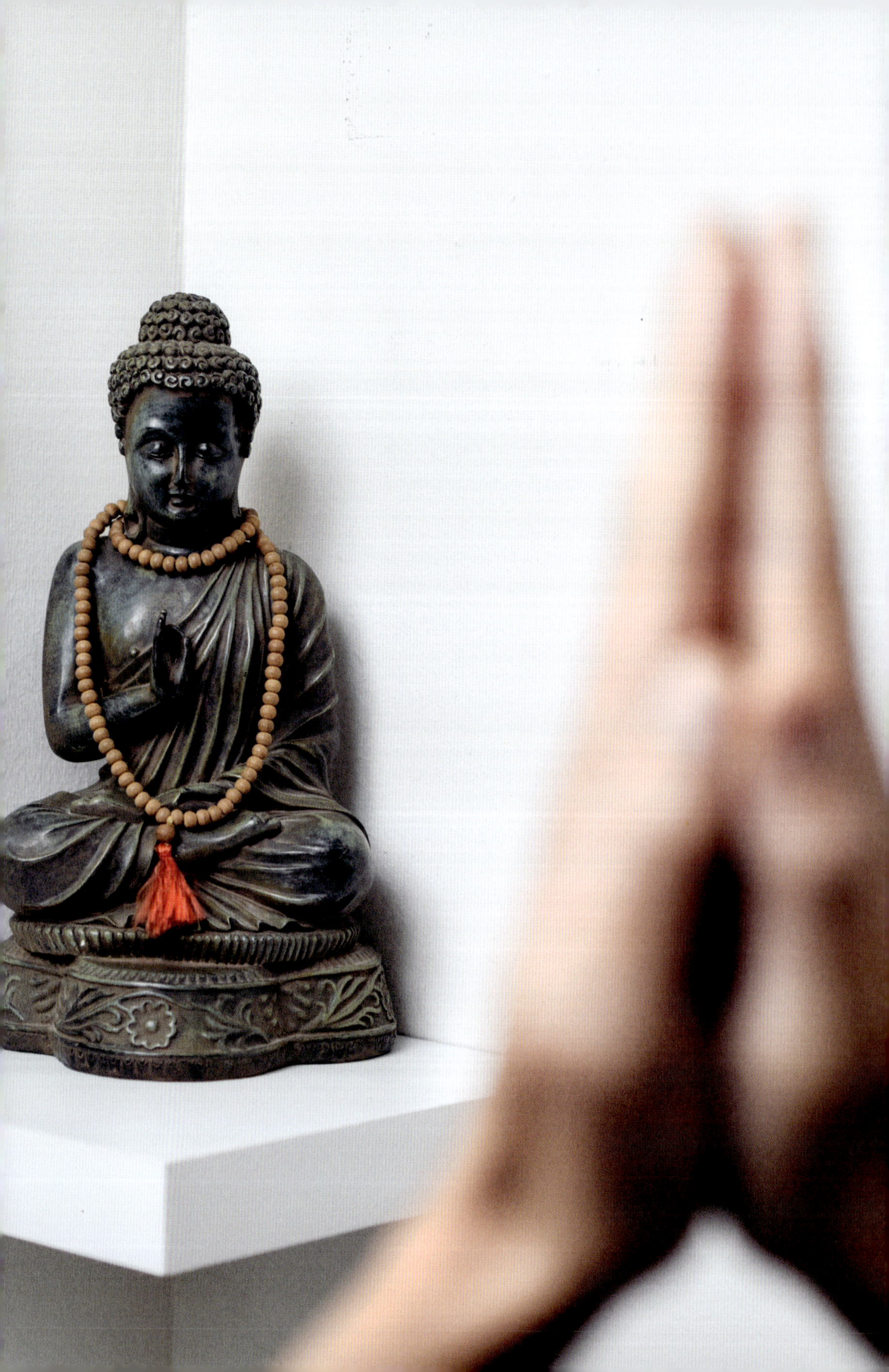

# Voller Dankbarkeit

Für meinen Mann Yannik, der mich jeden Tag darin unterstützt, meine Träume zu leben, und mich bedingungslose Liebe erfahren lässt,

für meine Eltern und meine Schwester Linda, die immer für mich da sind und mir das Gefühl von Vertrauen und Heimat schenken,

für meine Freundin Nathalie, die die Welt zu einem schöneren Ort für mich macht und mich mit ihren Erfahrungen als Yogalehrerin immer unterstützt,

für all die inspirierenden Seelen, die ich auf meinem Weg getroffen habe und noch treffen werde!

## Literaturverzeichnis


Srikanta Sena, Ayurveda Lehrbuch, Kompendium des Ayurveda-Klassikers Caraka Samhita, 2. Auflage

Dr. Vasant Lad, Ayurveda, The Science of Self-Healing

James W. Pennebaker, Joshua M. Smyth, Opening Up by Writing It Down, Third Edition: How Expressive Writing Improves Health and Eases Emotional Pain, 2016

Kerstin Rosenberg, Die Ayurveda-Ernährung Heilkunst und Lebensenergie mit wohltuenden Rezepten zur Gesundheitsstärkung, 2011

Sahara Rose Ketabi, Ayurveda (Idiot's Guide), 2017

Swami Satyananda Saraswati, Asana Pranayama Mudra Bandha, Yoga Publications Trust, Munger, Bihar, India

S3 Leitlinien zum Reizdarmsyndrom, 2020

Amy Cuddy, Dein Körper spricht für dich, 2016

Klaus Bernhardt, Panikattacken und andere Angststörungen loswerden: Wie die Hirnforschung hilft, Angst und Panik für immer zu besiegen, 2017

# Register

# Impressum

1. Auflage 2021 © 2021 by Südwest Verlag, einem Unternehmen der Verlagsgruppe Random House GmbH, Neumarkter Straße 28, 81673 München



Hinweis:

Das vorliegende Buch ist sorgfältig erarbeitet worden. Dennoch erfolgen alle Angaben ohne Gewähr. Die Empfehlungen sind allgemeiner Natur und ersetzen keine individuelle Abklärung durch medizinisches Fachpersonal. Weder Autorin noch Verlag können für eventuelle Nachteile oder Schäden, die aus den im Buch gegebenen Hinweisen resultieren, eine Haftung übernehmen.

Sollte diese Publikation Links auf Webseiten Dritter enthalten, so übernehmen wir für deren Inhalte keine Haftung, da wir uns diese nicht zu eigen machen, sondern lediglich auf deren Stand zum Zeitpunkt der Erstveröffentlichung verweisen.

**Projektleitung:** Ann-Kathrin Kunz

**Redaktion:** Sibylle Duelli

**Korrektorat:** Barbara Kohl

**Bildredaktion:** Bele Engels

**Bildnachweis** S. 9: Hadi Hajdarevic, 2018, S. 10: artem loskutov/EyeEm /stock.adobe.com, S. 15: Kapitel_1: Nadine Greeff/Stocksy.com, S. 17: Juan Moyano/Stocksy.com, S. 18: ©Jürgen Fälchle / stock.adobe.com, S. 20: kite_rin / stock.adobe.com, S. 21: Illustration : Oh, Ja! unter Verwendungen von Shutterstockmotiven, S. 22: Juan Moyano / Stocksy.com, S. 25: petrrgoskov / stock.adobe.com, S. 29: Kapitel_2: salajean / stock.adobe.com, S. 30: New Africa / stock.adobe.com, S. 32: Javier Pardina /Stocksy.com, S. 35: Studio Firma /Stocksy.com, S. 37: beau / stock.adobe.com, S.39: Kenishirotie / stock.adobe.com, S. 41: Gisely Esther 2019, S. 42: Dmitry Pichugin / stock.adobe.com, S. 45: Nataša Mandić /Stocksy.com, S. 47: Magida El-Kassis/Stocksy.com, S. 49: Kapitel_4: Nadine Greeff/Stocksy.com, S. 50: Firma V / stock.adobe.com, S. 52: Roman Sigaev / stock.adobe.com, S. 57: Alterfalter / stock.adobe.com, S. 59: zest_marina / stock.adobe.com, S. 63: ArtSys / stock.adobe.com, S. 64: weyo / stock.adobe.com, S. 67: petrrgoskov / stock.adobe.com, S. 70: sonyakamoz / stock.adobe.com, S. 73 Kapitel_5: beau / stock.adobe.com, S. 76: EpicStockMedia / stock.adobe.com, S. 79: Xesai / istockfoto, S. 80: Lena Schwind, S. 85: Oh, Ja! unter Verwendungen von Shutterstockmotiven, S. 86: paul / stock.adobe.com, S. 89: Kapitel_6: Nadine Greeff / Stocksy.com, S. 93: Zerbor / stock.adobe.com, S. 100: Dirk Przibylla, S. 106: Dirk Przibylla, S. 112: Dirk Przibylla, S. 117_Kapitel_7: Gisely Esther 2019, S. 124: screen moment / Stocksy.com, S. 130: vulcanus / stock.adobe.com, S. 131: Illustration OhJa!, S. 133: Gisely Esther 2019, S. 137: Gisely Esther 2019, S. 138: Gisely Esther 2019, S. 159: Gisely Esther 2019, S. 161: Gisely Esther 2019, S. 163_Kapitel_9: mpix-foto / stock.adobe.com, S. 164: Nadine Greeff/ Stocksy.com, S. 167: Sonja Birkelbach / stock.adobe.com, S. 170: Gisely Esther 2019, S. 172: Juan Moyano / Stocksy.com,

**Covermotiv:** Shutterstock/Foxys Forest Manufacture; Hadi Hajdarevic, 2018.

**Layout, Satz und Umschlaggestaltung:**

OH, JA! (www.oh-ja.com)

**Reproduktion:**

Mohn Media Mohndruck GmbH, Gütersloh

**Druck und Bindung:** Alcione, Lavis (Trento)

Printed in Italy

MIX
Papier aus verantwortungsvollen Quellen
FSC® C021956
FSC www.fsc.org

Klimaneutral
Druckprodukt
ClimatePartner.com/14044-1912-1001

Penguin Random House Verlagsgruppe FSC® N001967

ISBN 978-3-517-10033-3

www.suedwest-verlag.de